炎症性肠病中西医如是说

钦丹萍　主编

科学出版社

北京

内 容 简 介

　　本书结合最新临床指南和最新文献研究、历代文献研究，从临床工作实际出发，站在炎症性肠病患者的角度，对炎症性肠病的定义、流行病学、发病机制、诊断、鉴别诊断、辅助检查、并发症、预后、预防及随访、生活问题、中医临床等几个方面进行相关的专业解答，患者可以从归类里查阅自己的困惑问题进行相关的了解。本书内容翔实，涵盖面广，从中医和西医两个维度出发，特别是对中医药疗效、类固醇激素、免疫抑制、生物制剂使用注意点、疫苗、心理相关问题、生活方式调整及养生等患者最关心的方面都进行了详细的论述。结合前段时间新型冠状病毒感染的流行，对于炎症性肠病患者应该如何防治也进行了介绍。

　　本书主要面向炎症性肠病患者，消化专业的临床医护人员及学生（包括中医类和西医类）也可参考。

图书在版编目(CIP)数据

　炎症性肠病中西医如是说 / 钦丹萍主编.—北京：科学出版社，2023.6
　　ISBN 978-7-03-075557-5

　Ⅰ.①炎… Ⅱ.①钦… Ⅲ.①肠疾病-中西医结合疗法　Ⅳ.①R574.05

中国国家版本馆 CIP 数据核字(2023)第 086192 号

责任编辑：陆纯燕/责任校对：谭宏宇
责任印制：黄晓鸣/封面设计：殷　靓

科学出版社 出版
北京东黄城根北街 16 号
邮政编码：100717
http://www.sciencep.com

南京文脉图文设计制作有限公司排版
上海锦佳印刷有限公司印刷
科学出版社发行　各地新华书店经销

*

2023 年 6 月第　一　版　　开本：890×1240　1/32
2023 年 6 月第一次印刷　　印张：9 1/8　插页：4
字数：237 000

定价：**50.00 元**
（如有印装质量问题，我社负责调换）

炎症性肠病是一种累及消化道的慢性非特异性炎症性疾病，包含溃疡性结肠炎和克罗恩病，其发病与免疫机制异常等相关。目前炎症性肠病的发病率在我国显著升高，已日趋常见，且发病人群偏年轻化。由于炎症性肠病对消化道在器质及功能上具有双重损害，并能累及其他系统，可导致多种并发症的出现，给患者的工作和生活带来了很大的损害，严重影响患者的心态、情感和社会功能。在疾病的发展过程中，也由此使得患者家属甚至周围的人产生许多困惑与不安。而这些困惑与不安不仅会使人焦虑苦恼、情绪低落，而且可能会激发或加重病情。

与此相应，全球范围内也正日益重视对炎症性肠病的防控，新的认知及新的药物不断涌现，各个相关学科不断凝聚以共同应对疾病在发生与发展过程中的问题；同时，越来越多的人也认识到解除患者沉重心理负担对缓解病情、增强医学依从性、提升幸福感和保持对生活的热情是多么的重要。这些人中不仅有医药卫生人员，也有患者及其家庭，甚至包括部分社会人士。正因为有共同的关注，不仅诞生了专业人员的学术团体，也诞生了患者互助的社会团体，甚至医护与患者共同组建的互动团体。所有这一切的产生，均是基于面对错综复杂的炎症性肠病的诸多问题，医患双方有必要在科学共识的基础上，建立起一种处事格局，这种格局就是坦诚的交流、理性的心情、广角的视野、深远的展望，而这一切无疑对医患双方都具有意义。这种意义对疾病防控、心理状态、社会功能等各方面都具有重要作用。

科学的共识源于知识的积累及临床的实践,在我国,除了现代医学体系的认知,还有历史悠久的中医药学的实践积累与理论总结。炎症性肠病包含溃疡性结肠炎与克罗恩病,这两种虽为现代医学名称,但其所包含的临床认知在中医药文献中已有许多的记载,这些记载涉及疾病诊断、病因病机、疾病预后、养生调摄、方药治则、内服外治等多方面内容,在《黄帝内经》中就有相关论述,并经后世医学家的不断补充与升华,至今已形成了丰富的知识体系。这些中医药学的知识体系为炎症性肠病的治疗提供了有价值的攻坚克难的"武器"。同时,近年来在炎症性肠病领域出台了多个中医药方面的专家共识或行业规范,这些举措为中医药治疗炎症性肠病提供了进一步的指导。

基于上述的认识,浙江省中医药学会炎症性肠病联盟组织了一批在炎症性肠病诊疗上有较丰富经验的临床医生,围绕炎症性肠病,将现代医学与中医药学结合起来,从基础到临床作专业而通俗的解读,开始了《炎症性肠病中西医如是说》的写作。历经两年,秉烛达旦,多次集思广益,几易其稿,终于成书。我为在钦丹萍教授领导下的炎症性肠病联盟所做的努力感到钦佩和高兴。希望该书的出版,不仅能为医护人员、为广大患者及关心该领域的其他读者提供一个答疑解惑的平台,也希望借助该书能构架一个医患有效交流的途径,并尽可能为患者祛除心中雾障,以平坦从容的心情去面对炎症性肠病,让更多的共识、理解充满医患之间,同时让更多的爱充盈其间,也充盈于周围的世界。是为序!

壬寅年秋于浙江中医药大学

首届全国名中医

973 计划首席科学家

浙江省中医药学会会长

浙江中医药大学原校长

范永升

炎症性肠病是累及消化管黏膜的慢性炎症性疾病,根据临床表现的不同,又分为克罗恩病与溃疡性结肠炎两种疾病。其发病与免疫异常相关,所涉及的机制复杂,至今在临床上仍属难治。近几十年来,炎症性肠病在我国的发病率明显上升,除与医疗诊断技术的提高相关外,经济的发展、社会环境的改变、饮食结构的变革、工作节奏与心理张力的变化等因素也是炎症性肠病发病率上升的影响因素。因此,在临床上无论于患者还是于医生都面临着战胜疾病的挑战。

近年来,在传统阶梯型选择用药的基础上,一些新的治疗药物和治疗方法不断地被推出,如生物制剂应用于炎症性肠病、白细胞吸附疗法用于溃疡性结肠炎等,随着对疾病机制认识的深入及分子生物学的发展,一些新的理念不断涌现,临床上对疾病在诊断、分期分级、疗效评价、预后判断、饮食护理等方面形成了许多崭新的理念与共识。生物制剂种类更是由早期单一的肿瘤坏死因子单克隆抗体已发展到涉及不同炎症机制途径或不同靶基因的多种生物制剂,迈入生物制剂的时代,但由此也带来了过去治疗方法所没有面临的问题,如机会性感染的问题、生物制剂临床治疗不应答或失应答问题,使得临床治疗曲折多变,但常常是柳暗花明又一村。

中医药是我国医疗战线上的宝藏,有着两千年的临床理论与经验的积累,中医文献记载着大量涉及类似炎症性肠病表现的疾病,并在病因病机、内治外治、养生调摄上留下了丰富的材料。现代中医针对炎症性肠病从基础到临床开展了多种研究，从针灸到本草、从方剂到成药、从辨证到病证结合、从饮食禁忌到情志调摄，在前人基础上时有创新。我们在临床上针对溃疡性结肠炎炎症活动常采用复方青黛灌肠剂灌肠治疗，结果发现中医药具有快速缓解炎症活动作用，针对炎症性肠病，我们采用雷公藤提取物治疗，无论是诱导炎症活动缓解，还是维持炎症缓解都显示雷公藤提取物具有这方面的作用。这些中医药的研究，丰富了炎症性肠病的治疗内容，形成了我国炎症性肠病治疗的特色，也促使更多人对这些独特的、融入到现代炎症性肠病治疗体系中的中医药方案充满了认知的愿望。

在这样一种中西医融合迎战炎症性肠病的治疗背景中，在浙江省中医药学会的支持下，我们联合浙江省内从事炎症性肠病临床工作的医务人员，成立了炎症性肠病联盟，以期能促进在炎症性肠病临床工作中中西医手段的融合应用，提高临床疗效，并以此为平台，服务好广大患者。为此，两年前，我们也启动了《炎症性肠病中西医如是说》的编写，希望对于上述的种种困惑或认知，能以通俗且专业的语言深入浅出地答疑解惑，拔除迷障，以助力疾病治疗。因此，本书在知识点的选择上，不仅希望内容能满足非炎症性肠病专业的医务人员提升知识的需求，更希望能被广大群众接受，并提高对疾病的自我科学管理。

在写作的两年时间里，本书编委在繁忙的临床工作之余，挑灯夜战，勤索国内外文献，以掌握最新进展及各类中西医指南；同时，又研读多种古代医籍，探究前人的临证经验以融古铄今，并几易其稿，终成此书。还要特别感谢编委方逸雯医生以优秀的艺术天赋，为本书作了精美的插图。成此书虽已殚精竭虑，但难免挂一漏万，不足之处，望广大读者谅解指正。

钦丹萍

2022 年 9 月 2 日

第 8 部分　炎症性肠病的预后 ·· 129

第 9 部分　炎症性肠病的预防及随访 ····································· 139

第1部分

炎症性肠病的概念

1.1 什么是炎症性肠病？

炎症性肠病是一组病因尚未阐明的慢性非特异性肠道炎症性疾病。与环境、遗传、肠道微生物等多种因素相互作用导致的肠道免疫失衡有关。常累及回肠、结肠和直肠。临床表现多为腹泻、黏液脓血便、腹痛和腹部包块。

1.2 炎症性肠病是通常所说的"慢性结肠炎"吗？

慢性结肠炎可分为特异性结肠炎及非特异性结肠炎两大类。其中特异性结肠炎主要是指细菌、病毒、寄生虫等感染所引起的肠道炎症病变；非特异性结肠炎则包括了因过敏、免疫紊乱、精神应激等因素所致的肠道炎症病变。炎症性肠病是一种免疫相关性疾病，其归属于"非特异性结肠炎"的范畴。严格来讲，炎症性肠病只是慢性结肠炎中的一种，而并非等同。

知识点

免疫相关性疾病：主要指由于机体免疫功能异常所产生的疾病。目前身体上较多疾病均与免疫功能密切相关。临床上将免疫相关性疾病分为器官特异性疾病及全身弥漫性免疫性疾病。

1.3　炎症性肠病包括哪些疾病？

炎症性肠病是一组病因尚不十分清楚的慢性非特异性肠道炎症性疾病，包括溃疡性结肠炎、克罗恩病和未分类型炎症性肠病（inflammatory bowel disease unclassified，IBDU）。

1.4　什么是溃疡性结肠炎？

溃疡性结肠炎是一种主要累及直肠、结肠黏膜和黏膜下层的慢性非特异性炎症，属于"炎症性肠病"的范畴，主要表现为腹痛、腹泻、黏液脓血便等，以发作、缓解及复发交替为疾病特点，好发于直肠和乙状结肠。

1.5　什么是克罗恩病？

克罗恩病是一种病因未明的消化道慢性肉芽肿性炎症性肠病。病变可累及食管、胃肠道各部位，以末端回肠及邻近结肠为主。病变呈穿壁性炎症，多为节段性、非对称性分布。主要表现为腹痛、腹部包块、腹泻、瘘管及肛周病变等。

> **知识点**
>
> 肉芽肿：是由巨噬细胞及其演化的细胞局限性浸润和增生所形成的境界清楚的结节状病灶。

1.6　克罗恩病有哪些别名？

克罗恩病，又名节段性肠炎、局限性肠炎、局限性回肠炎、肉芽肿性肠炎、肉芽肿性小肠结肠炎。

1.7　什么是未分类型炎症性肠病？

有一些炎症性肠病的临床及内镜表现处于溃疡性结肠炎和结肠

型克罗恩病之间,或者同时具有溃疡性结肠炎和克罗恩病的部分特征,无法区分是溃疡性结肠炎还是克罗恩病,这一类炎症性肠病被称为未分类型炎症性肠病。

第 2 部分

炎症性肠病的流行病学

2.1 炎症性肠病的发病趋势

2.1.1 近几年全球炎症性肠病发病趋势如何？

近年来全球范围内炎症性肠病的发病率总体呈上升趋势。1990～2017 年，炎症性肠病患者数从 370 万例左右增加到 680 万例左右，年龄标准化患病率从 79.5/10 万上升到 84.3/10 万。各个地域、国家之间患病率存在一定程度的差异。2017 年年龄标准化患病率最高的是高收入的北美地区，为 422/10 万，年龄标准化患病率最低的是加勒比地区，为 6.7/10 万。各个国家间比较，美国的年龄标准化患病率最高，为 464.5/10 万，其次是英国，为 449.6/10 万。近几年北美和欧洲的发病率逐步趋于稳定或下降，而新兴工业化国家发病率则持续增加。以东亚地区为例，2017 年报告的炎症性肠病病例为 276.7 万例，2020 年增加到 300 万例，预计到 2035 年将增加至 450 万例。另外，值得注意的是，近年来儿童（<18 周岁）炎症性肠病的发病率明显增加。2018 年有学者基于文献统计分析显示儿童炎症性肠病年发病率最高的是欧洲，为 23/10 万；其次是北美，为 15.2/10 万；再次是亚洲/中东和大洋洲，为 11.4/10 万。

知识点

年龄标准化患病率：是用以分析某种因素或疾病对人群健康

影响的一项统计指标。常用来比较不同年龄结构人群间患病率的高低。

2.1.2　近年来我国炎症性肠病发病趋势如何?

近几十年来我国炎症性肠病的发病率呈显著上升趋势。21 世纪前十年与 20 世纪最后十年相比,我国炎症性肠病患者增加了约 2.5 倍,其中克罗恩病患者增加了 15.7 倍。2010~2013 年我国炎症性肠病、溃疡性结肠炎和克罗恩病的平均发病率分别为 1.80/100 万、1.33/100 万、0.46/100 万。0~14 岁儿童炎症性肠病年发病率稳步上升。

2.2　炎症性肠病的流行病学特点

2.2.1　哪些人容易患炎症性肠病?

炎症性肠病的病因和发病机制尚不十分明确,大部分认为是由环境因素、遗传因素、感染因素和免疫因素共同作用的结果。目前,学者们找到了一些可能相关的危险因素。首先是年龄。溃疡性结肠炎在任何年龄都有可能发病,其中 20~40 岁的人群发病率较高,男女发病率比例接近 1:1。克罗恩病的发病人群常见于 18~35 岁,男性的发病率高于女性,男性患者人数约为女性患者人数的 1.5 倍。其次是地域。欧美地区的患病率要远远高于亚洲地区。再次是基因对炎症性肠病发生的影响,主要体现在疾病的家族遗传倾向。此外,相对于贫穷、偏远地区和体力劳动者来说,富裕地区、城市、白领阶层的炎症性肠病患病率更高。西式饮食和生活方式也增加了发病风险。吸烟与炎症性肠病的发生也有一些关系。非吸烟者更易患溃疡性结肠炎;而吸烟者更易患克罗恩病,且吸烟不利于疾病病情的控制。

研究表明,以下三类人是炎症性肠病的高危人群。

第一种是免疫功能失衡者。糖尿病患者和使用大量激素或免疫抑制剂的患者是炎症性肠病的高危人群,因为激素和免疫抑制剂会破坏患者的免疫系统,肠道失去免疫保护,炎症会破坏肠道的屏障功能,从而引发炎症性肠病。

第二种是有家族史者。研究表明炎症性肠病是一种遗传性易感性疾病,有家族史者的发病风险会大大增加,故有家族史的患者一定要定期体检,尽早发现疾病。

第三种是有消化道疾病病史者。例如,肠道息肉、肠功能紊乱等,其肠道内的菌群容易失去平衡,从而引发炎症性肠病。

2.2.2 我国哪些地方的炎症性肠病发病率较高?

目前我国尚无全国范围的流行病调查。有学者对我国内地1950~2007年克罗恩病住院患者进行统计分析后指出,克罗恩病患者大部分分布在我国的北部、东部和南部地区。另有学者认为西部和华北地区的溃疡性结肠炎患者居多。不过,多数学者认为我国南部地区炎症性肠病的发病率比北部地区普遍要高,这种差异的形成主要与人口流动、工业化程度、经济发展、城市文化程度等多方面因素相关。

2.2.3 炎症性肠病发病有无季节性?

炎症性肠病发病有一定季节性,但各个国家之间存在差异。国内学者基于真实世界大数据研究发现夏末秋初,即中医所说的长夏是炎症性肠病多发的季节。中医学认为炎症性肠病多由于感受湿热、饮食不节、情志不畅或过劳导致脾虚而发病。而脾在五行中属土,主季长夏,主时为日仄(未时,13:00—15:00),脾病起病或发作于长夏,秋时痊愈,春时甚而加重,夏时持平稳定。日本的溃疡性结肠炎发病主要集中在 10 月和 3 月(主要是冬季和春季)。希腊、瑞典、美国的溃疡性结肠炎的发病高峰在春季和/或秋季。韩国的溃疡性结肠炎发病季节性不明显;而克罗恩病的发病多在春季,秋季为最低点。加拿大克罗恩病患者的发病高峰在秋季和冬季。挪威、瑞典克罗恩病的发病季节变化不明显。

2.2.4　克罗恩病的发病年龄高峰和性别差异如何?

克罗恩病最常发生于青年期。发病高峰年龄为 18～35 岁,男性略多于女性。

2.2.5　溃疡性结肠炎的发病年龄高峰和性别差异如何?

溃疡性结肠炎最常发生于青壮年期,发病高峰年龄为 20～49 岁,性别差异不明显。

【参考文献】

狄颖,谢雁鸣,姜俊杰,等,2016.真实世界中炎症性肠病发病节气特点与常见证型分析[J].辽宁中医药大学学报,18(10):153-157.

曾臻,马春香,张虎,2019.炎症性肠病的易感基因研究进展[J].中华炎症性肠病杂志,3(1):30-34.

郑家驹,2012.炎症性肠病的问题与解答[M].北京:人民卫生出版社.

Cui GL, Yuan AP, 2018. A systematic review of epidemiology and risk factors associated with chinese inflammatory bowel disease[J]. Front Med (Lausanne), 5: 183.

Gaya DR, Russell RK, Nimmo ER, et al, 2006. New genes in inflammatory bowel disease: lessons for complex diseases? [J]. Lancet, 367(9518): 1271-1284.

GBD 2017 Inflammatory Bowel Disease Collaborators, 2020. The global, regional, and national burden of inflammatory bowel disease in 195 countries and territories, 1990-2017: a systematic analysis for the Global Burden of Disease Study 2017[J]. Lancet Gastroenterol Hepatol, 5(1): 17-30.

Hugot JP, Chamaillard M, Zouali H, et al, 2001. Association of NOD2 leucine-rich repeat variants with susceptibility to Crohn's disease[J]. Nature, 411(6837): 599-603.

Jess T, Riis L, Jespersgaard C, et al, 2005. Disease concordance, zygosity, and NOD2/CARD15 status: follow-up of a population-based cohort of Danish twins with inflammatory bowel disease[J]. Am J Gastroenterol, 100(11): 2486-2492.

Jung YS, Song CS, Kim ER, et al, 2013. Seasonal variation in months of birth and symptom flares in Korean patients with inflammatory bowel disease[J]. Gut Liver, 7(6): 661-667.

Karamanolis DG, Delis KC, Papatheodoridis GV, et al, 1997. Seasonal variation in exacerbations of ulcerative colitis[J]. Hepatogastroenterology, 44(17): 1334-1338.

Koido S, Ohkusa T, Saito H, et al, 2013. Seasonal variations in the onset of ulcerative colitis in Japan[J]. World J Gastroenterol, 19(47): 9063-9068.

Lewis JD, Aberra FN, Lichtenstein GR, et al, 2004. Seasonal variation in flares of inflammatory bowel disease[J]. Gastroenterology, 126(3): 665-673.

Olfatifar M, Zali MR, Pourhoseingholi MA, et al, 2021. The emerging epidemic of inflammatory bowel disease in Asia and Iran by 2035: a modeling study [J]. BMC Gastroenterol, 21(1): 204.

Ouyang Q, Xue LY, 2012. Inflammatory bowel disease in the 21 (st) century in China: turning challenges into opportunities[J]. J Dig Dis, 13(4): 195-199.

Park SC, Jeen YT, 2019. Genetic Studies of Inflammatory Bowel Disease-Focusing on Asian Patients[J]. Cells, 8(5): 404.

QiaoYQ, Ran ZH, 2019. Potential influential factors on incidence and prevalence of inflammatory bowel disease in mainland China[J]. JGH Open, 4(1): 11-15.

Sykora J, Pomahačová R, Kreslová M, et al, 2018. Current global trends in the incidence of pediatric-onset inflammatory bowel disease [J]. World J Gastroenterol, 24(25): 2741-2763.

Tysk C, Järnerot G, 1993. Seasonal variation in exacerbations of ulcerative colitis[J]. Scand J Gastroenterol, 28(1): 95-96.

Wang XQ, Zhang Y, Xu CD, et al, 2013. Inflammatory bowel disease in Chinese children: a multicenter analysis over a decade from Shanghai [J]. Inflamm Bowel Dis, 19(2): 423-428.

Yang H, Li Y, Wu W, et al, 2014. The incidence of inflammatory bowel disease in northern China: a prospective population-based study[J]. PLOS ONE, 9(7): e101296.

Zeng ZH, Zhu ZH, Yang YY, et al, 2013. Incidence and clinical characteristics of inflammatory bowel disease in a developed region of Guangdong Province, China: a prospective population-based study[J]. J Gastroenterol Hepatol, 28(7): 1148-1153.

Zhao J, Ng S C, Lei Y, et al, 2013. First prospective, population-based inflammatory bowel disease incidence study in mainland of China: the emergence of "western" disease[J]. Inflamm Bowel Dis, 19(9): 1839-1845.

第 3 部分

炎症性肠病的病因和发病机制

3.1 炎症性肠病的病因

3.1.1 炎症性肠病的病因有哪些?

炎症性肠病的病因尚未完全明确,目前认为是多种因素作用的结果,主要包括遗传因素、环境因素、微生物因素和免疫因素等。遗传易感性是内因,环境和微生物因素是外因,最后通过机体的免疫炎症反应机制,导致肠黏膜组织损伤,引起炎症性肠病发病。

3.1.2 炎症性肠病复发的常见诱因有哪些?

炎症性肠病是一类由多种病因引起的、异常免疫介导的肠道慢性及复发性炎症疾病,有终生复发倾向,其主要临床特征为活动期与缓解期交替。尽管大部分患者可通过药物治疗诱导临床缓解,继以维持治疗方案来维持缓解,但仍有部分患者因对疾病认识不足或药物不良反应等而停药,形成药物依赖或药物抵抗,导致疾病复发。国外研究显示,炎症性肠病反复发作的独立危险因素主要包括女性、发病年龄小、有肠外表现、病程长、病变范围广、吸烟、服药依从性差等。其中病程与病变范围被认为是炎症性肠病复发最主要的两个危险因素。病程超过 10 年、广泛结肠炎的患者复发风险和癌变率高。我国专家认为除了上述因素外,导致炎症性肠病复发的常见诱因还有精神刺激、过度疲劳、饮食不当和继发感染。

3.1.3　环境会影响炎症性肠病的发病吗?

近年来亚洲国家随着工业化进程和生活方式的西化,炎症性肠病发病率不断上升。炎症性肠病低发区人群移居至高发区后,发病率随之上升。这些都表明环境因素与炎症性肠病发病密切相关。目前研究较多的环境因素包括吸烟、环境卫生。

(1) 吸烟:影响炎症性肠病最主要的环境因素之一。其与溃疡性结肠炎和克罗恩病之间的关系存在矛盾,它是克罗恩病的危险因素,却对溃疡性结肠炎起保护作用。吸烟者比已戒烟者更易患克罗恩病,戒烟5年以上者患溃疡性结肠炎和出现并发症的风险增加。主动吸烟与克罗恩病发病呈剂量-效应关系。与主动吸烟相比,胎儿期和儿童期被动吸烟与炎症性肠病发病无明显关联,这可能是由于被动吸烟时烟草中的化学成分未能达到效应剂量。但是,值得注意的是,在吸烟率较低的加拿大,克罗恩病发病率较高;而在吸烟率较高的韩国,克罗恩病发病率却较低,表明吸烟对炎症性肠病的影响是个体化和多元化的。

(2) 环境卫生:关于环境卫生有一种卫生假说,即儿童期越少感染,日后发生免疫过敏性疾病的概率越大。儿童免疫系统尚未发育健全,接触外来细菌、寄生虫等不良环境因素将有助于免疫系统发育并达到平衡,从而减少日后免疫性疾病的发生。近年来随着环境卫生的不断提高,肠道感染性疾病发病率呈下降趋势,炎症性肠病等非感染性肠病的发病率则逐年上升,符合卫生假说。卫生假说的研究对象包括家庭规模、亲缘关系、出生次序、生活地区、饲养宠物等。2013年有研究显示,儿童期与兄弟姐妹或大家族一起生活、居住在农村、食用生牛肉、有寄生虫感染史者,成年期患炎症性肠病的概率降低。

3.1.4　阑尾切除术与炎症性肠病的发病有关吗?

炎症性肠病的发病机制尚未完全清楚,近年来对阑尾切除与炎症性肠病发病关系的研究越来越多。有研究认为,阑尾切除与溃疡性结肠炎发病呈负相关,与克罗恩病发病呈正相关,且在阑尾切除术后 1 年内最高,而 5 年后克罗恩病的发病风险则不再增加。

阑尾切除对炎症性肠病产生保护作用的相关可能机制如下。

(1) 阑尾含有大量与肠道集合淋巴结形态、功能相似的黏膜淋巴滤泡,可能在肠道炎症反应的诱导方面起重要作用。

(2) 阑尾含呈递抗原的特殊表面上皮细胞,具有对特殊抗原的处理能力。

(3) 阑尾含有大量的淋巴滤泡和淋巴细胞,在抗原刺激下,通过激发后,经外周循环再回归至肠道相应病灶,发挥免疫效应。

(4) 阑尾位于回肠末端,为肠道菌群的聚集场所,可能与肠道菌群在黏膜免疫中的作用相关。

知识点

黏膜免疫:是由分布于胃肠道、泪道、唾液分泌管、呼吸道、泌尿道和乳腺黏膜内的淋巴组织组成的免疫系统,占据了机体淋巴组织的大部分。其中胃肠道的黏膜免疫系统不仅能使宿主不受病原体的伤害,还会使机体对普通的食物抗原和正常的微生物产生免疫耐受的特征。

3.1.5　职业对炎症性肠病发病有没有影响?

职业紧张度是导致炎症性肠病发病的危险因素之一。瑞典曾有一项研究,通过将瑞典人口普查与出院登记联系起来,构建了一个全国性数据库,对 1970～2004 年瑞典所有首次因克罗恩病和溃疡性结肠炎住院的数据进行分析发现,男性"宗教、司法和其他社会科学相关工作者""纺织工作者""玻璃、陶瓷和瓷砖工作者";女性"文职工作者""机械和钢铁和金属制品工作者""打印机和相关工人"的克罗恩病的标准化发病率显著增加。另外,男性"邮政和通信工人""冶炼厂和金属铸造工人""化学加工工人"和女性"木工工人"的溃疡性结肠炎的标准化发病率显著增加,说明职业对炎症性肠病的发病还是有一定影响的。

3.1.6　饮食与炎症性肠病的发病有关吗?

炎症性肠病的发生与饮食息息相关,炎症性肠病患者常见的不耐受饮食有乳制品、酒类、油腻食物和辛辣食物等。随着全球化水平的提升,西式饮食的增加已经成为亚裔人群炎症性肠病发病率上升的一个重要因素。有研究显示,动物脂肪及糖类摄入的增加,导致肠道菌群改变、微生态失调,增加有害细菌在肠壁的附着,从而大大增加炎症性肠病的发生。食物中的蛋白质也会导致炎症性肠病发生,到达结肠部位未被消化的硫蛋白可以为该段肠道细菌的代谢提供热源,而最终代谢产物(如硫化氢)可能对肠道产生毒性作用,当它暴露在氮氧化物(由结肠中的厌氧菌产生)中时,结肠黏膜可能失去屏障功能而导致溃疡性结肠炎。因此,在饮食结构中应当减少乳制品、酒类、油腻食物和辛辣食物等的比例,以降低炎症性肠病的发生率。

知识点

西式饮食:广义上被界定为富含饱和脂肪酸、红肉、碳水化合物和各种食品添加剂,但水果、蔬菜、全谷类、海鲜和禽肉较少的饮食。

3.1.7　心理精神因素会影响炎症性肠病的发病吗?

心理精神因素对炎症性肠病的发展过程和预后,以及对治疗的反应,都具有重要影响。临床上炎症性肠病患者对疾病的预后、所需的治疗时间及癌变等问题心存顾虑,故常伴有焦虑、紧张等负面情绪,且多项研究表明炎症性肠病的复发与精神紧张有关。相关研究显示心理精神因素可通过神经内分泌系统、免疫系统改变胃肠动力、内脏敏感性等,从而加重胃肠道症状。长期处于持续性负性情绪中会使溃疡活动和症状加重。另外,炎症性肠病发病后配合采用精神疗法常可收获一定效果,这可以从侧面说明精神因素可能是其诱发原因之一。但也有些学者认为,精神因素可能不是引起炎症性肠病的原因,而是炎症性肠病发生后导致了焦虑、紧张等负面情绪。

3.1.8　炎症性肠病会遗传吗?

炎症性肠病的遗传与基因相关,已有研究发现,有 240 个基因与炎症性肠病的易感性相关,其中与克罗恩病相关的最常见的基因是 $NOD2/CARD15$ 基因。这些易感基因不仅影响炎症性肠病的患病风险,还与临床亚型、药物治疗反应相关。按照其功能可以将常见易感基因概括为以下几个方面:①细菌识别相关的易感基因: $NOD2/CARD15$ 、 $TLR4(D299G、T399I)$ 等;②IL23/Th17 信号途径相关基因: $IL23R$ 、 $JAK2$ 、 $TYK2$ 、 $STAT3$ 、 $CCR6$ 、 $TNFSF15$ 等;③自噬相关的易感基因: $ATG16L1$ 、 $IRGM$ 、 $ULK1$ 、 $LRRK2$ 、 $MTMR3$ 等;④上皮屏障相关易感基因: $HNF4A$ 、 $LAMB1$ 、 $CDH1$ 、 $GNA12$ 、 $MY09B$ 。

3.2　炎症性肠病的发病机制

3.2.1　肠道感染是如何导致炎症性肠病发生的?

微生物在炎症性肠病发病中的作用一直受到重视,但至今尚未找到某一特异微生物病原与炎症性肠病有直接关系。有研究认为副结核分枝杆菌、麻疹病毒与克罗恩病有关,但尚缺有力证据。

肠道内不同微生物,如细菌、真菌、病毒等,都参与了炎症性肠病的发生,其发病机制如下。

(1)肠道细菌:炎症性肠病患者肠道中变形菌和放线菌数量显著增加,而拟杆菌、厚壁菌明显减少。克罗恩病患者肠道黏膜和粪便中侵入性梭杆菌、梭状芽孢杆菌和某些致病性大肠埃希菌(如黏附性大肠埃希菌)增多,侵入肠道上皮细胞,影响肠道黏膜通透性,并通过改变肠道菌群的多样性和组成,调节促炎因子表达,从而诱导炎症反应,导致组织损伤。

(2)肠道真菌:研究发现,炎症性肠病患者体内真菌菌群失调,其中担子菌/子囊菌比值增加,酿酒酵母菌数量下降,白色念珠菌数量上升。有学者发现细菌与真菌间存在协同关系,大肠埃希菌、黏质沙雷菌和念珠菌数量在克罗恩病患者肠道中升高,可激活宿主免疫反应,加剧肠道炎症。肠道菌群异常可打破肠道的免疫耐受,导致免疫系统出现不适当激活,如真菌细胞壁中的壳多糖、甘露聚糖等分子可激活宿主先天性免疫系统的重要成分,从而参与肠道炎症的发生发展。

(3)肠道病毒:绝大多数人类肠道病毒由噬菌体组成,而真核病毒(如 DNA 或 RNA 病毒)仅占小部分。有研究指出,噬菌体的丰富性与细菌的多样性呈负相关,肠道菌群的组成可能由细菌与噬菌体间的动态平衡决定。在克罗恩病患者肠道中,一部分噬菌体数量与肠杆菌属细菌呈负相关;而另一部分噬菌体数量与巴斯德杆菌、肠杆菌呈正相关。此外,巨细胞病毒、EB 病毒、人类疱疹病毒及早期麻疹病毒感染者患炎症性肠病的风险增加。巨细胞病毒感染可能是难治性炎症性肠病的原因。

(4)肠道寄生虫:美国曾有研究用猪鞭毛虫、美洲钩虫幼虫等肠道寄生虫治疗克罗恩病的报道。研究发现肠道寄生虫感染可负向调节自身免疫反应,维持肠道免疫平衡。清除肠道寄生虫后,炎症性肠病发病率呈增高趋势,而炎症性肠病患者接受寄生虫衍生疗法和粪菌移植后,肠道炎症反应明显减轻,表明肠道寄生虫可能对炎症性肠病起保护作用。此外,肠道寄生虫感染还可通过增加肠道杯状细胞数量,抑制促炎性细菌增殖,减轻肠道炎症反应。

知识点

寄生虫衍生疗法:是指采用寄生虫(钩虫幼虫等)治疗疾病的一种方法。治疗的疾病主要包括过敏、哮喘、克罗恩病、多发性硬化病及自闭症(孤独症)等。

3.2.2　肠道菌群失调是如何导致炎症性肠病发生的?

肠道菌群是一个动态的群体,自出生后即开始定植。饮食、环境卫生、服用药物等均可影响肠道菌群与宿主之间的平衡。儿童期过多使用抗菌药物可能会破坏肠道菌群的自然发展,导致菌群失调,从而增加炎症性肠病发生风险,特别是在 1 岁之前使用抗菌药物者。其中头孢菌素与儿童克罗恩病的相关性最强。肠道内致病菌增多,分泌的肠毒素使肠上皮通透性增高;致病菌分泌免疫抑制性蛋白,导致黏膜免疫失调;致病菌直接侵袭、损伤肠上皮细胞;某些过度生长的细菌影响肠上皮细胞的能量代谢,导致上皮细胞损伤,这些均可诱发肠道炎症的发生。

3.2.3　免疫因素对炎症性肠病发病有什么影响?

肠道黏膜免疫反应的激活是导致炎症性肠病肠道炎症发生、发展和转归过程的直接原因。对炎症性肠病肠道免疫反应和炎症过程的研究有两个重要问题尚需解决。

炎症性肠病免疫反应的激活有多种假说,其中肠道特异性微生物抗原学说及针对肠上皮细胞的自身免疫学说尚缺乏证据。近年被广泛接受的学说认为,炎症性肠病患者存在"免疫耐受"缺失,因而对正常肠道抗原(食物或微生物)发生异常免疫反应。正常情况下,肠道黏膜固有层存在低度的慢性炎症,可能是对肠腔内大量抗原性物质的适应性反应。炎症性肠病患者由于免疫调节障碍,这种免疫反应不能被正常抑制,最终导致过度激活和难以自限。

> **知识点**
>
> 免疫耐受:免疫细胞包括 T 细胞和 B 细胞。免疫耐受是指对抗原特异性应答的 T 细胞与 B 细胞,在抗原刺激下,不能被激活,不能产生特异性免疫效应细胞及特异性抗体,从而不能执行正常免疫应答的现象。

近年的研究对免疫-炎症途径的细胞及分子生物学机制已有了比较深入的了解。已认识到克罗恩病是一种典型的 Th1 型免疫反应,溃疡性结肠炎则是一种非典型的 Th2 型免疫反应。除免疫细胞外,肠道黏膜的非免疫细胞(如上皮细胞、血管内皮细胞和间质细胞等)亦参与免疫反应和炎症过程,它们之间相互作用从而释放出多种细胞因子及炎症介质,导致肠道炎症的发生和发展。在这一过程中还有许多参与炎症损害的物质如反应性氧代谢产物、一氧化氮等。认识这类免疫炎症过程中相互作用的信息传递网络,以及在不同疾病(溃疡性结肠炎、克罗恩病)和不同疾病过程中这一网络的变化,将有助于我们发现阻断这一传递过程的药物以用于炎症性肠病的治疗,抗肿瘤坏死因子-α(tumor necrosis factor-α,TNF-α)单克隆抗体成功用于炎症性肠病治疗便是例证。

知识点

Th1 型免疫反应:辅助性 Th1 细胞(Th 细胞)主要为对抗细胞内细菌及原虫的免疫反应。

3.2.4　肠道屏障对炎症性肠病发病有什么影响?

肠上皮细胞(肠道黏膜屏障)位于固有层免疫细胞与肠腔内微生物区之间,具有吸收、分泌、消化等功能。上皮细胞间紧密连接组成的黏膜屏障可抵御大分子物质和微生物入侵,减轻炎症反应,增强机体自我调节能力,减少炎症性肠病的发生。因此,上皮细胞完整性和连续性的破坏将激活肠黏膜免疫系统,引发炎症性肠病。

【参考文献】

Cabré E, Domènech E, 2012. Impact of environmental and dietary factors on the course of inflammatory bowel disease[J]. World J Gastroenterol, 18(29): 3814-3822.

Chu KM, Watermeyer G, Shelly L, et al, 2013. Childhood helminth exposure is protective against inflammatory boweldisease: a case control study in South Africa[J]. Inflamm Bowel Dis, 19(3): 614-620.

GBD 2017 Inflammatory Bowel Disease Collaborators, 2020. The global, regional, and national burden of inflammatory bowel disease in 195 countries and territories, 1990-2017: a systematic analysis for the Global Burden of Disease Study 2017[J]. Lancet Gastroenterol Hepatol, 5(1): 17-30.

Hager CL, Ghannoum MA, 2017. The mycobiome: Role in health and disease and as a potential probiotic target in gastrointestinal disease[J]. Dig Liver Dis, 49 (11): 1171-1176.

Hansen R, Thomson J M, El-Omar E M, et al, 2010. The role of infection in the aetiology of inflammatory bowel disease[J]. J Gastroenterol, 45 (3): 266-276.

Liu CC, Ji S, Ding Y, et al, 2018. Cytomegalovirus infection and steroid-refractory inflammatory bowel disease: possible relationship from an updated meta-analysis[J]. Ir J MedSci, 187(4): 935-942.

Li X, Sundquist J, Sundquist K, 2009. Educational level and occupation as risk factors for inflammatory bowel diseases: a nationwide study based on hospitalizations in Sweden[J]. Inflamm Bowel Dis, 15(4): 608-615.

Mondot S, Kang S, Furet J P, et al, 2011. Highlighting new phylogenetic specificities of Crohn's disease microbiota[J]. Inflamm Bowel Dis, 17(1): 185-192.

Ouyang Q, Tandon R, Goh KL, et al, 2005. The emergence of inflammatory bowel disease in the Asian Pacific region[J]. Curr Opin Gastroenterol, 21(4): 408-413.

Reddy A, Fried B, 2009. An update on the use of helminths to treat Crohn's and other autoimmunune diseases[J]. Parasitol Res, 104(2): 217-221.

Shih DQ, Targan SR, 2009. Insights into IBD pathogenesis [J]. Curr Gastroenterol Rep, 2009, 11(6): 473-480.

Zaiss MM, Rapin A, Lebon L, et al, 2015. The Intestinal microbiota contributes to the ability of helminths to modulate allergic inflammation[J]. Immunity, 43(5): 998-1010.

Zhao G, Fleshner P, Stappenbeck TS, et al, 2015. Diseasespecific alterations in the enteric virome in inflammatory bowel disease[J]. Cell, 160(3): 447-460.

第 4 部分

炎症性肠病的诊断

4.1 炎症性肠病的临床表现

4.1.1 克罗恩病的常见临床表现有哪些?

克罗恩病起病多隐匿、缓慢渐进,临床表现多样。①消化道表现:腹痛、腹泻、腹部包块、瘘管形成和肛门周围病变,包括肛门直肠周围瘘管脓肿形成及肛裂等病变;②全身性表现:发热、营养不良、体重减轻、食欲不振、疲劳、贫血、维生素缺乏等,青春期前患者常伴有生长发育迟滞;③肠外表现:杵状指(趾)、关节炎、结节性红斑、坏疽性脓皮病、口腔黏膜溃疡、虹膜睫状体炎、葡萄膜炎、小胆管周围炎、硬化性胆管炎、慢性活动性肝炎等,淀粉样变或血栓栓塞性疾病亦偶有所见。

4.1.2 克罗恩病的消化道外症状有哪些?

克罗恩病的消化道外症状主要包括全身表现及肠外表现。首先,发热是常见的全身表现,主要与疾病活动、继发感染有关,以间歇性低热及中度热常见。其次,营养障碍也是常见的全身表现,主要由慢性腹泻、食欲减退、吸收不良等因素所致,表现为消瘦、贫血、低蛋白血症、维生素缺乏、儿童生长发育迟缓等。克罗恩病的肠外表现主要与自身免疫相关,可涉及全身多种疾病,包括:①骨病,是最常见的肠外表现,包括外周关节炎、杵状指(趾)、强直性脊柱炎、骶髂关节炎等,严重程度可与胃肠道症状相关。②皮肤黏膜疾病,如结节性红斑、坏疽性脓皮病、口腔黏膜溃疡等。③眼损害，如结膜炎、虹膜炎、葡萄膜炎等。④肝胆疾病，如小胆管周围炎、原发性硬化性胆管炎、慢性活动性肝炎、胆石症等。⑤血栓栓塞性疾病，如血栓性静脉炎、血管栓塞等。另外，继发性肾脏淀粉样变性、哮喘、急性胰腺炎、慢性胰腺炎等亦偶有所见。

4.1.3　克罗恩病的常见肛周病变有哪些？

克罗恩病的常见病变包括肛裂、肛瘘及肛周脓肿、溃疡和皮赘。其中肛周脓肿和肛瘘可为少部分克罗恩病患者的首诊表现，应予注意。

4.1.4　克罗恩病会引起十二指肠溃疡吗？

克罗恩病有可能会引起十二指肠溃疡。克罗恩病是一种胃肠道慢性肉芽肿性的疾病，可以累及胃肠道的各个部位，其中以末端回肠和邻近的结肠最为多见，但也可以引起食管、胃、十二指肠、空肠、回肠及其他部位的溃疡。当累及十二指肠时，可出现十二指肠溃疡。需要注意的是，克罗恩病引起的溃疡和常见的消化性溃疡还是有区别的。克罗恩病引起的溃疡多为多发溃疡，呈跳跃性分布，而且比普通的消化性溃疡更容易发生穿孔。另外，如有肠壁的增厚和狭窄，会引起肠梗阻。

4.1.5　克罗恩病会引起幽门梗阻吗？

克罗恩病也会引起幽门梗阻。克罗恩病在胃肠道的任何部位均可发生，好发于末端回肠和右半结肠。但也可以引起食管、胃、十二指肠、空肠、回肠及其他部位的溃疡。当溃疡累及上消化道时，炎性水肿和幽门平滑肌痉挛可致幽门暂时梗阻。如情况严重会形成瘢痕或与周围组织粘连而导致持续性幽门梗阻。

4.1.6　克罗恩病会伴有食管溃疡吗？

克罗恩病可以累及胃肠道的任何部位，但最常见的部位为末端回肠和邻近的结肠，食管受累并不常见。食管克罗恩病的发展分为三个阶段：初始阶段包括炎症、水肿、糜烂和线性溃疡，患者无明显症状;之后发展为具有黏膜桥的狭窄病变;最后患者出现进行性吞咽困难、吞咽痛、呕吐和体重减轻,以及纤维性狭窄和瘘管形成而导致严重的并发症。

4.1.7 肛瘘分几种类型?

(1) 按病变程度分类:①单纯性肛瘘,只有一条瘘管,内外口直通的肛瘘;②复杂性肛瘘,瘘管和外口分别有两条或两个以上,但内口可以是一个或多个的肛瘘。

(2) 按病变的深浅分类:①低位肛瘘,瘘管管道位于外括约肌深层以下的肛瘘;②高位肛瘘,瘘管管道位于外括约肌深层或耻骨直肠肌以上,内口在齿状线或齿状线以上的肛瘘。

(3) 按内外口分类:①内盲瘘,只有内口而无外口的肛瘘;②外盲瘘,只有外口而无内口的肛瘘;③内外瘘,内口、外口和瘘管均存在,临床上最多见。

(4) 按病理分类:①化脓性肛瘘,临床较常见,局部红肿热痛较明显,脓液黏黄稠,味恶臭;②结核性肛瘘,临床较少见,多有结核病史,局部红肿热痛不明显,脓液稀薄,色白。

(5) 按病变部位分类:①皮下瘘,瘘管位于肛门周围皮下,多由于肛裂感染引起;②黏膜下瘘,瘘管位于直肠黏膜下,多是由直肠黏膜损伤,或痔注射术后局部感染所致;③内外括约肌间瘘,可分为低位肌间肛瘘和高位肌间肛瘘。

4.1.8 克罗恩病肛瘘属于哪种类型肛瘘?

以往多采用 Park 分型方法将肛瘘分为五型,包括括约肌间型、经括约肌型、括约肌上型、括约肌外型和浅表型。Park 分型一般仅作为克罗恩病的解剖学参考。由于克罗恩病肛瘘的复杂性,故 Park 分型方法可能无法对克罗恩病肛瘘进行分类。

因此,克罗恩病肛瘘的美国胃肠病学会(American Gastroenterological, AGA)分型方法已在临床广泛使用。根据 AGA 的分型标准将克罗恩病肛瘘分为简单性肛瘘和复杂性肛瘘。①简单性肛瘘指低位肛瘘

（包括浅表型、低位括约肌间型和低位经括约肌型），且仅有单条瘘管，不合并肛周脓肿、直肠阴道瘘或肛管直肠狭窄；②复杂性肛瘘指高位肛瘘（包括高位括约肌间型、高位经括约肌型、括约肌上型和括约肌外型），可存在多条瘘管，可合并肛周脓肿、直肠阴道瘘或肛管直肠狭窄。

4.1.9　青少年常有腹痛并伴有发育迟缓、营养不良，需要排除克罗恩病吗？

青少年克罗恩病临床表现多样，包括慢性起病、反复发作的右下腹或脐周腹痛伴明显体重下降、生长发育迟缓，可有腹泻、腹部肿块、肠瘘、肛周病变，以及发热、贫血等全身性表现。例如，常有腹痛、发育迟缓、营养不良等，需结合内镜、影像学检查排除克罗恩病。

4.1.10　溃疡性结肠炎的常见临床表现有哪些？

溃疡性结肠炎的临床表现为持续或反复发作的腹泻、黏液脓血便伴腹痛、里急后重和不同程度的全身症状，病程多在 4～6 周以上，还可有皮肤、黏膜、关节、眼、肝胆等肠外表现。黏液脓血便是溃疡性结肠炎最常见的症状。

4.1.11　溃疡性结肠炎的肠外表现有哪些？

溃疡性结肠炎的肠外表现包括关节损伤（如外周关节炎、脊柱关节炎等）、皮肤黏膜表现（如口腔溃疡、结节性红斑和坏疽性脓皮病）、眼部病变（如虹膜炎、巩膜炎、葡萄膜炎等）、肝胆疾病（如脂肪肝、原发性硬化性胆管炎、胆石症等）、血栓栓塞性疾病等。

4.1.12　溃疡性结肠炎发病中倒灌性回肠炎的表现是什么？

倒灌性回肠炎是指溃疡性结肠炎患者发生于回肠末端的炎症，回肠炎症的严重程度与结肠炎症严重程度平行，全结肠炎患者中倒灌性回肠炎更为常见。它的临床表现和其他型溃疡性结肠炎相似。

4.1.13　溃疡性结肠炎会合并阑尾口周围炎吗？

30％的溃疡性结肠炎患者以单纯直肠受累为初发表现。随着疾病的进展,溃疡性结肠炎从直肠向结肠蔓延,黏膜炎症呈现连续性弥漫性病变的特点。但是有部分患者在直结肠炎症病变的基础上,在远离直结肠炎症病灶的阑尾开口周围出现阑尾开口炎症、阑尾周围炎症红斑。阑尾开口周围炎症与远端的直结肠黏膜炎症之间的肠段黏膜基本正常,呈现出黏膜炎症的非连续性改变,这种特别的结肠黏膜两端的炎症病变恰恰是溃疡性结肠炎的另一特征,故阑尾开口炎症和阑尾周围红斑被称为溃疡性结肠炎的"跳跃性病变"。既往认为阑尾是人体失去功能的"退化器"之一,近年研究却发现其可能参与抗原的识别和免疫信号的传递,并参与溃疡性结肠炎发病的黏膜免疫异常。有证据表明,阑尾切除术能降低溃疡性结肠炎的发病风险和重症患者的手术切除率,但是切除阑尾对改善溃疡性结肠炎病情的效果尚存在争议。因此,有学者认为阑尾可能也是溃疡性结肠炎发病的起始部位之一。

4.1.14 炎症性肠病会合并肠易激综合征吗?

炎症性肠病患者中出现肠易激综合征样症状的发生率高于普通人群,炎症性肠病合并肠易激综合征样症状可称为炎症性肠易激综合征,其实质是炎症反应激活脑肠轴,导致动力异常、内脏敏感性改变及脑肠轴信号的异常,影响肠道非炎症反应及肠道炎症反应。炎症性肠病和肠易激综合征是不同的疾病,但又存在临床共性。依据罗马Ⅳ标准,患者若有其他器质性原因可解释肠易激综合征症状时,就不能诊断为肠易激综合征。因此,当患者的症状,如腹痛、腹胀、腹泻、便秘等,可以用活动期克罗恩病或溃疡性结肠炎来解释时,就不能诊断为肠易激综合征。

知识点

脑肠轴:通俗地讲,就是大脑和肠道之间有密切的联系,可以相互影响,如在情绪紧张时往往有腹泻、腹痛等反应。

4.1.15　炎症性肠病的皮肤表现有哪些？

炎症性肠病的皮肤黏膜表现包括结节性红斑、坏疽性脓皮病、急性发热性嗜中性皮病和口腔阿弗他溃疡。结节性红斑表现为高出于皮面的、柔软的、直径 1～5 厘米的红色或紫色痛性皮下结节，常累及下肢伸侧，面部及躯干少见。坏疽性脓皮病以女性多见，溃疡性结肠炎比克罗恩病多见。可发生于全身皮肤的任何部位，但好发于下肢。表现多样，早期多为红斑样丘疹或脓疮，继而真皮坏死引起凿洞样深溃疡，直径 2～20 厘米不等，溃疡表面常伴有脓性成分。急性发热性嗜中性皮病又称 Sweet 综合征，在炎症性肠病中较罕见。它的皮肤表现为疼痛性红色炎性结节或丘疹，发生于上肢、面部及颈部，通常伴有发热和中性粒细胞增多，其他表现有关节炎、结膜炎等。口腔阿弗他溃疡与炎症性肠病病情活动度相关，随着病情的缓解而缓解。

4.1.16　炎症性肠病的眼部表现有哪些？

炎症性肠病患者中 4%～12% 会发生眼部病变。该病变中，克罗恩病患者比溃疡性结肠炎患者多见。眼部表现主要有虹膜炎、巩膜炎、葡萄膜炎、结膜炎、眼睑炎等，其中以巩膜炎和葡萄膜炎最常见。巩膜炎表现为巩膜充血、眼痛、视力减退等。葡萄膜炎常累及双眼，表现为眼痛、视物模糊、畏光、头痛等，影响视力，甚至导致失明。部分患者还会因维生素 A 吸收不良导致角膜病和夜盲症。

4.1.17　平时出现哪些症状时应考虑炎症性肠病呢？

具有反复发作的腹泻和黏液脓血便，腹痛以左下腹和右下腹为主，里急后重，腹胀，食欲减退，伴或不伴全身症状，如发热、消瘦、乏力、低蛋白血症、外周关节炎、结节性红斑、坏疽性脓皮病、巩膜炎、葡萄膜炎、口腔复发性溃疡等，应高度考虑溃疡性结肠炎。

中青年有慢性反复发作性右下腹或脐周痛，伴有腹泻、腹部包块、瘘管形成，或见肛门直肠周围瘘管、脓肿形成及肛裂、发热、消瘦、贫血、低蛋白血症、杵状指、关节炎、结节性红斑、坏疽性脓皮病、口腔黏膜溃疡、虹膜睫状体炎、葡萄膜炎、小胆管周围炎、硬化性胆管炎、慢性活动性肝炎等症状,应高度怀疑克罗恩病。儿童或少年出现腹痛、体重减轻、发育迟缓等也需考虑排查炎症性肠病。

4.1.18 出现黏液脓血便一定是炎症性肠病吗?

出现黏液脓血便不一定是炎症性肠病,临床上出现黏液脓血便的常见疾病包括以下几种。①感染性肠炎:常由细菌感染、寄生虫引起,发病较急,如细菌性痢疾、阿米巴痢疾、空肠沙门菌感染引起的食物中毒,以及少见的空肠弯曲杆菌、伤寒杆菌感染引起的肠道疾病。②放射性肠炎:多有放疗史。③缺血性肠病:尤其伴随基础疾病的老年患者,如糖尿病、高血压、动脉硬化等。④溃疡性结肠炎。⑤肠道肿瘤:如结肠癌、直肠癌、淋巴瘤等。⑥药物因素:老年人长期服用阿司匹林等非甾体类解热镇痛药物,亦可引起肠道损害,出现黏液脓血便。因此,如果出现黏液脓血便应及时就医,但不一定就是炎症性肠病。

4.1.19 炎症性肠病是否一定有腹痛、腹泻症状?

炎症性肠病是长期存在的慢性病,可以分为缓解期和发作期。发作期时,腹痛、腹泻等症状会反复出现;而缓解期时,可能没有腹痛、腹泻症状或者症状很轻。

4.1.20 经常有口腔溃疡需要结肠镜检查吗?

口腔溃疡是一种发生于口腔黏膜的溃疡性损伤病症,多见于唇内侧、舌头、舌腹、颊黏膜等部位。口腔溃疡发作时疼痛剧烈,局部灼痛明显,严重者还会影响饮食、说话,对日常生活造成极大不便。炎症性肠病的肠外表现多种多样,少数患者可见口腔溃疡。口腔溃疡先于消化道症状出现,故口腔溃疡反复发作,迁延不愈,常规治疗无效时,需警惕是否为炎症性肠病或者白塞综合征;如合并腹痛、腹泻等消化道症状时,需进一步行结肠镜检查来排除炎症性肠病。

4.1.21 炎症性肠病患者为什么容易疲乏?

疲乏在炎症性肠病患者中非常多见,严重影响了患者的正常工作和生活质量。有研究表明疲乏不仅与疾病活动有关,而且疲乏的发生率与心理状况、睡眠质量也有一定关联,故患者在积极治疗疾病的同时,需保持良好的心态,保证睡眠时间和睡眠质量,才能慢慢消除疲乏症状。

4.2　炎症性肠病的实验室检查

4.2.1　炎症性肠病通常需要做什么辅助检查?

(1) 常规实验室检查:包括血常规、人血白蛋白、电解质、红细胞沉降率(简称"血沉")、C 反应蛋白(C-reactive protein,CRP)、粪便常规检查和培养等。有条件的单位可行粪便钙卫蛋白和血清乳铁蛋白等检查作为辅助指标。

(2) 内镜检查:①结肠镜检查,与黏膜组织活检应列为常规首选检查,结肠镜检查应达末段回肠。②胶囊内镜检查,对发现小肠黏膜异常相当敏感。③小肠镜检查,目前我国常用的是气囊辅助式小肠镜。该检查可在直视下观察病变、活检和进行内镜下治疗。但该检查是侵入性检查,有一定并发症的风险。④胃镜检查,原则上其应列为克罗恩病的常规检查,尤其是有上消化道症状、儿童和炎症性肠病类型待定者。

(3) 影像学检查:包括小肠 CT 造影(computed tomography enterography,CTE)、磁共振小肠成像(magnetic resonance enterography,MRE)、消化道钡餐、腹部超声检查等。

(4) 病理组织学检查:要求黏膜病理组织学检查需多段(包括病变部位和非病变部位)、多点取材。外科标本应沿肠管的纵轴切开(肠系膜对侧缘),取材应包括淋巴结、末段回肠和阑尾。

4.2.2　克罗恩病临床常规检查有哪些?

(1) 常规实验室检查:包括血常规、血白蛋白、电解质、血沉、C 反应蛋白、粪便常规检查和培养等。

(2) 内镜检查:包括结肠镜检查、胶囊内镜检查、小肠镜检查、胃镜检查等。

（3）影像学检查：包括 CTE、MRE、消化道钡餐、腹部超声检查等。

（4）病理组织学检查。

4.2.3　溃疡性结肠炎临床常规检查有哪些？

（1）常规实验室检查：包括血常规、人血白蛋白、电解质、血沉、C反应蛋白、粪便常规检查和培养等。

（2）结肠镜检查并活检：结肠镜检查遇肠腔狭窄，镜端无法通过时，可应用钡剂灌肠、肠道超声、CT结肠成像检查，显示结肠镜检查未及部位。

（3）重度活动期患者还需行常规腹部X线检查了解结肠情况。

（4）病理组织学检查。

4.2.4　炎症性肠病患者发现白细胞升高提示什么？

大多数炎症性肠病患者白细胞正常。中、重型患者可有轻度升高，少数重症患者可显著升高。有时中、重型患者以中性粒细胞增高为主，严重者可出现中性粒细胞核左移并有中毒颗粒。炎症性肠病患者白细胞升高可能与炎症活动有关。另外，全身应用糖皮质激素也可使粒细胞升高。

4.2.5　炎症性肠病患者C反应蛋白或血沉增高提示什么？

C反应蛋白是一种由肝脏合成的急性时相反应蛋白，是在感染和组织损伤时血浆浓度快速急剧升高的主要的急性期蛋白，由于对炎症反应迅速，被认为是评估炎症性肠病的敏感指标。因此，C反应蛋白增高可以评价疾病活动，其增高程度可以评价病情严重度程度。

炎症性肠病患者活动期血沉一般均见增高，它一般可反映病情活动性。国外报道，缓解期患者平均血沉为18毫米/小时（轻度活动者为43毫米/小时、中度活动者62毫米/小时、重度活动者83毫米/小时）。血沉改变反映了疾病活动期血清中某些蛋白质浓度的改变。

当血清中某些蛋白质浓度,尤其是 α-球蛋白、纤维蛋白原和 γ-球蛋白及血细胞比容改变时,血沉会发生变化。由于与血沉有关的血清蛋白半衰期长,故虽然临床症状很快改善,但血沉往往在临床症状缓解数天后才下降。

4.2.6　炎症性肠病患者发现血红蛋白低提示什么?

血红蛋白在轻型炎症性肠病患者中多正常或仅轻度下降,在中、重型患者中可有中度下降,甚至有重度贫血与低蛋白水肿。血红蛋白下降说明可能有慢性炎性出血和白蛋白丢失;铁及其他造血物质缺乏或吸收不良,尤其克罗恩病的回肠病变易致维生素及矿物质吸收障碍。另外,低血红蛋白和慢性炎症有关的骨髓造血抑制有关。尽管患者肾功能正常,红细胞生成素分泌不足在炎症性肠病贫血的形成中亦起着重要作用。

4.2.7　炎症性肠病患者发现白蛋白低提示什么?

炎症性肠病患者常因摄入不足或吸收障碍引起营养不良,或蛋白从胃肠道丢失,引起低蛋白血症。有学者认为,白蛋白水平与炎症性肠病预后密切相关,可在一定程度上反映肠道吸收能力,可作为近期病情监测的指标。

4.2.8　炎症性肠病患者发现血小板升高提示什么?

已有研究证实,炎症性肠病患者存在凝血、纤溶功能失平衡,使其循环系统处于高凝状态。临床证实血栓栓塞是炎症性肠病的常见并发症之一。血小板为凝血过程中的核心物质之一。有研究显示在炎症性肠病患者病情活动期,其血小板明显升高,而平均血小板体积明显下降,但当患者在疾病的缓解期时,其血小板计数和体积与健康人群均无明显差异,这提示血小板与疾病活动有着一定的关系。同时,有研究显示炎症性肠病患者体内血小板数量和功能存在异常变化,炎症性肠病患者体内血小板呈高活化状态,有可能与炎症性肠病患者外周血处于高凝状态有关。上述研究认为血小板升高可作为判断炎症性肠病患者炎症活动性的指标,可以早期指导临床的诊断及治疗。

4.2.9 炎症性肠病患者需做凝血功能检查吗?

炎症性肠病患者需做凝血功能检查。近年有研究证实炎症性肠病患者的循环系统处于高凝的病理性异常,这种高凝状态可使肠道微循环功能发生障碍,导致肠道微循环血栓的形成,从而引发肠黏膜的缺血、坏死,进而促进溃疡形成,使疾病的加重。同时,临床实践表明:炎症性肠病患者存在较高的血栓栓塞的风险,其血栓栓塞事件的发生率为1%~8%,与普通人群相比,炎症性肠病发生深静脉血栓和肺栓塞的风险增加近3.6倍。凝血功能的异常及血栓栓塞无疑会增加患者的痛苦和医疗花费,而急性肺栓塞更会直接威胁患者的生命。还有学者提出炎症性肠病患者异常的凝血功能与其炎症反应之间存在一定的联系。病情活动期产生的炎性因子是导致患者凝血功能异常的一大原因;而凝血系统激活后的级联反应又会进一步促进患者肠道的炎症反应,由此形成恶性循环,造成炎症凝血平衡被打破。这提示凝血指标变化或可提示炎症性肠病的活动。因此,炎症性肠病患者有必要进行凝血功能检查。

4.2.10 克罗恩病患者做γ干扰素释放试验有意义吗?

克罗恩病患者做γ干扰素释放试验(interferon-γ release assay, IGRA)是有意义的,它可以判断有无合并结核感染。γ干扰素释放试验主要用来检测结核感染,属于一种体外免疫检测方法。检测原理:人体感染结核分枝杆菌后,通过免疫反应,可以激活体内的免疫系统,产生特异性的T细胞,当再次受到结合抗原的刺激之后,这些特异性的T细胞就会分泌一定数量的γ干扰素(IFN-γ)。因此,γ干扰素释放试验就是采集患者的外周血标本,用含有结核抗原的试剂,滴入到血标本中,观察是否产生免疫反应,检测其中γ干扰素的含量来判断是否存在结核感染。其结果分析:当阴性对照孔斑点数0~5时,任意一实验孔的斑点数减去阴性对照孔斑点数≥6,结果判定为阳性；当阴性对照孔斑点数 6～10 个时，任意一实验孔的斑点数≥阴性对照孔斑点数的 2 倍，结果判定为阳性。如果上述标准不符合而且阳性对照孔正常时，结果则判为阴性。阴性则说明没有合并结核感染，可用于鉴别克罗恩病与肠结核。

4.2.11　炎症性肠病患者如何进行结核病筛查评估?

激素、免疫抑制药物和炎症均会对炎症性肠病患者的潜伏结核检测结果有明显的负面影响，故需要在诊断时进行早期筛查潜伏结核感染。潜伏结核筛查应该在开始免疫抑制治疗之前（或开始后最多 2 周内）进行。同时在低炎症负荷或激素停用后 3 周之后也需要进行潜伏结核筛查。在患者缓解期的任何时间，也可以进行早期筛查。符合以下标准的患者，应考虑诊断为潜伏性结核感染。

（1）没有活动性结核病的临床和放射学证据，但结核菌素皮肤试验或 γ 干扰素释放试验检测呈阳性。

（2）尽管结核菌素皮肤试验、γ 干扰素释放试验检测（或两者）均为阴性，但有证据表明既往结核病未得到适当治疗。

（3）胸部 X 线检查异常，提示存在陈旧性或未经治疗的结核病变（钙化≥5 毫米、胸膜增厚或线性混浊）。

（4）与结核感染患者有密切接触，但未进行结核病筛查；或在筛查呈阳性的情况下未经治疗。

4.2.12　与炎症性肠病相关的自身抗体有哪些?

目前可以检测的自身抗体包括抗中性粒细胞核周抗体（anti-antineutrophilic perinuclear antibody，pANCA）、抗酿酒酵母抗体（anti-Saccharomyces cerevisiae antibody，ASCA）、抗 OmpC 抗体及抗 I2 抗体（克罗恩病肠黏膜中发现的一段细菌序列）、抗鞭毛蛋白抗体、抗聚糖抗体等。

4.2.13　在炎症性肠病诊断中，抗中性粒细胞核周抗体、抗酿酒酵母抗体检测意义是什么?

抗中性粒细胞核周抗体为炎症性肠病特异性的抗体，但滴度与炎症性肠病活动性不相关。其主要靶抗原为细胞核组蛋白,可见于20%～80%的溃疡性结肠炎患者和5%～25%的克罗恩病患者。抗中性粒细胞核周抗体阳性也可见于系统性血管炎、原发性硬化性胆管炎、自身免疫性肝炎、嗜酸性粒细胞性结肠炎、胶原性结肠炎等疾病。

抗酿酒酵母抗体是一种抗多糖成分的血清反应性抗体,其抗原主要是相对分子质量为 $2×10^5$ 的磷酸肽类甘露聚糖,如常见的酿酒酵母细胞壁成分。酿酒酵母细胞可经消化道进入肠道黏膜上皮,病变肠道黏膜的渗透性增加致炎性反应加强,从而引起抗体攻击。与分枝杆菌享有共同表位及与人体中低聚甘露糖结构的同源性也可能是诱发免疫应答的原因。抗酿酒酵母抗体主要出现在克罗恩病患者体内,阳性率为50%～80%;出现在溃疡性结肠炎及健康人群体内,阳性率分别为5%～15%、1%～7%。抗酿酒酵母抗体阳性也可见于白塞综合征、乳糜泻、自身免疫性肝炎、原发性胆汁性肝硬化患者。

4.2.14 炎症性肠病的常用粪便检测项目有哪些?

目前炎症性肠病常用的粪便检测项目:大便常规＋隐血、大便培养＋药敏试验、大便找寄生虫卵、粪便艰难梭菌毒素、粪便钙卫蛋白。

4.2.15 炎症性肠病检查粪便钙卫蛋白的意义是什么?

粪便钙卫蛋白是一种肠道炎性标志物,主要来源于中性粒细胞。炎性反应中粪便钙卫蛋白浓度随着中性粒细胞的增加而急剧升高,是反映肠道炎症的金标准。炎症性肠病活动期粪便钙卫蛋白明显升高。粪便钙卫蛋白对炎症性肠病的炎性反应活动度的评估、治疗、随访、疾病复发及手术预后的预测等都具有重要指导意义,而且检查方法为非侵入性检测,简单便宜、安全可靠、客观,易被患者接受。

4.2.16 如何解读溃疡性结肠炎患者检查中的粪便钙卫蛋白数值?

粪便钙卫蛋白主要来源于肠黏膜中中性粒细胞的脱落。当肠道发生炎症时,中性粒细胞抵达炎症部位,发挥防御作用,释放钙卫蛋白。因此,粪便钙卫蛋白是反映炎症的细胞活化的重要指标。粪便钙卫蛋白具有无创性、稳定性、肠道特异性的特点,有助于评估溃疡性结肠炎疾病活动与达标治疗监测、预测临床疾病复发,在溃疡性结肠炎疾病管理中发挥着重要的作用。目前临床上粪便钙卫蛋白检测主要有胶体金法和酶联免疫法。粪便钙卫蛋白<100 微克/克不太可能发生炎症,可以推迟有创检查;>250 微克/克可能有炎症,建议进行回结肠镜检查;处于 100～250 微克/克之间,可能存在炎症的灰色区域,需要重复检验。目前推荐区分内镜黏膜愈合的粪便钙卫蛋白临界值为 150 微克/克,不过还需要更多研究来验证粪便钙卫蛋白评估溃疡性结肠炎的最佳临界值。

4.3　炎症性肠病的影像学检查

4.3.1　溃疡性结肠炎为什么要做腹部计算机断层扫描检查?

近几年,随着计算机断层扫描术(computed tomography,CT)的不断提高,CT 可模拟内镜的影像学改变用于溃疡性结肠炎的诊断。CT 表现:①肠壁轻度增厚;②增厚的肠壁内可显示有溃疡;③增厚的结肠壁内、外层之间呈环状密度改变,似"花结"或"靶征";④可显示溃疡性结肠炎的并发症,如肠瘘、肛周脓肿。但 CT 所示肠壁增厚为非特异性改变,且不能发现肠黏膜的轻微病变和浅表溃疡,对溃疡性结肠炎的诊断存在有一定的局限性。

4.3.2　克罗恩病患者做 X 线小肠气钡造影有意义吗?

克罗恩病患者做 X 线气钡造影有一定意义。X 线小肠气钡造影可使肠管得到充分的扩充,对黏膜皱襞处的结构进行观察,加压后,可对小肠进行多个位置动态的观察,显示小肠肠腔形态与活动度。另外,小肠显影后,还能够对小肠的排列、走向进行观察,从而明确病变具体情况。但是在进行应用时,X 线小肠气钡造影有一定局限性,它不能对管壁增厚、肠腔外并发症明确性质,如对腹腔脓肿、蜂窝织炎等病变的观察只能通过肠管间距、肠管受压情况来进行确定。同时由于钡剂灌肠检查的阳性率比较低,目前已被内镜及 CTE 或 MRE 所代替,仅在条件有限的单位作为克罗恩病的检查手段。

4.3.3　溃疡性结肠炎患者做结肠 X 线气钡双重造影有意义吗?

X 线气钡双重造影对溃疡性结肠炎的检出和早期诊断都有着重要意义。溃疡性结肠炎的 X 线表现为病变自直肠逆行向上呈连续性发展,早期结肠边缘见针刺状突出(或棘状突起)及正面的"靶征"。急性期可出现"锯齿征""纽扣征"和"鹅卵石征";慢性期则见局部肠腔呈铅管样狭窄及假息肉形成。

4.3.4　克罗恩病患者做 CTE 有意义吗?

CTE 是诊断克罗恩病不可缺少的工具。CTE 需要患者饮用大量浓度更稀的钡剂,可以让医生关注到小肠壁的细节。以此可初步判断克罗恩病的活动性,并且能更好地与其他疾病鉴别。

4.3.5　克罗恩病患者做 MRE 有意义吗?

MRE 是一种可靠的检查方法,可用于评估克罗恩病小肠炎症活动性。据研究显示,MRE 可以反映疾病累及的范围、并发症、整体疾病活动性评估(活动期/缓解期),以及评估治疗疗效。

4.3.6　炎症性肠病 CT 造影检查有哪些特点?

CT 造影检查具有成像快、操作简便的优点,通过口服对比剂使肠道充盈,不仅能更清晰地显示肠道内的基本解剖结构及病变形态,评价肠壁炎症严重性,还能清晰显示内瘘、腹腔脓肿、肠系膜脂肪增生、淋巴结肿大等。CTE 检查已成为临床上克罗恩病患者常用的检查方法。活动期克罗恩病典型的 CTE 表现为肠壁明显增厚、肠黏膜明显强化伴有肠壁分层改变,黏膜内环和浆膜外环明显强化,呈"靶征"或"双晕征";肠系膜血管增多、扩张、扭曲,呈"木梳征";相应系膜脂肪密度增高、模糊，肠系膜淋巴结肿大等。溃疡性结肠炎患者的CT 特点是邻近肠壁增厚，包括直肠，炎症向邻近组织蔓延；不存在小肠受累及跳跃性损伤，肠系膜增厚或肠系膜淋巴结病也很少见，但可见到直肠周围脂肪增生。

4.3.7　炎症性肠病的造影检查有哪些特点？

注射造影剂是一个分辨病灶和正常肠管很好的方法，可以提高病灶的检出率。注射造影剂以后，肠壁的结构会显示得更为清楚，某些细微的改变，如肠与肠之间有瘘管的形成、肠与肠之间粘连在一起，提示患者已经发生肛周瘘管等并发症。因此，炎症性肠病检查最好要使用造影剂。

4.3.8　炎症性肠病的磁共振检查有哪些特点？

磁共振检查具有较高的软组织分辨率，能显示肠道内的基本解剖结构、黏膜水肿情况、溃疡大小、肠壁纤维化程度等，且无电离辐射等优点，广泛应用于炎症性肠病及其并发症的评估。由于磁共振检查没有放射性的特点，故有利于儿科患者长期使用。磁共振下溃疡性结肠炎活动期特点为结肠袋消失，结肠壁增厚、对比增强，与克罗恩病患者在磁共振上的表现有重叠，故单纯磁共振检查不能有效地鉴别溃疡性结肠炎和克罗恩病。另外，磁共振的缺点在于扫描时间长、检查费用高，空间分辨率、时间分辨率不如 CT。

4.3.9　炎症性肠病患者的正电子发射计算机断层显像有哪些特点？

正电子发射计算机断层显像能够显示结肠镜检查容易漏诊的上皮下活动性病灶，其作为非侵入性检查手段，特别适用于可能无法耐受结肠镜等侵入性检查的儿童患者；且可以评估炎症性肠病活动期的炎症程度和肠段受累程度，是炎症性肠病患者病情活动度评估的辅助检查工具之一。炎症性肠病在该项检查上的主要显像特点：①肠壁弥漫性增厚，范围常超过一个肠段；②肠壁节段性或连续性的高代谢灶,病灶浓聚程度高于周围正常组织;③伴或不伴肠腔狭窄、肠管周围炎性渗出、腹腔脓肿或瘘管形成、肠系膜淋巴结增大等;④排除生理性浓聚、肿瘤、结核及其他病变。

4.3.10　克罗恩病患者做 MRE 与做 CTE 有何差异?

CT 和磁共振造影都能提供小肠全长的清晰图像和诊断克罗恩病的腔内并发症。在诊断准确性方面,两者相当,其中 CT 更有利于检测肠壁及肠外病变,在国外已经成为克罗恩病首选的影像学检查方法。磁共振肠道造影可以使患者避免电离辐射,这是磁共振肠道造影相较于 CT 肠道造影的一个显著的优点,更加适合儿童、孕妇及长期随访的患者。但是各种磁共振新技术目前在临床的应用仍然较少,诊断价值及参数选择尚有争议,仍有待进一步研究。需要注意的是,影像学检查(如小肠超声、CTE 和 MRE)、胶囊内镜和气囊小肠镜,应作为相互补充的检测方法,应用于小肠克罗恩病的诊断和管理。综合使用不同的检测方法进行评估,可能对于小肠病变更合适,成本收益比更高。

4.3.11　克罗恩病患者需做肛管磁共振检查吗?

根据临床指南建议,医生应对所有新诊断的克罗恩病患者进行肛周区域的全面检查。因为肛周脓肿和瘘管是克罗恩病的重要并发症,可导致疾病严重程度加剧,生活质量下降,所以要重视肛周区域的影像学检查。磁共振成像是评估肛周病变和肛周瘘管的首选影像学评估方式。

4.3.12　磁共振肛门直肠检查对克罗恩病肛瘘检查有意义吗?

随着磁共振技术的发展,肛瘘的磁共振研究越来越细致。由于动态增强扫描可反映肛瘘的活动性,并且能够反映瘘管对药物治疗的疗效。因此,对于克罗恩病肛瘘患者来说,磁共振可以指导临床医生的治疗用药。此外,磁共振软组织分辨力高,能直接多平面成像,且因盆腔器官运动少,能采集到高质量的图像,无须任何药物即可清晰地显示瘘管,并且没有辐射损伤。

4.4　炎症性肠病的内镜检查

4.4.1　什么是胃镜检查?

胃镜检查是一种医学检查方法,借助一条纤细、柔软、末端装有一个光源带微型电子摄影机的纤维软管,从口中进入咽部后,观察食管、胃和十二指肠的病变。胃镜检查不仅能直接观察到被检查部位的真实情况,而且能对可疑病变部位进行病理活检及细胞学检查,以便进一步明确诊断,是上消化道病变的首选检查方法。

4.4.2　什么是结肠镜检查?

结肠镜检查是利用一条长约 140 厘米可弯曲,末端装有一个光源带微型电子摄影机的纤维软管,从肛门慢慢进入大肠,以检查大肠病变,如肿瘤、溃疡等。另外,有需要的话,可取组织检验或行大肠息肉切除。

4.4.3　什么是小肠镜检查?

小肠镜主要包括双气囊小肠镜、单气囊小肠镜,主要由主机、带气囊的内镜和外套管、气泵三部分组成,通过对气囊的注气和放气等方法,将内镜送达小肠深部,从而实现对小肠疾病的诊治,具有直观、真实的特点。目前常用双气囊小肠镜,通常分两次进行:一次是从口侧进入,类似胃镜检查;另一次从肛侧进入。双气囊小肠镜检查可排除胃或结肠问题,明确小肠病变。该检查对操作者要求较高,若患者无法耐受,可选择无痛小肠镜进行检查。

4.4.4　什么是胶囊内镜检查?

胶囊内镜的全称为"智能胶囊消化道内镜系统",原理是受检者通过口服内置摄像与信号传输装置的智能胶囊,借助消化道蠕动使之在消化道内运动并拍照,医生利用体外的图像记录仪和影像工作站获得小肠的影像学资料。胶囊内镜可作为消化道疾病尤其是小肠疾病诊断的首选方法。

4.4.5 什么是超声内镜检查?

超声内镜是将内镜和超声技术结合,可以观察消化道及消化道周围的器官和组织的一种检查方法。医生将细长的内镜经口侧或肛侧进入消化道,通过内镜头端的摄像头观察消化道管壁的情况,与内镜结合的超声探头通过超声波将探头周围的结构成像,不仅包括消化道管壁的各层组织,还包括消化道附近的结构和器官。故超声内镜可以获得更多关于消化道的精细图像。另外,超声内镜检查微创安全,门诊和住院患者都可进行检查,绝大部分患者可以耐受。

4.4.6 什么是无痛胃肠镜检查?

无痛胃肠镜检查是指在静脉麻醉状态下进行胃肠镜检查。无痛胃肠镜患者在麻醉睡眠的状态下完成检查,可以极大地提高患者舒适度,改善患者体验,提高患者的依从性,这对于需要反复进行胃肠道检查的患者,更是一种很好的选择。

4.4.7 目前还有哪些最新的内镜检查可用于炎症性肠病?

除了传统的内镜检查外,目前还有色素内镜、放大内镜和共聚焦内镜等检查能够更好地显示消化道病变部位黏膜表面显微病变特征和黏膜层血管病变特征,有助于炎症性肠病的诊断、鉴别诊断、病情随访和肠道癌变监测等。

4.4.8 如何准备胃镜检查?

检查前一天晚上 8 点后禁食,检查当天早上禁食禁水,禁服药物(如有高血压病,建议早晨 6 点左右口服降压药)。检查完成后,如未活检,半小时后可进食;如有活检,一般 2 小时后进食。如果是无痛检查,则要求有一名家属陪同,检查完后至少半小时才能离开医院,同时检查当天禁止开车及高空作业。

4.4.9　如何准备结肠镜检查?

检查前 1 天,半流质少渣饮食(面汤加盐适量、稀饭、牛奶),不要吃果皮或带籽的食物,如西瓜、西红柿、猕猴桃等以免误诊。

有习惯性便秘的患者,请于检查前 3 天开始,少吃粗纤维及难消化食物,酌情口服缓泻药。如需口服聚乙二醇电解质散 2 升,在结肠镜检查前 4～6 小时,每 10～15 分钟服用 250 毫升,2 小时内服完;需口服聚乙二醇电解质散 3 升,采用分次服用,即肠道检查前 1 天晚上 8 点服用 1 升,检查当天检查前 4～6 小时服用 2 升。服药期间可适当走动,并轻揉腹部加快排泄。开始服药 1 小时后,肠道运动加快,排便前患者可能感到腹胀。如有严重腹胀或不适,可放慢服用速度或暂停服用,待症状消除后再继续服用,直至排出清水样便;如排便性状达不到上述要求,可加服聚乙二醇电解质散溶液或清水,但总量一般不超过 4 升。如需口服复方匹可硫酸钠,每次加入 150 毫升的水中服用,第 1 次服药后饮水量 1.5～2 升,第 2 次服药后饮水量约 0.75 升,大多数患者可以完成充分的肠道准备。若饥饿难耐可饮适量白糖水(糖尿病患者酌情)。如需做麻醉的患者,检查前需要禁食禁水 6 小时以上。

常规服用的药物(如降压药等)请于当日早上 6 点用少量白开水把药片服下。如有糖尿病,检查当天不能使用降糖药。如平时因心脑血管疾病需口服抗血小板药物或抗凝药物(如阿司匹林、氢氯吡格雷、华法林等),检查前一定要咨询消化科和相关科室的医生是否需停用相关药物。

检查当日可携带软点心、巧克力或牛奶以便检查后进食。

4.4.10　如何准备小肠镜检查?

小肠镜分经口小肠镜与经肛小肠镜,经口小肠镜准备与胃镜相似,禁食 8～12 小时,同时禁水 4～6 小时即可。经肛小肠镜要做正规肠道准备,跟结肠镜检查准备相同。

4.4.11　如何准备胶囊内镜检查？

胶囊内镜检查前2～3天注意饮食，以清淡饮食、无渣饮食为主，以利于肠道的准备。肠道准备同结肠镜检查。在操作人员指导下口服胶囊，穿戴智能腹带（图像接受存储器设备），以接收和传输胶囊内镜所拍摄的图像信息。

4.4.12　胶囊内镜有哪些禁忌证？

消化道梗阻和穿孔是胶囊内镜的绝对禁忌证；动力异常、已知或可疑小肠狭窄、妊娠、心脏起搏器或除颤器植入者、小肠憩室、咽食管憩室等是胶囊内镜的相对禁忌证。

4.4.13　无痛胃肠镜有哪些禁忌证？

目前用于无痛胃肠镜检查的麻醉药不同于传统的阿片类精神类药品，没有成瘾性。现代的麻醉药是具备可逆性的，在麻醉药物代谢后，大脑会完全恢复它本来的功能，而且目前使用的麻醉药物是短效的，可以早醒，基本无不良反应。但并非所有胃肠病患者都可选择无痛胃肠镜检查，因为无痛胃肠镜在减轻患者痛苦的同时，也会对少数患者产生一定风险。例如，有严重心肺疾病的患者、高龄及婴幼儿患者、严重鼾症及过度肥胖患者，在检查前需要由麻醉医生进行相关评估。此外，为了避免麻醉药物的影响，孕妇及哺乳期妇女也不宜选择无痛胃肠镜。

4.4.14　超声内镜在炎症性肠病的治疗和评估中是否有价值？

超声内镜能够显示消化道管壁全层，以及管壁外网膜、系膜和淋巴结声像学特征，对炎症性肠病相关的消化道溃疡性病变（尤其是局限性或孤立的溃疡性病灶）具有重要的诊断和鉴别诊断价值。此外，超声内镜检查对炎症性肠病相关的消化道狭窄和穿透性病变的诊断也有一定的帮助。

4.4.15　目前结肠镜、胶囊内镜及小肠镜在炎症性肠病的诊断中如何优先选择?

由于克罗恩病可累及从口腔到肛门的全消化道的任何部位,故疑诊为克罗恩病时,除非有禁忌证,原则上应进行全消化道内镜检查,包括结肠镜、胶囊内镜或小肠镜及胃镜检查。

虽然溃疡性结肠炎主要累及结直肠,但是部分溃疡性结肠炎可有跳跃性阑尾内口周围炎症、回盲瓣炎症和倒灌性回肠炎。同时,部分克罗恩病患者也有类似溃疡性结肠炎的结直肠炎症。因此,为了明确诊断及全面评估病情,疑诊为溃疡性结肠炎的患者,尤其是结肠镜所见肠道病变不典型时,也应接受全消化道内镜检查,包括结肠镜、胶囊内镜或小肠镜及胃镜检查。

在评估炎症性肠病疗效、病情复发、病情随访和肠道癌变监测时,主要依据既往消化内镜和影像学检查所见病变部位和患者对治疗的临床应答等情况,酌情选择结肠镜、胶囊内镜或胃镜检查,不必进行全消化道内镜检查。

由于小肠镜能够通过染色、放大和超声检查对小肠黏膜病灶进行更仔细的观察,能够对小肠病变进行黏膜活检及病理学检查,故对于小肠溃疡性病变的诊断和鉴别诊断,小肠镜检查比胶囊内镜检查更有价值,宜优先选择。但是,小肠镜检查比胶囊内镜检查操作更复杂、风险更大、费用更高。此外,胶囊内镜必须在行腹部 CT 等影像学检查排除肠道狭窄和梗阻后方可进行,以免胶囊卡顿在肠道无法排出,由此造成不必要的麻烦。

4.4.16　结肠镜、胶囊内镜及小肠镜检查需要提前做肠道清洁吗?

炎症性肠病患者在做结肠镜、胶囊内镜或小肠镜检查前原则上应进行肠道清洁。但是如果患者一般情况较差、肠道病变严重,可在清洁灌肠后进行结肠镜检查。必要时可不经过任何肠道准备直接进行急诊结肠镜检查,进镜的深度应视患者病情和肠道清洁情况而定,如果风险和难度较大,可只达直肠或乙状结肠,了解肠道基本病变即可。

4.4.17　炎症性肠病患者在进行肠道清洁时需要注意哪些问题?

2020年《中国炎症性肠病消化内镜诊疗共识》指出,炎症性肠病患者消化内镜检查前常用的肠道清洁剂为聚乙二醇制剂,效果较好,副作用较少,可根据患者病情酌情选择2升法或4升法。若肠道准备时出现明显腹痛,而且呈逐渐加重趋势,宜暂停肠道准备,并立即行腹部立位X线或腹部CT等影像学检查,了解有无肠梗阻或肠穿孔等急腹症。若无肠梗阻或肠穿孔,可以以更慢的速度继续进行肠道准备,并密切观察病情变化。若诱发或加重肠梗阻和/或肠穿孔,应联系多学科协作妥善处理。部分患者可采用复方匹可硫酸钠进行肠道清洁,其优点是只需要300毫升温水溶解,可分两次口服,患者耐受性好,肠道清洁度也不比使用复方聚乙二醇电解质散差。西甲硅油等消泡剂有助于提升肠道清洁质量,建议西甲硅油30毫升,与最后一份泻药同时服用,或者于泻药服用完成后30～60分钟内服用。

4.4.18　炎症性肠病患者进行胶囊内镜前需要注意哪些问题?

炎症性肠病患者进行胶囊内镜检查前除了必须确认有适应证外,还必须通过腹部立位X线或腹部CT、MRI等影像学检查排除消化道狭窄或穿透性病变等禁忌证,尤其是排除消化道梗阻或穿孔,以免胶囊诱发或加重消化道梗阻,或者胶囊通过消化道穿孔误入胸腔、腹腔、盆腔及膀胱等空腔脏器。

4.4.19　炎症性肠病患者进行胶囊内镜后会出现胶囊滞留吗?

胶囊内镜检查后胶囊通常在72小时内随大便排出,如果超出2周未排出则称为胶囊滞留。由于克罗恩病常并发肠道狭窄或者穿透性病变,克罗恩病患者胶囊内镜检查后胶囊滞留并不少见。由于胶囊内含金属成分,通过腹部 X 线或腹部 CT 等检查即可清晰、准确地显示胶囊是否滞留、滞留的位置,以及是否引起了肠梗阻和/或肠穿孔。

4.4.20　炎症性肠病患者出现胶囊滞留后该怎么办?

确认炎症性肠病患者胶囊内镜检查后出现胶囊滞留时,如果胶囊没有诱发或加重肠梗阻和/或肠穿孔,可以严密观察,不必紧急处理;如果胶囊诱发或加重肠梗阻和/或肠穿孔,或者胶囊通过消化道穿孔误入胸腔、腹腔、盆腔及膀胱,宜在多学科协作基础上充分评估炎症性肠病患者病情,在确认有治疗指征并进行充分准备后,酌情选择消化内镜、腔镜或外科手术治疗取出胶囊。

4.4.21　炎症性肠病患者什么情况下不能做结肠镜检查?

结肠镜检查是炎症性肠病患者首选检查手段,但以下情况不能做肠镜检查:①肛门、直肠严重狭窄、肛周脓肿、肛裂;②中毒性巨结肠;③腹腔内广泛粘连者;④肠穿孔;⑤完全性肠梗阻;⑥严重心肺功能衰竭、严重高血压、脑血管病急性期、精神异常及昏迷患者。

4.4.22　聚乙二醇电解质散口服可能会出现哪些不良反应?

聚乙二醇电解质散是肠道准备的首选用药,具有较高的安全性。口服聚乙二醇电解质散的最常见的不良反应为腹胀、恶心和呕吐等消化道症状,罕见不良反应包括过敏性反应、吸入性肺炎、贲门撕裂、胰腺炎、结肠炎、心律失常、加重抗利尿激素释放综合征等。

4.4.23　复方匹可硫酸钠口服可能会出现哪些不良反应?

复方匹可硫酸钠可用于内镜检查前的肠道准备,耐受性较好。但复方匹可硫酸钠在血容量偏低、正在使用大剂量利尿剂、充血性心力衰竭、晚期肝硬化及慢性肾脏疾病的患者中慎用。最常见不良反应是腹痛、恶心、头痛和呕吐。另外,复方匹可硫酸钠可诱发肠道黏膜炎症性改变。

4.4.24　溃疡性结肠炎的内镜下表现有哪些?

溃疡性结肠炎的内镜下特征性改变是从肛管直肠缘开始向近端

结肠延伸的、连续性、融合性、向心性的病变。其炎症部位与正常黏膜之间的界限常较为清晰。轻度炎症的内镜表现特征为红斑、黏膜充血和血管纹理消失；中度炎症表现为血管形态消失，出血黏附在黏膜表面、糜烂，常伴有粗糙呈颗粒状的外观及黏膜脆性增加（接触性出血）；重度炎症则表现为黏膜自发性出血及溃疡。病程较长患者可出现肠腔狭窄及炎性息肉。色素内镜和放大内镜检查时可见病变肠道黏膜隐窝改变，部分呈珊瑚样改变，部分早期初发溃疡性结肠炎的直肠黏膜可呈绒毛样改变。超声内镜检查可见病变累及直肠、结肠黏膜及黏膜下层，多以黏膜层为主，严重时也可累及黏膜下层甚至管壁全层，管壁各层层次可见。

4.4.25　克罗恩病的内镜下表现有哪些？

克罗恩病可累及胃肠道（从口腔到肛门）的任何部位，但以末端回肠多见，亦常累及结肠。黏膜炎症病变内镜表现呈节段性、局灶性及非对称性分布。早期可见针尖大小红斑，以后发展成阿弗他溃疡，小而表浅，散在分布，相间的黏膜可正常。随着病变的进展，小溃疡可变深大，呈匍行性或裂隙样，相互融合，并沿肠管纵轴分布，形成纵行或裂隙溃疡。溃疡是克罗恩病内镜下的主要特征。溃疡纵横交错及黏膜下水肿可形成鹅卵石样表现。晚期肠壁纤维化常引起肠腔狭窄、炎性息肉、假性憩室。内镜下另一特征是肠瘘、肛周病变等。超声内镜检查可见病变处消化道管壁全层增厚，以黏膜层、黏膜下层增厚较明显，黏膜下层回声多有减低，管壁各层层次可见。

4.4.26　炎症性肠病患者行内镜检查需要常规活检吗？

若无禁忌证，炎症性肠病患者行结肠镜、小肠镜和胃镜检查时建议常规对消化道病变黏膜进行活检，注意是病变黏膜。如黏膜无改变，则无须常规活检。以往主张多部位、多块随机活检，但现在如果条件允许，可以在色素内镜和放大内镜引导下对消化道病变黏膜进行靶向活检。

4.4.27　炎症性肠病患者内镜下活检标本除病理检查外还有其他项目的检查吗？

为了更好地对炎症性肠病进行诊断和鉴别诊断，以及监测炎症性肠病继发的消化道感染性疾病和肠道癌变。消化道黏膜活检标本除了常规病理检查外，有时还需要行免疫组织化学染色、病原学检查、分子生物学检查及特殊染色（如刚果红染色）等检查，这些检查需要根据患者的具体病情而定。

4.4.28　炎症性肠病的内镜下黏膜愈合如何评估？

"黏膜愈合"在炎症性肠病疾病管理中的重要性日益增加，使得优化内镜评估疾病活动的需求更加迫切。尽管克罗恩病和溃疡性结肠炎具有不同的特点，但都需要一种内镜评分，通过简单、定量、可重复和患者易接受的方式，观察不同程度的肠道疾病活动。对于克罗恩病来说，临床试验中的"黏膜愈合"通常指的是没有可见溃疡；而对于溃疡性结肠炎来说，大多数临床试验中的"黏膜愈合"指的是 Mayo 内镜评分为 0～1 分。1987 年，Shroeder 等提出了一种评估溃疡性结肠炎疾病活动的工具，称为 Mayo 评分，包括内镜和临床条目，是迄今临床试验中运用于描述内镜活动最广泛的，且易于重复的评分系统。Mayo 内镜评分包含 4 个等级，评分范围为 0～3 分：0 分表示正常黏膜外观，无活动性疾病；1 分表示轻度疾病（红斑和黏膜轻度脆性）；2 分表示中度疾病（明显的红斑、脆性、血管纹理消失和糜烂）；3 分表示重度疾病（自发性出血和弥漫性溃疡）。

4.4.29　妊娠期炎症性肠病患者做消化内镜检查需要注意哪些问题？

妊娠期炎症性肠病患者行结肠镜和胃镜检查是相对安全的，但考虑到对胎儿潜在的不良影响，如非必要，妊娠期前 3 个月及后 3 个月不宜行胃镜和结肠镜检查。由于胶囊内镜和磁控胶囊内镜可能对胎儿有潜在的不良影响，妊娠期炎症性肠病患者应该避免行胶囊内镜和磁控胶囊内镜检查。

4.4.30　儿童炎症性肠病患者做消化内镜检查需要注意哪些问题？

儿童炎症性肠病患者行结肠镜、小肠镜或胃镜检查原则上建议在麻醉下进行，同时选择适当规格的消化内镜进行检查。由于胶囊可能误入气管引起窒息，8岁以下儿童炎症性肠病患者，尤其是行为控制能力较差时，不宜行胶囊内镜和磁控胶囊内镜检查，可以磁共振代替胶囊内镜和磁控胶囊内镜检查。

4.4.31　老年炎症性肠病患者做消化内镜检查需要注意哪些问题？

老年炎症性肠病患者消化内镜检查时应高度关注高血压和糖尿病，以及心、肺、脑、肾等重要脏器疾病所带来的不良影响，宜在充分评估相关病情后酌情选择消化内镜检查。若存在结肠镜、小肠镜和胃镜检查禁忌证，可以胶囊内镜或者影像学检查来代替结肠镜、小肠镜和胃镜检查。安装心脏起搏器的炎症性肠病患者应该根据起搏器的类型慎用或避免使用胶囊内镜和磁控胶囊内镜检查。

4.5　炎症性肠病的病理

4.5.1　克罗恩病的病理特点是什么？

克罗恩病活检标本的核心病理特征：克罗恩病炎症常为多灶性、不均匀分布，多部位活检可见不同部位或同一部位不同组织块中炎症分布及程度不一致（跳跃病变），部分病例可见同一块组织中炎症分布不均，呈斑片状炎症。早期病变可见局灶增强性炎症，即在背景正常的黏膜中，局灶炎症细胞围绕单个或数个隐窝浸润。炎症不局限于黏膜层，取材较深，达黏膜下层时，可见黏膜下层有大量炎症细胞浸润。

4.5.2　溃疡性结肠炎的病理特点是什么？

溃疡性结肠炎活检标本的核心病理特征：溃疡性结肠炎始于直

肠,常见左半结肠,以直肠、乙状结肠为重,病变向近端结肠逐渐减轻。炎症呈连续性、弥漫性分布,病变不同部位活检均可见程度相近的慢性肠炎,炎症分布均匀,炎症程度及隐窝结构改变程度较为一致。黏膜固有层全层可见大量淋巴细胞、浆细胞浸润,隐窝结构改变广泛而显著,可见基底浆细胞增多,帕内特细胞(Paneth cell)化生,结肠黏膜表面绒毛化。活动期可见大量隐窝炎及隐窝脓肿,可伴糜烂或溃疡。静止期隐窝结构异常可持续存在,但固有层浸润炎症细胞明显减少,无隐窝炎及隐窝脓肿。病程长者黏膜明显萎缩变薄,隐窝数量明显减少。

4.5.3　炎症性肠病组织病理活检的活动性分级是什么?

2021 年《中国炎症性肠病病理诊断专家指导意见》建议在日常诊断工作中对炎症性肠病各部位活检标本分别进行活动性分级,即针对中性粒细胞介导的上皮损伤程度,将病变分为静止性(非活动性)、轻度活动性、中度活动性、重度活动性 4 个级别。

(1)静止性(非活动性):表面上皮、固有层、隐窝均无中性粒细胞浸润,无糜烂及溃疡。如果固有层单核炎症细胞浸润尤其明显,建议采用"非活动性"对病变进行分级。

(2)轻度活动性:中性粒细胞浸润表面上皮或局部隐窝炎累及(<25%隐窝受累),罕见隐窝脓肿(不超过 1 个)。

(3)中度活动性:较多隐窝有中性粒细胞浸润(≥25%隐窝受累),或明显隐窝脓肿(2 个以上)。

(4)重度活动性:弥漫隐窝炎或隐窝脓肿(≥50%隐窝受累),或黏膜糜烂或溃疡。

需要注意的是,该分级仅针对单个活检标本。组织学活动性分级与活检取材部位相关,不同部位病变程度不一致,活检所见不同部位活动度可能存在差异。当内镜活检避开糜烂或溃疡取材时,组织学可能仅表现为轻度活动性或静止性,与内镜活动度不一致。克罗恩病炎症呈斑片状、节段性分布,活检取材造成的偏倚较溃疡性结肠炎更大一些。

4.5.4　对炎症性肠病来说,消化道黏膜活动性炎症的意义是什么?

活动性炎症指在黏膜固有层及黏膜上皮层出现中性粒细胞聚集。但需注意,肠镜检查时的肠道准备或操作本身亦会造成肠黏膜轻度损伤并导致黏膜固有层局部中性粒细胞的聚集,故固有层中性粒细胞聚集对炎症性肠病诊断无特殊价值。

4.5.5　对炎症性肠病来说,消化道黏膜慢性炎症的意义是什么?

慢性炎症改变指黏膜层、黏膜下层、固有肌层,甚至是浆膜层中有明显淋巴细胞和/或浆细胞浸润。但对炎症性肠病而言,如果仅出现以上情况而无隐窝及黏膜固有层损伤则无特殊临床意义。然而需注意,部分溃疡性结肠炎可能尚未出现隐窝损伤,但已有黏膜基底部淋巴或浆细胞聚集,与急性初发病例的急性黏膜损伤相比,慢性炎症改变往往在病程3周之后才可能出现。

4.5.6　病理报告上隐窝脓肿是什么意思?

隐窝脓肿是由隐窝腔内的淋巴细胞聚集而最终形成的。炎症性肠病,尤其是溃疡性结肠炎常有隐窝基底部的变化,包括隐窝腔膨大、持续的上皮损伤、隐窝基底部破裂,病变累及黏膜固有层并向侧方蔓延,从而导致整个黏膜层剥蚀破坏并使溃疡形成。与之不同的是,在一些感染性肠病中,隐窝的炎症及破坏往往局限在隐窝上部。炎症性肠病急性期可能会出现隐窝脓肿;缓解期可能会发现隐窝增宽、隐窝内细胞碎片、黏膜上皮萎缩等现象。

4.5.7　帕内特细胞在炎症性肠病临床上的意义是什么?

帕内特细胞,又称潘氏细胞,是小肠腺的特征性细胞,可以分泌抗菌肽,对于肠道先天免疫至关重要。研究表明,小鼠中帕内特细胞功能异常会引起黏膜功能障碍,导致克罗恩病的发生。因此,帕内特细胞缺陷或功能障碍可能是炎症性肠病的病因。

知识点

　　抗菌肽：指昆虫体内经诱导而产生的一类具有抗菌活性的碱性多肽物质，分子量为 2 000～7 000，由 20～60 个氨基酸残基组成。这类活性多肽多数具有强碱性、热稳定性及广谱抗菌等特点。

4.5.8　炎性息肉在炎症性肠病临床上的意义是什么？

　　由于黏膜全层炎症或损伤导致息肉样改变。在隐窝损伤后的慢性病程中，随着黏膜修复和上皮增生、水肿及肉芽肿形成而产生内镜下可见的多发息肉样结构。不同于肿瘤性息肉，该类病灶并非起源于完整的黏膜层内部，而是由邻近组织的缺失形成的。

4.5.9　结肠腺瘤在炎症性肠病临床上的意义是什么？

　　根据炎症性肠病患者癌变的病理特点，异型增生样病变或隆起（dysplasia-associated lesion or mass，DALM）是炎症性肠病相关结直肠癌的癌前病变，主要包括非腺瘤样 DALM 和腺瘤样 DALM。由于非腺瘤样 DALM 的不典型增生多为异质性改变，癌变比例较高，常常发生多源性肿瘤，癌变的比例高达 38％～83％，故建议全结肠切除；而腺瘤样 DALM 与普通腺瘤类型的癌变风险低，仅在内镜下行息肉切除并定期复查结肠镜即可。通过筛查发现异型增生或癌变的病灶，并早期处理，将病变控制在可治愈阶段，是管理和控制炎症性肠病癌变的理论基础。

4.6　炎症性肠病的完整诊断

4.6.1　溃疡性结肠炎的完整诊断包括哪些内容？

　　在排除其他疾病（如急性感染性肠炎、阿米巴痢疾、慢性血吸虫病、肠结核等感染性结肠炎，以及结肠克罗恩病、缺血性肠炎、放射性肠炎等非感染性结肠炎)基础上,可按下列要点诊断。

(1) 具有典型临床表现者为临床疑诊,安排进一步检查。

(2) 同时具备结肠镜和/或放射影像特征者,可临床拟诊。

(3) 如再加上黏膜活检和/或手术切除标本组织病理学特征者,可以确诊。

(4) 初发病如临床表现、结肠镜及活检组织学改变不典型者,暂不确诊溃疡性结肠炎,应予随访3～6个月,观察发作情况。

需要强调的是,本病并无特异性改变,各种病因均可引起类似的肠道炎症改变,故只有在认真排除各种可能有关的病因后才能做出本病诊断。一个完整的诊断应包括其临床类型、病情分期、疾病活动严重程度、病变范围及并发症。

4.6.2　克罗恩病的完整诊断包括哪些内容?

由于缺乏克罗恩病的特异性诊断方法,诊断需结合临床表现及辅助检查,且排除其他疾病。2018年《炎症性肠病诊断与治疗的共识意见》提出以下诊断要点。

(1) 具备临床表现者可临床疑诊,安排进一步检查。

(2) 同时具备结肠镜或小肠镜(病变局限在小肠者)特征及影像学(CTE 或 MRE,无条件者采用小肠钡剂造影)特征者,可临床拟诊。

(3) 如再活检提示克罗恩病的特征性改变且能排除肠结核,可做出临床诊断。

(4) 如有手术切除标本(包括切除肠段及病变附近淋巴结),可根据标准做出病理确诊。

(5) 对无病理确诊的初诊病例,随访6～12个月,根据对治疗的反应及病情变化判断,符合克罗恩病自然病程者,可做出临床确诊。如与肠结核混淆不清但倾向于肠结核者,应按肠结核进行诊断性治疗8～12周,再行鉴别。

一个完整的诊断应该包括临床分型、病变部位活动严重程度及并发症等,如克罗恩病(回结肠型、活动期、中度、狭窄型兼有肛瘘)。

4.6.3　结肠镜检查后活检病理无特异性时该怎么办?

结肠镜检查后活检病理无特异性时,随访 6～12 个月,根据对治疗的反应及病情变化判断,符合炎症性肠病自然病程者,可做出临床确诊。

4.6.4　为什么炎症性肠病有时需要随访一段时间后才能诊断?

初发病例如临床表现、结肠镜及活检组织学改变不典型者,暂不能确诊,应予随访 6～12 个月,观察发作情况。本病并无特异性改变,各种病因均可引起类似的肠道炎症改变,故只有在认真排除各种可能有关的病因后才能做出本病诊断。

4.7　炎症性肠病的程度与范围

4.7.1　临床如何评估溃疡性结肠炎的严重程度?

溃疡性结肠炎病情分为活动期和缓解期。活动期溃疡性结肠炎按严重程度分为轻、中、重度。改良 Truelove 和 Witts 疾病严重程度分型(表 4-1)标准易于掌握,临床上非常实用。改良 Mayo 评分(表 4-2)更多用于临床研究的疗效评估。溃疡性结肠炎内镜下严重度指数(UCEIS)(表 4-3)则为评价溃疡性结肠炎内镜下严重程度常用的评分系统。总的来说,评价溃疡性结肠炎的严重程度需要结合患者的临床症状、钙卫蛋白等生物指标、内镜情况和影像学评分等进行综合评估。

表 4-1　改良 Truelove 和 Witts 疾病严重程度分型

严重程度分型	排便次数（次/天）	便血	脉搏（次/分钟）	体温（摄氏度）	血红蛋白	血沉（毫米/小时）
轻度	<4	轻或无	正常	正常	正常	<20
中度			介于轻度和重度之间			
重度	≥6	重	>90	>37.8	<75%的正常值	>30

表 4-2　评估溃疡性结肠炎活动性的改良 Mayo 评分系统

项目	0分	1分	2分	3分
排便次数[a]	正常	比正常增加(每日 1~2 次)	比正常增加(每日 3~4 次)	比正常增加(每日 5 次或以上)
便血[b]	未见出血	少于半数时间出现便中混血	大部分时间内为便中混血	一直存在出血
内镜发现	正常或无活动性病变	轻度病变(红斑、血管纹理减少、轻度易脆)	中度病变(明显红斑、血管纹理缺乏、易脆、糜烂)	重度病变(自发性出血、溃疡形成)
医师总体评价[c]	正常	轻度病情	中度病情	重度病情

注:a.每位受试者作为自身对照,从而评价排便次数的异常程度。b.每日出血评分代表 1 天中最严重的出血情况。c.医师总体评价包括 3 项标准,受试者对腹部不适的回顾、总体幸福感和其他表现,如体格检查发现和受试者表现状态;评分≤2 分且无单个分项评分≥1 分为临床缓解;3~5 分为轻度活动;6~10 分为中度活动;11~12 分为重度活动。有效定义为评分相对于基线值的降幅≥30%且该分项评分≥3 分,而且便血的分项评分降幅≥1 分或该分项评分为 0 或 1 分。

表 4-3　溃疡性结肠炎内镜下严重度指数(UCEIS)评价系统

	0分	1分	2分	3分
血管纹理	正常	模糊	消失	—
出血	肠腔内无出血	可见陈旧血迹但用水冲洗后无血迹	可见血迹且用水冲洗后可再次渗血	活动性出血
糜烂和溃疡	黏膜正常	黏膜粗糙、糜烂	黏膜粗糙、糜烂并于表面覆白苔	可见深凹溃疡

注:0~1 分为镜下缓解组,2~8 分为镜下活动组。其中 2~6 分为轻-中度活动;7~8 分为重度活动,以受累肠段中病变最严重部位处评分总和记分。

4.7.2　溃疡性结肠炎病变范围如何评估?

目前溃疡性结肠炎的病变范围划分推荐采用蒙特利尔分型。该分型特别有助于癌变危险性的估计和监测策略的制定,亦有助于治疗方案的选择(表 4-4)。

表 4-4　溃疡性结肠炎病变范围的蒙特利尔分型

分型	分布	结肠镜下所见炎性病变累及的最大范围
E1	直肠	局限于直肠,未达乙状结肠
E2	左半结肠	累及左半结肠(脾区以远)
E3	广泛结肠	广泛病变累及脾区以近乃至全结肠

4.7.3　临床如何评估克罗恩病的严重程度?

临床上用克罗恩病活动指数(Crohn's disease activity index,CDAI)评估疾病活动性的严重程度并进行疗效评价。Harvey 和 Bradshaw 的简化克罗恩病活动指数计算法(表 4-5)较为简便。Best 等的克罗恩病活动指数计算法(表 4-6)被广泛应用于临床和科研。另外,评价克罗恩病内镜下严重程度的量表有克罗恩病内镜下严重度指数和克罗恩病简化内镜下评分。总的来说,评价克罗恩病的严重程度需要结合患者的临床症状、钙卫蛋白等生物指标、内镜情况和影像学评分等进行综合评估。

表 4-5　简化克罗恩病活动指数计算法

项目	0 分	1 分	2 分	3 分	4 分
一般情况	良好	稍差	差	不良	极差
腹痛	无	轻	中	重	—
腹部包块	无	可疑	确定	伴触痛	—
腹泻		稀便每日 1 次记 1 分			
伴随疾病[a]		每种症状记 1 分			

注:"—"为无此项。a.伴随疾病包括关节痛、虹膜炎、结节性红斑、坏疽性脓皮病、阿弗他溃疡、裂沟、新瘘管和脓肿等。≤4 分为缓解期,5~7 分为轻度活动期,8~16 分为中度活动期,>16 分为重度活动期。

表 4-6　Best 克罗恩病活动指数计算法

变　量	权重
稀便次数(1 周)	2
腹痛程度(1 周总评,0~3 分)	5
一般情况(1 周总评,0~4 分)	7
肠外表现与并发症(1 项 1 分)	20
阿片类止泻药(0、1 分)	30
腹部包块(可疑 2 分、肯定 5 分)	10
血细胞比容降低值(正常[a]:男 0.40、女 0.37)	6
100×(1-体重/标准体重)	1

注:a.血细胞比容正常值按国人标准。总分为各项分值之和,克罗恩病活动指数 <150 分为缓解期,≥150 分为活动期。其中 150~220 分为轻度,221~450 分为中度, >450 分为重度。

4.7.4　克罗恩病的病变范围如何评估?

根据蒙特利尔克罗恩病表型分类法,克罗恩病病变部位分为四类:L1 表示病变局限在回肠末端,L2 表示病变部位在结肠,L3 表示病变部位在回结肠,L4 表示病变部位在上消化道。其中,L4 可以与 L1、L2、L3 同时存在。

第 5 部分

炎症性肠病的并发症

5.1 溃疡性结肠炎的肠道并发症有哪些?

溃疡性结肠炎的肠道并发症包括:肠梗阻、消化道出血、肠道菌群紊乱、肠道穿孔、肠瘘、结肠癌、中毒性巨结肠。

5.2 克罗恩病的肠道并发症有哪些?

克罗恩病的肠道并发症包括肠腔狭窄和梗阻、瘘管和肛周疾病、肠穿孔及腹腔脓肿、消化道出血、中毒性巨结肠、结肠癌。

5.3 炎症性肠病可能出现哪些肝胆胰并发症?

约 50% 的炎症性肠病患者会出现肝、胆、胰腺的病变,分为四类:①与炎症性肠病有共同的发病机制,包括原发性硬化性胆管炎、小胆管硬化性胆管炎或胆管周围炎、胆管癌、自身免疫性肝炎、IgG4 相关性胆管炎、急慢性特发性胰腺炎等;②与炎症性肠病病理改变平行,包括胆石症、门脉性血栓、肝脓肿;③与炎症性肠病治疗的不良反应相关,包括药物性肝损害、乙型肝炎病毒激活、药物诱导的胰腺炎、肝脾 T 细胞淋巴瘤;④可能与炎症性肠病相关,如自身免疫性胰腺炎、脂肪肝、肝淀粉样变、肉芽肿性肝炎等。

知识点

　　IgG4 相关性胆管炎：是 IgG4 相关性疾病在胆道系统的表现，常伴有 I 型自身免疫性胰腺炎，IgG4 相关性泪腺炎、涎腺炎及 IgG4 相关性后腹膜纤维化。该疾病主要特点为血清 IgG4 水平升高，胆管周围 IgG4 阳性浆细胞浸润和席纹状纤维化形成。

5.4 炎症性肠病可能出现哪些血液系统并发症？

　　炎症性肠病及其治疗过程中的用药可能会增高血液系统恶性疾病的发病风险，特别是年龄 <30 岁或 >50 岁的炎症性肠病患者可能是血液系统恶性疾病的高风险人群。临床工作中对于炎症性肠病患者如出现难以解释的贫血，红细胞、白细胞、血小板减少，或按照常规治疗炎症性肠病症状难以改善时，应考虑合并血液系统恶性疾病的可能；对于血液系统恶性疾病患者，出现腹痛、腹泻、黏液血便时，也要注意合并炎症性肠病的可能。

　　炎症性肠病合并淋巴瘤以男性、大细胞非霍奇金淋巴瘤多见，多数患者病程长，病变多发生于炎症性肠病胃肠道累及的炎症活动部位，表现为肠道溃疡、包块、肠梗阻，症状与活动性炎症性肠病难以鉴别。炎症性肠病合并白血病绝大多数发生在炎症性肠病诊断后，以急性髓系白血病多见，溃疡性结肠炎全结肠型发病风险更高。但由于炎症性肠病合并白血病临床发病率低，其临床特点尚难以确定。骨髓增生异常综合征患者发生炎症性肠病的概率是健康人群的 5 倍，骨髓增生异常综合征常早于炎症性肠病发病或与炎症性肠病同时发病。克罗恩病患者，特别是结直肠受累患者更易合并骨髓增生异常综合征，两者均表现为中重度贫血。

5.5 炎症性肠病的机会性感染是什么？

　　机会性感染是指一些致病力较弱的病原体，在人体免疫功能正常时不能致病,但当人体免疫功能降低时,它们会乘虚而入,侵入人体内导致各种疾病。正常菌群在机体免疫功能低下、寄居部位改变或菌群失调等特定条件下引起的感染称为机会性感染。

炎症性肠病患者是机会性感染的高风险人群。首先,疾病本身可导致患者营养状况下降;其次,应用糖皮质激素、免疫抑制剂和生物制剂可严重抑制患者的免疫力。因此,机会性感染发生率显著增加,是炎症性肠病常见的并发症。

5.6 炎症性肠病会出现肝功能损害吗?

炎症性肠病患者肝功能检查时经常会出现异常,但严重的肝功能损害比较少见。原发性胆汁性肝硬化是炎症性肠病常见的肝脏表现,可引起胆汁淤积性黄疸。炎症性肠病相关的肝脏疾病还包括非酒精性脂肪肝、肝脏及门静脉血栓形成、肝脓肿、肝脏淀粉样变和肉芽肿性肝炎,这些疾病均可引起肝脏损伤。在治疗炎症性肠病过程中使用的氨基水杨酸制剂、免疫抑制剂、生物制剂、抗生素等均可能导致肝脏损伤。此外,使用免疫抑制剂和生物制剂还可能激活潜在的肝炎病毒,引起肝功能异常,硫唑嘌呤还可能导致肝血管源性病变,如再生结节,进而影响肝功能损伤。

5.7 炎症性肠病患者如何预防血栓形成?

炎症性肠病可能加剧患者患严重肺部疾病及下肢血栓疾病的风险,其风险指数比正常人多出两倍。对处于疾病重度活动期的成年住院炎症性肠病患者,临床医生与患者及家属充分沟通后,建议在住院期间采取相应静脉血栓预防措施。我国建议使用 Padua 评分对内科住院的炎症性肠病患者进行血栓风险评估。预防性抗凝治疗主要包括药物抗凝和机械预防,其中抗凝药物推荐低分子肝素、低剂量普通肝素或磺达肝癸钠。不推荐抗血小板药物如阿司匹林、氯吡格雷代替上述药物用于预防性抗凝治疗。推荐使用间歇性充气加压进行机械预防;若无条件使用间歇性充气加压,还可选人工被动活动、过膝加压弹力袜等。

> **知识点**
>
> 　　间歇性充气加压:治疗时采用阶梯式压力挤压肢体,促进组织液回流的方法。一般临床上用于术后或卧床患者预防深静脉血栓的预防。

5.8　炎症性肠病患者回肠储袋肛管吻合术后会有储袋炎发生吗?

　　全结直肠切除加回肠储袋肛管吻合术是目前溃疡性结肠炎的首选手术方式。该术式在切除全部大肠后,用末端回肠构建储袋与肛管进行吻合。储袋炎是术后最常见的并发症,术后患者出现便频、便急、便血、大便失禁等,需考虑出现储袋炎,应行储袋镜检查并取组织活检,以明确诊断,并与其他相关疾病如储袋易激综合征、巨细胞病毒感染、储袋克罗恩病等相鉴别。

5.9　炎症性肠病术后发生粘连性肠梗阻怎么办?

　　炎症性肠病术后发生粘连性肠梗阻首选保守治疗,可采用胃肠减压、禁食、灌肠;润肠通便;营养支持,纠正水、电解质和酸碱失衡。如果内科治疗效果不好,或患者有明显的腹腔感染或肠坏死迹象,则需急诊手术和剖腹探查。

【参考文献】

　　陈劲华,李初俊,郅敏,2016.炎症性肠病的肠外表现及治疗进展[J].世界华人消化杂志,24(1):1-9.

　　卢亚奇,刘璟,宋敏,等,2019.炎症性肠病与肝胆胰病变[J].医学新知杂志,4:359-361.

　　王蔚虹,2020.炎症性肠病与血液系统恶性疾病[J].中华消化杂志,40(4):

220-223.

钟敏儿,吴斌,2017.炎症性肠病外科治疗国内外共识与指南主要内容介绍及解读[J].中国实用外科杂志,37(3):244-247.

第 6 部分

炎症性肠病的鉴别诊断

6.1 如何鉴别溃疡性结肠炎与克罗恩病？

溃疡性结肠炎和克罗恩病同属于炎症性肠病。根据临床表现、内镜和病理组织学特征不难鉴别。溃疡性结肠炎临床黏液脓血便多见。病变从直肠起病，向近端累及结肠，呈连续性、弥漫性分布，炎症累及黏膜浅层。肠镜下病变表现为糜烂、浅溃疡，黏膜弥漫性充血水肿，颗粒状，脆性增加。肠腔狭窄少见，出现时为中心性狭窄。组织学特征为固有膜全层弥漫性炎症、隐窝脓肿、隐窝结构明显异常、杯状细胞减少。克罗恩病临床可见腹泻，但脓血便少见。病变可累及全消化道，呈非弥漫性非对称性分布，且直肠受累少见，炎症累及黏膜全层，常出现透壁性溃疡形成瘘。肠镜下病变表现为纵行溃疡、鹅卵石样外观，病变间黏膜外观正常。肠腔狭窄多见，且多为偏心性狭窄。组织学特征为裂隙样溃疡、非干酪样肉芽肿、黏膜下层淋巴细胞聚集等改变。

对患有结肠炎症但一时难以区分溃疡性结肠炎与克罗恩病者，即仅有结肠病变，但内镜及活检缺乏溃疡性结肠炎与克罗恩病的典型特征，临床可诊断为未分类型炎症性肠病。CT、MRI 检查对肠壁病变和肠外并发症诊断有帮助，尤其是 CT 肠道造影成像和磁共振肠道造影成像，能很好地观察肠壁厚度及各种小肠黏膜病变，可用于溃疡性结肠炎和克罗恩病的早期诊断。血清学标记物，如抗中性粒细胞核周抗体和抗酿酒酵母抗体检测也有助于两者的鉴别(表 6-1)。

表 6-1　溃疡性结肠炎与克罗恩病的鉴别

	克罗恩病	溃疡性结肠炎
症状	腹痛、腹部包块、腹泻但脓血便较少见	腹泻、黏液脓血便多见
病变分布	全消化道,回盲部、邻近右侧结肠多见,节段性/跳跃性	多从直肠开始,倒灌性扩展连续性、弥漫性分布
直肠受累	少见	绝大多数受累
肠腔狭窄	多见,偏心性	少见,中心性
内镜表现	纵行溃疡、鹅卵石样改变,病变间黏膜外观正常(非弥漫性),累及肠壁全层,增厚变硬,肠腔狭窄	溃疡浅,黏膜弥漫性充血水肿、颗粒状、脆性增加,累及黏膜层和黏膜下层
活检特征	裂隙状溃疡,非干酪性肉芽肿,黏膜下层淋巴细胞聚集(炎症)	固有层弥漫性炎症,隐窝脓肿、隐窝结构明显异常,杯状细胞减少

6.2　溃疡性结肠炎需要与哪些疾病相鉴别?

溃疡性结肠炎临床表现为慢性腹泻、解黏液脓血便,需与以下疾病相鉴别:①急性感染性肠炎;②阿米巴肠病;③肠道血吸虫病;④克罗恩病;⑤其他,如肠结核、真菌性肠炎、抗菌药物相关性肠炎(包括假膜性肠炎)、缺血性结肠炎、放射性肠炎、嗜酸性粒细胞性肠炎、过敏性紫癜、胶原性结肠炎、肠白塞综合征、结肠息肉病、结肠憩室炎和人类免疫缺陷病毒感染合并的结肠病变等。另外,还需注意结肠镜检查发现的直肠轻度炎症改变,如不符合溃疡性结肠炎的其他诊断要点,常为非特异性,应认真寻找病因,观察病情变化。

6.3　克罗恩病需要与哪些疾病相鉴别?

与克罗恩病相鉴别最困难的疾病是肠结核。肠白塞综合征中系统表现不典型者与克罗恩病的鉴别亦会相当困难。其他需要鉴别的疾病还有感染性肠炎(如艾滋病相关肠炎、血吸虫病、阿米巴病、耶尔森菌感染、空肠弯曲菌感染、艰难梭菌感染、巨细胞病毒感染等）、缺血性结肠炎、放射性肠炎、药物性（如非甾体类药物）肠病、嗜酸性粒细胞性肠炎、以肠道病变为突出表现的多种风湿性疾病（如系统性红斑狼疮、原发性血管炎等）、肠道恶性淋巴瘤、憩室炎、转流性肠炎等。

知识点

　　转流性肠炎：是肠道造口术后，因粪便转流，结肠失功能肠段黏膜出现的一种非特异性炎症。病因不明，部分患者没有明显症状，也有部分患者会表现为腹痛及里急后重感等，关瘘后症状会缓解或消失。

6.4　溃疡性结肠炎与缺血性结肠炎如何鉴别？

　　缺血性结肠炎是因肠道血液供应不足或回流受阻所致的结肠缺血性疾病。随着人口老龄化、动脉硬化相关疾病发病率增加，其患病率亦增加，发病人群以老年群体为主，临床表现为腹痛、腹泻、便血，与溃疡性结肠炎极为相似，临床有时难以鉴别。缺血性结肠炎多发于有动脉硬化、糖尿病等病史的老年人。该病多起病急，病程短。最常见的症状有便血与腹痛，骤起的持续加重的腹痛是本病最早、最突出的表现，随后可出现血便及腹泻，但黏液脓血便及里急后重者远少于溃疡性结肠炎。缺血性结肠炎好发于结肠脾曲、降结肠，以及乙状结肠与直肠交界处，累及直肠者较为少见，肠镜下可见病变呈节段性分布，与邻近正常肠黏膜界限清楚，病变黏膜表现为不同程度的充血水肿，严重者黏膜呈暗红色、结节状，甚至呈瘤样隆起，可见溃疡形成，溃疡多呈纵行或不规则形状，溃疡之间有正常黏膜，严重者可致肠腔狭窄。而溃疡性结肠炎可发生于各个年龄段，临床表现为腹泻及解黏液脓血便，病程多长，呈慢性。肠镜下见病变多起源于直肠，病变为倒灌连续性分布。病理表现上,缺血性肠炎特征性表现为血管闭塞和血管内血栓形成,而溃疡性结肠炎多表现为隐窝脓肿。腹部血管超声多普勒血流成像及 CT 血管成像、磁共振血管成像(magnetic resonance angiography, MRA)可见腹腔血管栓塞或闭塞,对急性缺血性结肠炎有重要诊断价值。经积极改善循环、及时溶栓和抗感染等治疗,非坏疽型缺血性结肠炎病情可迅速缓解,1～2 周后复查结肠镜可见肠黏膜恢复正常。而溃疡性结肠炎经短期治疗疗效较差。缺血性结肠炎急性发病、病程较短、缺血改善后症状消失快、病变黏膜恢复快,是与溃疡性结肠炎相鉴别的关键点。

6.5　溃疡性结肠炎与感染性结肠炎如何鉴别?

溃疡性结肠炎患者常有腹痛、腹泻、黏液血便、发热等症状,常常被患者认为是感染性结肠炎,其实这两者是有区别的。

溃疡性结肠炎是一种直肠和结肠慢性炎性疾病,主要临床表现为腹泻、黏液脓血便、腹痛和里急后重等,病情轻重不等,多反复发作或长期迁延呈慢性病程。除了肠道症状外,部分患者还可以出现消化道外的表现如皮肤、关节、眼部、肝脏病变等,严重时可以发生中毒性巨结肠、肠穿孔、大出血、癌变等。溃疡性结肠炎缺乏诊断的金标准,主要结合临床表现、实验室检查、影像学检查、内镜检查和组织病理学表现进行综合分析,在排除感染性和其他非感染性结肠炎的基础上进行诊断。

感染性结肠炎是由细菌、病毒、真菌和寄生虫等引起的肠道感染,大多数患者具有流行病学特点,如不洁饮食史或疫区接触史,常急性起病伴发热和腹痛,病程多具有自限性(病程一般为数天至 1 周,不超过 6 周),常常短期内即可好转,也有部分患者病程可以慢性化,如慢性细菌性痢疾、慢性阿米巴痢疾、血吸虫病等。鉴别的关键在于病原检查,如粪便细菌培养阳性、粪便或组织中找到阿米巴病原体、非流行区患者血清阿米巴抗体阳性、肠镜活检黏膜涂片或组织病理学检查见血吸虫卵等可以确诊。针对感染病原的治疗如正规抗菌治疗、抗阿米巴治疗等基本可以治愈感染性结肠炎。

6.6 克罗恩病与肠结核如何鉴别?

克罗恩病和肠结核是由不同病因引起的两种疾病。虽然两者从临床表现、内镜表现及病理检查上非常相似,但两者的治疗原则有很大不同。临床上,克罗恩病与肠结核的鉴别常相当困难,这是因为除活检发现干酪样坏死性肉芽肿为肠结核诊断的特异性指标外,两种疾病的临床表现、结肠镜下所见、活检结果常无特征性区别。然而干酪样坏死性肉芽肿在活检中的检出率却很低,故强调在活检未见干酪样坏死性肉芽肿的情况下,依靠对临床表现、结肠镜下所见、活检结果进行综合分析来进行鉴别。

如果有下列表现倾向于克罗恩病诊断:肛周病变尤其是肛瘘、肛周脓肿,并发瘘管、腹腔脓肿,有肠外表现如反复发作的口腔溃疡、皮肤结节性红斑等;结肠镜下可见典型的纵行溃疡、典型的鹅卵石样外观、病变累及≥4 个肠段、病变累及直肠肛管。

如果有下列表现倾向于肠结核诊断:伴活动性肺结核、结核菌素试验强阳性;结肠镜下见典型的环形溃疡,回盲瓣口固定开放;活检见肉芽肿分布在黏膜固有层且数目多、直径大(长径＞400 微米),特别是有融合,抗酸染色阳性。

其他检查:活检组织结核分枝杆菌 DNA 检测阳性有助于肠结核诊断。γ 干扰素释放试验(如 T 细胞酶联免疫斑点试验)阴性有助于排除肠结核。CT 检查见腹腔肿大淋巴结坏死有助于肠结核诊断。

鉴别仍有困难时可予以诊断性抗结核治疗,即患者服用抗结核药物治疗数周(2～4 周),如症状明显改善,并于 2～3 个月后结肠镜复查发现病变痊愈或明显好转,则支持肠结核,可继续完成正规抗结核疗程。有手术指征者行手术探查,绝大多数肠结核可在病变肠段和(或)肠系膜淋巴结组织病理学检查中发现干酪样坏死性肉芽肿,从而获得病理确诊。

6.7 克罗恩病与白塞综合征如何鉴别?

克罗恩病与白塞综合征的不同之处很多,其中最典型的一点就是疾病性质不同。克罗恩病是一种常见的消化道慢性非特异性炎症疾病;而白塞综合征是一种常见的慢性系统性血管炎症疾病,两者的区别点如下。

(1) 好发群体:克罗恩病可发于任何年龄段,但是相对来说,15～25 岁的青年人发病率较高;而白塞综合征好发于 16～40 岁的人群。

(2) 疾病性质:临床上根据克罗恩病的病变部位不同将其分成四种类型,分别是小肠型克罗恩病、结肠型克罗恩病、回结肠型克罗恩病和上消化道型克罗恩病。而白塞综合征根据内脏系统受损程度不同,将其分成三种,分别是血管型白塞综合征、神经型白塞综合征和胃肠型白塞综合征。

(3) 病因或诱因:克罗恩病的病因不明确,可能与遗传、感染、肠道菌群失调、免疫紊乱有关;白塞综合征的诱因也不明,可能与家族遗传或病原体感染有关。

(4) 临床表现:克罗恩病属于炎症性肠病,临床多表现为腹痛、腹泻、腹部包块、发热、营养不良、体重减轻、恶心、呕吐、里急后重、黏液脓血便等;而白塞综合征主要是以反复的口腔溃疡、外阴溃疡及眼炎三联征为特点,同时还可以伴有血管、神经及皮肤等损害。克罗恩病虽然也有其他的肠外表现,如葡萄膜炎、结节性红斑等,但是一般症状比较轻微;而白塞综合征的肠道外表现如口腔溃疡、外阴溃疡和眼炎是最常见的症状,但并不是所有的白塞综合征患者都会出现肠道的受累。有的患者以血管受累为主,表现为动脉闭塞或者是静脉血栓形成等。

(5) 内镜表现:内镜下克罗恩病表现为节段性、非对称性慢性黏膜炎症。非连续性病变、纵行溃疡及鹅卵石样外观为内镜下特征性表现。白塞综合征内镜下有 5 个典型特征：圆形溃疡、局灶单个或多个溃疡、溃疡数＜6 个、少见阿弗他溃疡、罕见鹅卵石征。

（6）病理表现：克罗恩病活检特征为非干酪性肉芽肿，特异性高，阳性率很低；肠型白塞综合征活检特征为血管炎，特异性高，阳性率极低。

6.8 克罗恩病与原发性肠道淋巴瘤如何鉴别？

原发性肠道淋巴瘤是一种来源于胃肠黏膜下淋巴组织的结外淋巴瘤。它和克罗恩病的临床表现存在相似性，且内镜下活检的阳性率不高，故两者鉴别诊断常常存在困难。以下几点有助于两者的鉴别。

（1）起病情况及病程：克罗恩病起病大多隐匿、缓慢，病程呈慢性反复发作，从发病至确诊往往需要数月至数年长短不等，活动期和缓解期交替；而原发性肠道淋巴瘤病程进展较快，病情迅速加重，病死率高。

（2）临床表现：两者临床上均可表现为腹痛、腹泻、厌食、消瘦等。克罗恩病特征性的表现为肛周病变。除消化系统表现外，克罗恩病可有多种肠外症状如结节性红斑、关节损害、口腔溃疡、虹膜睫状体炎、硬化性胆管炎或血栓栓塞性疾病等；而原发性肠道淋巴瘤的肠外及肛周表现少见。克罗恩病并发肠梗阻及瘘管形成更多见；而肠出血及穿孔则以原发性肠道淋巴瘤为多见。

（3）内镜及病理活检：是鉴别两者最常用的方法。内镜下克罗恩病常表现为节段性、非对称性慢性黏膜炎症。非连续性病变、纵行溃疡及鹅卵石样外观为克罗恩病镜下特征性表现。原发性肠道淋巴瘤内镜下表现呈多样性，可分为肿块型、溃疡型和息肉型，回盲部病变少见；内镜下还多表现为隆起性病变、单一部位受累。原发性肠道淋巴瘤很少出现节段性、多发溃疡。病理学上，克罗恩病为全壁性炎症，可见裂隙状溃疡、非干酪性肉芽肿、黏膜下层淋巴细胞聚集等。

原发性肠道淋巴瘤病理组织特点为黏膜或黏膜下层淋巴瘤样细胞浸润,有时与克罗恩病淋巴细胞聚集难以鉴别,免疫组织化学染色可协助确诊。

（4）影像学检查:是鉴别两者的重要方法,包括全消化道钡剂造影、腹部超声、CT 或磁共振肠道成像等。活动期克罗恩病的 CT 肠道显像典型表现为肠壁增厚、肠壁因充血水肿呈分层改变并伴有黏膜强化、肠管周围相应系膜脂肪密度增加、肠系膜淋巴结肿大等。原发性肠道淋巴瘤多见于回肠末端,CT 肠道成像典型表现为结节状充盈缺损、外生性肿块、肠壁非对称性增厚,形成动脉瘤样扩张,为淋巴瘤的特征性表现。腹膜后肠系膜淋巴结显著肿大,形成肿块样病变,围绕肠系膜血管或腹腔干及血管周围脂肪组织,呈"汉堡包征"等。

总之,克罗恩病与原发性肠道淋巴瘤的鉴别诊断需要结合临床表现、实验室检查、影像学检查、内镜表现及病理活检结果综合分析。相对而言,克罗恩病比原发性肠道淋巴瘤的发病年龄更早,病程较长,进展明显慢于原发性肠道淋巴瘤,常反复发作,以肛周病变、瘘管形成、肠梗阻及肠外表现多见,内镜下活检很难获取阳性诊断;而原发性肠道淋巴瘤病程进展较快,以单一部位病变多见,腹部包块、腹腔淋巴结肿大相对于克罗恩病更常见,内镜下活检阳性率比克罗恩病高。

6.9 克罗恩病与隐源性多灶性溃疡性狭窄性小肠炎如何鉴别?

隐源性多灶性溃疡性狭窄性小肠炎是一种病因不明的小肠慢性疾病,临床罕见,1964 年由 Deray 等第一次报道。该病主要以反复发作的小肠不全性梗阻为主要表现,常有腹痛、贫血、营养障碍等症状,与克罗恩病临床症状相似,都以腹痛、小肠梗阻为主要表现,临床常误诊为克罗恩病。目前尚无统一的诊断标准。2001 年 Perlemuter 等提出隐源性多灶性溃疡性狭窄性小肠炎的诊断要点:①不明原因的小肠狭窄和梗阻;②病理检查显示黏膜和黏膜下层浅表溃疡;③慢性病程,反复发作,尤其术后易复发;④血沉和C反应蛋白等炎症反应指标在正常参考值范围内;⑤糖皮质激素治疗有效;⑥除外其他小肠溃疡性疾病。

与克罗恩病相比,隐源性多灶性溃疡性狭窄性小肠炎具有以下临床特征:①炎症指标通常不高或仅轻度升高;②病程长而病变相对轻,CT仅显示黏膜层强化,肠壁不增厚或轻度增厚,病变节段较短;③病理检查显示无巨细胞肉芽肿或裂隙样溃疡;④无透壁炎症或溃疡,无瘘或脓肿;⑤胃肠道其他部位病变(如回盲部)发生率低;⑥少见克罗恩病相关的典型肠外表现,如葡萄膜炎、巩膜炎、结节红斑或坏疽性脓皮病。

隐源性多灶性溃疡性狭窄性小肠炎的小肠溃疡会有以下特点:①环形或斜行溃疡;②溃疡与周边黏膜界限清楚;③形状呈地图样或线性;④多发且间距常<4厘米;⑤溃疡未达固有肌层。而克罗恩病为慢性炎性肉芽肿性疾病,病变黏膜呈纵行溃疡、鹅卵石样外观,累及肠道全层。

克罗恩病与隐源性多灶性溃疡性狭窄性小肠炎的鉴别主要依赖于病理检查。克罗恩病最早出现的黏膜病变是隐窝炎症性受损(隐窝炎)和隐窝脓肿,有时形成非干酪样坏死性肉芽肿,伴有多核巨细胞浸润。炎症可侵犯肠壁全层,为透壁性炎症,深度溃疡可导致深窦道和瘘管形成。而隐源性多灶性溃疡性狭窄性小肠炎的溃疡及狭窄同样呈跳跃性,但是溃疡表浅,仅侵犯黏膜及黏膜下层,可见慢性炎性细胞浸润伴少量嗜酸性粒细胞出现,不侵犯肌层等深层组织,没有巨细胞浸润及肉芽肿形成,不发生穿透性的溃疡,其狭窄仅与非特异性炎症有关,这是与克罗恩病鉴别的关键点。

6.10　炎症性肠病与结直肠癌该如何鉴别?

炎症性肠病患者临床常有腹泻、黏液便、脓血便、腹胀、腹痛、消瘦、贫血等症状,伴有感染者尚可有发热等症状,与结直肠癌的症状相似,故两者需进行鉴别。结直肠癌发病年龄相对较大,多见于中年以后,病情常呈进行性发展。右半结肠癌常有腹泻,大便潜血阳性;左半结肠癌常有便秘、大便带血或黏液,脓血便少见;直肠癌可有鲜血便或黏液便,伴里急后重等症状。X 线检查可见病变部位黏膜破坏、肠壁僵硬、充盈缺损或肠腔狭窄等表现,直肠癌时直肠指诊能触到肿块。内镜和活组织检查可明确诊断,结直肠癌结肠镜检查可发现病灶,活组织检查可找到癌细胞。必须高度重视的是,病程较长的炎症性肠病可导致结直肠黏膜异型增生,甚至癌变。目前认为,放大内镜、高分辨率染色内镜是筛查炎症性肠病相关性结直肠癌和癌前病变的金标准。

6.11　炎症性肠病与急性胃肠炎如何鉴别?

急性胃肠炎通常有不洁饮食史,常见的感染源:食物(尤其是海鲜)、污染的水源、已感染的患者和不洁餐具等。该病常因微生物感染引起,也可因化学毒物或药品导致。典型临床表现为突发腹痛、腹泻、恶心、呕吐及发热等症状。对于健康成人发生急性胃肠炎时,通常只会引起不适感及生活上的不便,并不会导致严重后果;但对于病重患者、虚弱者、年幼或年老者发生急性胃肠炎时,可导致脱水和电解质紊乱。而炎症性肠病虽然也可出现发热、腹痛、腹泻,甚至恶心、呕吐等症,但其病史较长,有反复发作和缓解交替的特点,患者常有黏液脓血便,甚至有肠外表现,肠镜可有助于鉴别。

6.12　腹泻 6 周以上是炎症性肠病与急性感染性腹泻的分水岭吗?

急性感染性腹泻多见于各种细菌感染,如志贺菌、空肠弯曲杆菌、沙门菌、大肠埃希菌、耶尔森菌等,常有流行病学特点(如不洁食物史或疫区接触史),急性起病,常伴发热和腹痛,具有自限性,病程一般为数天至 1 周,一般不超过 6 周;抗菌药物治疗有效;粪便检出病原体可确诊。炎症性肠病临床表现为持续或反复发作的腹泻、黏液脓血便,伴腹痛和不同程度的全身症状,病程多在 4～6 周以上。因此,连续 6 周以上的腹泻、腹痛或伴有黏液血便,且经过抗生素治疗无好转的,需要警惕炎症性肠病。但是,炎症性肠病特别是初发型,不超过 6 周病程时,有时很难与感染性肠炎鉴别;同时,肠道急性感染也可迁延不愈导致慢性感染,病程可持续数月甚至数年,与活动期溃疡性结肠炎难以鉴别,这就需要结合病史、临床症状、内镜表现、病理及其他实验室检查结果综合判断才能将两者鉴别。

【参考文献】

陈丹,钱家鸣,吴东.2017,隐源性多灶性溃疡性狭窄性小肠炎[J].中华内科杂志,56(8):621-623.

冉志华.2015,炎症性肠病诊疗难点[M].北京:科学出版社:83.

吴东,李景南,钱家鸣.2016,炎症性肠病患者结直肠癌前病变的内镜诊治——美国炎症性肠病不典型增生监测与管理国际专家共识解读[J].中国实用内科杂志,36(3):195-198.

吴小平,贺洁.2012,肠克罗恩病与原发性肠道淋巴瘤的鉴别诊断[J].临床内科杂志,29(11):733-735.

夏冰,邓长生,吴开春,等.2015,炎症性肠病学[M].3 版.北京:人民卫生出版社:248.

张渝,吴小平.2015,克罗恩病与肠白塞病的鉴别诊断[J].内科急危重症杂志,21(1):7-8.

邹峻,陈永,曲环汝,等.2021,中国白塞综合征中西医结合诊疗专家共识(2020 年)[J].老年医学与保健,27(1):14-20.

第 7 部分

炎症性肠病的治疗

7.1 炎症性肠病的治疗目标与原则

7.1.1 炎症性肠病的治疗目标是什么?

炎症性肠病的治疗目标是诱导并维持临床缓解及黏膜愈合,防治并发症,改善患者生活质量,加强对患者的长期管理。其治疗需根据分级、分期、分段的不同而制定。分级指按疾病的严重程度,采用不同的药物和不同的治疗方法。分期指疾病分为活动期和缓解期。活动期以诱导缓解临床症状为主要目标;缓解期应继续维持缓解,预防复发。分段治疗指确定病变范围以选择不同给药方法,远段结肠炎可采用局部治疗;广泛性结肠炎或有肠外症状者以系统性治疗为主。其临床治疗方法包括病因治疗与对症治疗、整体治疗与肠道局部治疗、西医药治疗与中医药治疗相结合。

7.1.2 炎症性肠病的治疗原则是什么?

炎症性肠病治疗中应遵循的六项基本原则。

(1) 治疗前核实诊断,避免误治。

(2) 全面评估病情,作为确定治疗目标、方案和用药的前提。

(3) 早期有效治疗以诱导缓解。

(4) 长期持续用药以维持缓解。

(5) 选择适当的治疗目标、方案、药物与转换的时机。

(6) 综合性、个体化的治疗以确保最佳疗效。

遵循这些原则有利于规范临床决策思维和处理程序,从而提高疗效和患者的生活质量。

7.1.3　活动期溃疡性结肠炎的治疗原则是什么?

活动期溃疡性结肠炎治疗方案的选择建立在对病情进行全面评估的基础上。主要根据病情活动性的严重程度、病变累及的范围和疾病类型(复发频率、既往对治疗药物的反应、肠外表现等)制订治疗方案。治疗过程中应根据患者对治疗的反应及对药物的耐受情况随时调整治疗方案。决定治疗方案前应向患者详细解释方案的效益和风险,在与患者充分交流并获得同意后实施。

7.1.4　活动期克罗恩病的治疗原则是什么?

活动期克罗恩病治疗方案的选择建立在对病情进行全面评估的基础上。开始治疗前应认真检查患者有无全身或局部感染,特别是使用全身作用激素、免疫抑制剂或生物制剂者。根据疾病活动严重程度、对治疗的反应,以及对病情预后的估计选择治疗方案。治疗过程中应根据患者对治疗的反应和对药物的耐受情况随时调整治疗方案。决定治疗方案前应向患者详细解释方案的获益和风险,在与患者充分交流并取得合作之后实施。

7.1.5　缓解期溃疡性结肠炎的治疗原则是什么?

溃疡性结肠炎缓解期以维持治疗为主,治疗目标是维持临床和内镜的无激素缓解。维持治疗药物的选择视诱导缓解时用药情况而定,主要有氨基水杨酸制剂、硫嘌呤类药物、生物制剂等。需要注意激素不可以用于维持治疗。维持缓解期间需关注患者服药依从性,并且定期复查相关指标及肠镜情况。根据患者对治疗的反应、对药物的耐受情况及复查情况等随时调整治疗方案。

7.1.6　缓解期克罗恩病的治疗原则是什么?

应用激素或生物制剂等药物诱导缓解的克罗恩病患者往往需继续长期使用药物,以维持撤离激素的临床缓解。用于维持缓解的药物有氨基水杨酸制剂、硫嘌呤类药物或甲氨蝶呤及生物制剂等,维持缓解期间需关注患者服药依从性,并且定期复查相关指标及胃肠镜情况。根据患者对治疗的反应、对药物的耐受情况及复查情况等随时调整治疗方案。

7.2　炎症性肠病的药物治疗

7.2.1　目前临床上治疗炎症性肠病的西药有哪几类?

治疗炎症性肠病的西药主要包括氨基水杨酸类药物、糖皮质激素、免疫抑制剂、生物制剂、抗生素、益生菌等。

7.2.2　什么是炎症性肠病升阶梯治疗?

炎症性肠病治疗措施选择是阶梯性的,所谓的升阶梯治疗是指依照氨基水杨酸类→糖皮质激素→免疫抑制剂→生物制剂的顺序逐步使用。目前大部分的患者都是选用升阶梯治疗方案。

7.2.3　什么是炎症性肠病降阶梯治疗?

降阶梯治疗是指一些炎症性肠病患者不必经过"升阶梯治疗"阶段,在活动期进行诱导缓解的治疗时一开始就服用疗效更强的药物,如生物制剂(单独用或与硫嘌呤类药物联用)或激素联合免疫抑制剂,目的是早期抑制异常的全身或肠道免疫反应,提高缓解率及减少缓解期的复发率,故降阶梯治疗适合有高危因素的患者。

7.2.4　炎症性肠病是选择降阶梯治疗还是升阶梯治疗?

如果炎症性肠病患者出现了以下"病情难以控制"的高危因素时,可以考虑选择降阶梯治疗策略:发病年龄<40岁;起病初期一线的氨基水杨酸类无效,需使用糖皮质激素者;克罗恩病累及小肠,或有瘘管,或有肛周病变者;镜下可见深溃疡等。接受过激素治疗而复发频繁(一般指每年复发次数≥2次)的患者可以考虑更积极的治疗。其实升阶梯治疗和降阶梯治疗有各自的优缺点,需要结合患者各自的疾病特点,经过医生和患者的共同讨论后决定具体的治疗方案。

7.2.5　轻中度溃疡性结肠炎如何进行药物治疗？

轻中度溃疡性结肠炎的治疗首选氨基水杨酸制剂，包括柳氮磺砒啶和各种不同类型的 5-氨基水杨酸制剂。一般柳氮磺砒啶片每日 4 克，分 4 次口服。在应用足量氨基水杨酸制剂，一般 2～4 周，效果不佳或病变广泛，建议及时改用糖皮质激素，按泼尼松每日每千克体重 0.75～1 毫克给药，待病情缓解后，逐渐减量直至停药，应避免减量或停药过快。对于激素无效或依赖的患者，建议使用免疫抑制剂，一般硫唑嘌呤每日 50 毫克或环孢素每日每千克体重 4 毫克。当然，临床上往往会联合用药，但可能会增加药物的毒性或不良反应，建议严密监测。

7.2.6　重度溃疡性结肠炎如何进行药物治疗？

重度溃疡性结肠炎是指病情变化迅速，常规治疗效果欠佳，临床处理棘手，手术率及死亡率较高的急危重症。该病需要快速评估病情，做出诊断，在常规营养、补液、补充电解质，甚至输血的基础上首先给予糖皮质激素冲击治疗 3～5 天，常选用甲基泼尼松龙每日 40～60 毫克或氢化可的松每日 300～400 毫克，增加剂量不会增加疗效，减量往往会降低效果。如果经过以上治疗无效或出现激素抵抗，建议使用环孢素或生物制剂。环孢素的使用方法：每日每千克体重 2～4 毫克静脉滴注，应严密监测不良反应，待症状缓解改为口服继续使用一段时间，逐渐过渡到硫唑嘌呤类药物维持治疗，5～7 天无效者应及时手术，手术不应作为最后的选择，延误手术时机会导致患者的死亡。此外，需注意血栓预防和治疗、合并机会性感染的治疗等问题。

重度溃疡性结肠炎患者病情变化快，常规治疗效果欠佳，并发症及死亡率高，临床应快速评估病情并诊断治疗。

7.2.7　溃疡性结肠炎患者药物治疗过程中什么情况下可以减量或停药？

针对溃疡性结肠炎患者停药治疗策略，炎症性肠病维持治疗方案进行停药或减量时,需首先对患者进行疾病重新评估,从而判断停药后的利弊。评估内容包括临床症状、实验室检查、内镜和组织学检查、影像学检查。而患者的既往史、病情严重程度、累及范围也是需要被重点纳入考虑的因素。停药策略需要与患者沟通商议,同时停药后尚需监测临床症状、炎症指标及必要时内镜复查。

应用 5-氨基水杨酸制剂进行维持治疗通常安全性良好,并具有减少疾病复发和降低结肠癌风险的作用,即使已处于缓解期的溃疡性结肠炎患者也不建议停用 5-氨基水杨酸制剂。当溃疡性结肠炎患者依从性良好,疾病仅轻度活动,钙卫蛋白水平较低和/或已达到黏膜愈合后,可考虑 5-氨基水杨酸制剂减量。溃疡性结肠炎患者停用 5-氨基水杨酸制剂治疗后复发风险是存在异质性的,通常认为广泛结肠炎症病变、既往反复发作是停药后疾病复发的危险因素。

使用免疫抑制剂单药治疗的炎症性肠病患者停药后 2 年内复发率为 30％,5 年内复发率为 50％～75％。当患者使用免疫抑制剂治疗 3～4 年后已处于疾病缓解期,那么医师有必要与患者沟通继续使用免疫抑制剂治疗的利弊。

生物制剂停药后 1 年内复发率为 30％～40％,2 年内复发率超过 50％。对于生物制剂停用后的临床获益(如降低感染和肿瘤发生风险)仅受理论支持,未获对照研究证实。深度缓解指的是临床症状、炎症指标、内镜及组织学观察均获缓解,停用药物制剂后复发概率较小。因而只有当患者长期处于深度缓解状态时方可考虑停用生物制剂。

7.2.8　溃疡性结肠炎患者单一药物控制不佳或症状加重时如何更换药物治疗?

炎症性肠病具有慢性、复发性与持续性的特点,故在活动性病变启动诱导缓解或黏膜愈合治疗后,一般会进行比较长期地维持缓解或预防复发的治疗。当治疗方案无法达到预期效果的话,需要调整药物。氨基水杨酸制剂适用于轻、中度溃疡性结肠炎患者,开始时以药物进行诱导缓解,用药 4～6 周后予以评估疗效。如有效,则继续以氨基水杨酸制剂进一步维持缓解;如无效,应调整为按中度以上溃疡性结肠炎使用激素治疗途径。激素联合硫唑嘌呤类药物适用于中度以上溃疡性结肠炎患者。约 34% 的中度溃疡性结肠炎患者需要激素才能控制,先以激素进行诱导缓解,一般 2～4 周,也可能为 8 周,继续用硫唑嘌呤类药物。炎症性肠病症状缓解后糖皮质激素不能维持治疗,应尽快减少糖皮质激素的剂量,用氨基水杨酸类药物或免疫抑制剂维持缓解。目前,环孢素 A 主要用于激素治疗无效或依赖的重度/难治性溃疡性结肠炎患者,作为硫嘌呤疗法的桥梁,起到挽救患者生命的作用,可能使部分患者免于手术治疗。因可能的肾毒性原因,环孢素 A 应用很少超过 3～6 个月,一般先以环孢素 A 静脉滴注进行诱导缓解,有效者待症状缓解后,改为继续口服使用一段时间(不超过 6 个月),逐渐过渡到硫嘌呤类药物维持治疗。生物制剂适应于经其他传统药物(氨基水杨酸、抗生素、激素或免疫抑制剂)治疗无效的中、重度/难治性活动性溃疡性结肠炎患者,也用于肠外表现患者的治疗。

7.2.9 溃疡性结肠炎治疗具体用药、药物剂量、治疗疗程是否因人而异?

关于炎症性肠病的治疗中具体用药、药物剂量、治疗疗程因人而异。目前炎症性肠病的临床治疗手段种类繁多,但多以药物或手术治疗为主,药物治疗中又以联合用药的疗效更为确切。治疗方案的选择建立在对病情进行全面评估的基础上,主要根据病情活动性的严重程度、病变累及的范围和疾病类型(复发频率、既往对治疗药物的反应、肠外表现等)进行制订。治疗过程中应根据患者对治疗的反应及对药物的耐受情况及时调整治疗方案。

7.2.10 炎症性肠病患者服药期间药漏服了怎么办?

炎症性肠病患者常用口服药物有氨基水杨酸类药物、激素和免疫抑制剂。炎症性肠病病程长,易缠绵难愈,患者用药应遵医嘱,勿自行调整剂量或停药。若确有漏服时需及时处理,如氨基水杨酸类药物如果漏服一次,应尽快补用,目前已提倡该类药物采用顿服的方式,减少漏服的风险。激素类药物多是每日 1 次,在发现漏服后应立即补服;若次日发现,则不必补服,只能少服一次,但后期激素减量时间相应顺延。免疫抑制剂漏服者,发现后应立即补服等剂量药物,下次服药时间推迟,两次服药时间间隔不少于 8 小时,切勿在下次服药时加倍剂量,容易导致严重的毒副反应。

7.2.11　炎症性肠病的中药和西药可以一起服用吗?

炎症性肠病病程长,病情易反复,治疗以诱导并维持临床缓解及黏膜愈合,防治并发症,改善患者生命质量为目标。治疗过程中服药时间相对较久,可以中西医结合治疗,若无绝对禁忌证,中药与西药一般可一起服用,考虑到部分药物的副作用,需定期检测血常规及肝肾功能等相关指标。

7.2.12　氨基水杨酸类药物的应用

7.2.12.1　氨基水杨酸药物适合哪些炎症性肠病患者?

氨基水杨酸药物在溃疡性结肠炎患者中的应用:对于疾病活动期,氨基水杨酸制剂是治疗轻度和中度溃疡性结肠炎患者的主要药物,包括传统的柳氮磺吡啶和其他各种不同类型的 5-氨基水杨酸制剂。柳氮磺吡啶的疗效与其他 5-氨基水杨酸制剂类似,但不良反应比 5-氨基水杨酸制剂多见。

氨基水杨酸药物在克罗恩病患者中的应用:轻度活动期克罗恩病的主要治疗原则是控制或减轻症状,尽量减少治疗药物对患者造成的损伤。2018 年《炎症性肠病诊断与治疗的共识意见》推荐结肠型、回肠型和回结肠型克罗恩病患者首选氨基水杨酸制剂。轻度活动期应用氨基水杨酸制剂治疗需及时评估疗效;中、重度活动期克罗恩病应用氨基水杨酸制剂疗效不佳,不建议采用。

7.2.12.2　氨基水杨酸类药物分类和各自特点是什么?

氨基水杨酸类药物根据化学结构的不同,可以分为四类。

第一类是单分子 5-氨基水杨酸,代表药物是美沙拉秦。根据外在被膜制剂的不同,可分为时间依赖性和 pH 依赖性。目前主要被膜制剂:①pH 依赖性缓释/树脂被膜制剂,如安萨科(Asacol)为丙烯酸树脂包被 5-氨基水杨酸复合物美沙拉秦的片剂,在药物到达末端回肠和结肠时,pH 呈碱性,被膜溶解,释放出 5-氨基水杨酸,起到定位释放作用。其他如莎尔福(Salofalk)和艾迪莎(Etiasa)同属此类。②时间依赖性缓释被膜制剂,由于被膜作用,当药物在消化道内前行时,随着时间推移不断释放出活性氨基水杨酸成分,如颇得斯安(Pentasa)。颇得斯安由美沙拉秦掺入到乙基纤维素微颗粒中制成,在药物前行过程中,美沙拉秦逐渐在小肠和结肠内不断释放 5-氨基水杨酸。服药 4 小时后血中乙酰化美沙拉秦到达高峰。目前颇得斯安的配方设计为 50% 的 5-氨基水杨酸释放入小肠,其余部分在结肠。以丙烯酯为主的树脂,可用来延缓 5-氨基水杨酸释放。因此,颇得斯安可用于病变在小肠和结肠的炎症性肠病患者。

第二类是双分子 5-氨基水杨酸,代表药物是奥沙拉秦。该药的优点是采用了无磺胺吡啶毒性的载体,其活性取决于肠内细菌偶氮键还原酶活性,仅有 2% 被小肠吸收,98% 由结肠细菌偶氮键还原酶水解。该药多用于病变在结肠的炎症性肠病患者。

第三类是一分子 5-氨基水杨酸和一分子磺胺吡啶结合,代表药物是柳氮磺吡啶。口服柳氮磺吡啶后,该药在上消化道一般保持完整,只有抵达结肠后,水杨酸与磺胺吡啶的偶氮键在肠内细菌偶氮键还原酶作用下分裂,释放出的磺胺吡啶大多数在结肠被吸收。故多用于病变在结肠的炎症性肠病患者。

第四类是一分子 5-氨基水杨酸和一分子非活性载体结合,代表药物巴柳氮。巴柳氮口服给药后原形药物可一直到达结肠,在结肠处经细菌酶的作用使偶氮键断裂,释放 5-氨基水杨酸而产生抗炎作用。故该药多用于病变在结肠的炎症性肠病患者。

7.2.12.3　美沙拉秦剂型有几种,有何区别?

美沙拉秦制剂分为口服和局部用药两种。美沙拉秦口服制剂根据外形,主要分为片剂和颗粒剂两种。片剂的药物释放方式是崩解溶出,特点是吸收、分布较慢,药物突释效应相对明显,局部治疗浓度较高;而颗粒剂则是直接溶出,其吸收、分布较快,药物突释效应较为缓和,局部浓度稍低。根据所用的主要药物辅料,又可以将美沙拉秦缓释片分为两种:一种是 pH 依赖型的,一种是时间依赖型的。pH 依赖型的美沙拉秦经过了十二指肠,在空肠释放,可治疗空肠回肠炎症或溃疡,包括有一些药物性小肠炎症的患者。时间依赖型的美沙拉秦,在回肠末端释放,主要作用部位是结肠,故对于溃疡性结肠炎患者,可以选用这类美沙拉秦。但是不管何种剂型口服美沙拉秦,在直肠、乙状结肠都很难达到有效浓度,故对于直肠、乙状结肠病变的患者,建议加用肛门给药的栓剂、灌肠剂等剂型的美沙拉秦才能有较好的效果。对于病变局限在直肠或直肠乙状结肠的患者,强调推荐局部用药(病变局限在直肠用栓剂,局限在直肠乙状结肠用灌肠剂),口服与局部用药联合应用疗效更佳。轻度远段结肠炎可视情况单独局部用药或口服和局部联合用药;中度远段结肠炎应口服和局部联合用药;对病变广泛者口服和局部联合用药亦可提高疗效。

7.2.12.4　美沙拉秦与奥沙拉秦有何区别?

(1) 药效成分:美沙拉秦为 5-氨基水杨酸,奥沙拉秦为 2 分子的 5-氨基水杨酸的偶氮化合物。

(2) 吸收特点:两种药物的有效成分均为 5-氨基水杨酸,但直接口服 5-氨基水杨酸,会被胃和小肠迅速吸收,能够到达结直肠的药量很少,难以达到有效药物浓度,无法发挥抗炎作用,且吸收入血的药物还会产生副作用,尤其是肾脏。奥沙拉秦为 5-氨基水杨酸的前体药物,口服后几乎全部到达结肠,被细菌分解成 2 分子的 5-氨基水杨酸;美沙拉秦虽为 5-氨基水杨酸,但通过特殊的制剂工艺,制成了时间依赖型或 pH 依赖型的缓释制剂,使其能在结肠定位释放 5-氨基水杨酸。

知识点

前体药物:是指药物在生物体内转化后才具有药理作用的化合物。前体药物本身没有生物活性或活性很低。

（3）不良反应:奥沙拉秦和美沙拉秦的不良反应发生率相近,常见恶心、呕吐、腹泻、上腹不适、消化不良、腹部痉挛、头痛、头晕、失眠、皮疹、关节痛、短暂性焦虑和白细胞减少等,一般不良反应较轻,可以逆转。

（4）注意事项:美沙拉秦一般为肠溶制剂或缓释制剂,服药时宜整片吞服或掰开用水冲服,不能压碎或嚼碎服用,且美沙拉秦不能与降低肠道 pH 的药物联用。奥沙拉秦为胶囊制剂,建议整粒服用,宜在进餐时服用,如发现漏服可立即补服,但不要同时服用两倍剂量的药物。另外,奥沙拉秦属于口服靶向药物,需经过结肠中细菌(可产生偶氮还原酶)的分解,才能释放出 5-氨基水杨酸而起作用。由于抗菌药物可抑制结肠中的细菌,奥沙拉秦不宜与抗菌药物合用,而美沙拉秦可以。

知识点

靶向药物:专门针对某类特定细胞进行治疗的药物。

7.2.12.5　柳氮磺吡啶与美沙拉秦有何异同?

柳氮磺吡啶、美沙拉秦同为氨基水杨酸制剂,是临床上治疗轻、中度炎症性肠病的首选药物,主要通过在体内转变为 5-氨基水杨酸来发挥抗菌消炎和免疫抑制作用。虽然柳氮磺吡啶、美沙拉秦最终发挥治疗作用的药效成分相同,但两者之间还存在着许多不同。

（1）药效成分:柳氮磺吡啶是 5-氨基水杨酸与磺胺吡啶的偶氮化合物,美沙拉秦为单分子 5-氨基水杨酸。

（2）服药剂量：根据有效成分 5-氨基水杨酸的含量，可以计算出 1 克柳氮磺吡啶相当于 0.4 克美沙拉秦，服药剂量不仅要考虑有效成分的含量，还要考虑药物在体内的吸收、代谢等过程。因此，柳氮磺吡啶的常用剂量为每日 3～4 克，美沙拉秦的常用剂量为每日 2～4 克。

（3）吸收特点：两种药物的有效成分均为 5-氨基水杨酸，但直接口服的 5-氨基水杨酸，会被胃和小肠迅速吸收，能够到达结直肠的药量很少，难以达到有效药物浓度，无法发挥抗炎作用，且吸收入血的药物还会产生副作用，尤其是肾毒性。柳氮磺吡啶为 5-氨基水杨酸的前体药物，口服后小部分被胃吸收，大部分可到达回肠末端和结肠被细菌分解产生 5-氨基水杨酸。美沙拉秦虽为 5-氨基水杨酸，但通过特殊的制剂工艺，制成了时间依赖型或 pH 依赖型的缓释制剂，使其能在结肠定位释放 5-氨基水杨酸。

（4）不良反应：柳氮磺吡啶不良反应的发生率为 10％～45％，常发生在用药的前 3 个月，不良反应分为剂量相关性和剂量非相关性两类。最常见的不良反应有恶心、呕吐、厌食、胃部不适、头痛和明显的可逆性少精子症。少见的不良反应有皮疹、瘙痒、荨麻疹、发热、溶血性贫血、变性珠蛋白小体贫血和发绀等症状。美沙拉秦不良反应的发生率低于柳氮磺吡啶，耐受性更好，在治疗开始时可能会出现恶心、呕吐、头痛等症状，一旦出现心包炎、心肌炎、急性胰腺炎、白细胞减少症等严重不良反应，必须停药。

（5）注意事项：口服柳氮磺吡啶一般为肠溶制剂，服药时要整片吞服，不能压碎或掰开服用；应在一天固定的时间服用；进餐时服用效果最好；服用药物期间应该多饮水，保持高尿流量，防止发生结晶尿，必要时可服用碳酸氢钠碱化尿液。美沙拉秦一般为肠溶制剂或缓释制剂，服药时宜整片吞服或掰开用水冲服，但不能压碎或嚼碎服用；美沙拉秦不能与降低肠道 pH 的药物联用。

7.2.12.6　5-氨基水杨酸类药局部给药有哪些剂型及各自特点？

局部给药主要包括栓剂、液体灌肠剂、泡沫灌肠剂和直肠凝胶。对病变局限在直肠或乙状结肠的这部分患者，可选择栓剂或灌肠剂，栓剂作用范围约为 10 厘米，其作用主要是通过直肠给药。栓剂引入直肠的深度愈小（距肛门处约 2 厘米），药物在吸收时不经过肝脏的量愈多，一般为总给药量的 50%～75%。此外，直肠淋巴系统对药物有很好的吸收。液体灌肠剂常见美沙拉秦灌肠剂，灌肠液可至结肠脾曲；泡沫剂型的可达 15～20 厘米。临床上可根据病变范围选择适合的制剂和剂型。

7.2.12.7　氨基水杨酸类药物有什么副作用？

柳氮磺吡啶副作用的发生率为 10%～45%，常发生在用药头 8～12 周、每日 4～6 克。血清磺胺吡啶浓度＞50 微克/毫升时，常表现为恶心、呕吐、厌食、消化不良、头痛、网织红细胞增多、皮肤变蓝色和精子减少等。另一些较少见的副作用与剂量大小无关，是由过敏反应所致，主要有皮疹、肝毒性、肾毒性、支气管痉挛、肺嗜酸性粒细胞浸润、白细胞减少、中性粒细胞缺乏、再生障碍性贫血、自身免疫性溶血性贫血、周围神经病变和类血清病等。

5-氨基水杨酸的副作用类似于柳氮磺吡啶，但多较轻且能被逆转，如恶心、发热、头晕、头痛、腹痛、皮疹等。极少数严重的副作用可有肺炎、心包炎、贫血、胰腺炎、肾毒性。罕见有结肠炎加重的报道。

7.2.12.8　炎症性肠病美沙拉秦如何用？

美沙拉秦制剂可用于炎症性肠病活动期的诱导治疗和缓解期的维持治疗，其分为口服和局部用药两种。美沙拉秦口服制剂主要有片剂和颗粒剂两种，治疗炎症性肠病时常用剂量为每日 2～4 克，分次口服或顿服均可。美沙拉秦局部用药以栓剂和灌肠剂为主。远段结肠炎以美沙拉秦局部用药为主，其中直肠炎用栓剂，每晚 1 次；直肠乙状结肠炎用灌肠剂，隔天至数天 1 次，联合口服氨基水杨酸制剂效果更好。

7.2.12.9 柳氮磺吡啶适合治疗什么疾病？

柳氮磺吡啶是水杨酸与磺胺吡啶的偶氮化合物,具有抗菌、抗风湿和免疫抑制作用。该药主要用于治疗炎症性肠病,也可用于对肠道手术后预防感染,以及类风湿性关节炎和强直性脊柱炎的治疗。它在肠道内被细菌分解为磺胺吡啶与5-氨基水杨酸。磺胺吡啶有微弱的抗菌作用,它在药物分子中主要起载体作用,5-氨基水杨酸是主要有效成分,其滞留在结肠内与肠上皮接触而发挥抗炎作用。该药适用于轻、中度患者或重度经糖皮质激素治疗已有缓解的患者。

柳氮磺吡啶有口服和直肠给药两种方式。①口服:初始剂量为每日 2～3 克,分 3～4 次服用。无反应时渐增至每日 4～6 克,症状缓解逐渐减量至每日 1.5～2 克,直至症状消失,总疗程可达 1 年。②直肠给药:重症患者,每日早、中、晚排便后各用肛栓剂 1 粒;中或轻症患者,早、晚排便后各用肛栓剂 1 粒。症状明显改善后,可减量至每晚或隔日晚用 1 粒塞肛。栓剂塞入肛门后侧卧半小时。也可将柳氮磺吡啶研粉加白及粉、锡类散、氢化可的松等药物,温开水 100～200 毫升混合后作保留灌肠,每日 1～2 次。

7.2.12.10 柳氮磺吡啶的常见副作用有哪些？

使用柳氮磺吡啶最需要注意的不良反应就是对造血系统的抑制,可发生血小板减少症(严重者可引起出血倾向)和白细胞减少症(严重者可发生感染);亦可使叶酸吸收减少,引起巨幼红细胞贫血症。其次是消化系统,可表现为恶心、呕吐、腹部不适,也可出现咽痛、吞咽困难,罕见的胰腺炎、中毒性肝炎及结肠炎加重。呼吸系统的不良反应不多见,有纤维性肺泡炎的报道,但应与溃疡性结肠炎的症状如发热、呼吸困难、嗜酸性粒细胞增多、肺浸润相区别。还可见发热和皮疹,严重者引起皮肤坏死(中毒性表皮坏死松解综合征)。服用柳氮磺吡啶还可引起男性精子的数量减少、活动能力下降、畸形比例增高,致使生育力下降或不育;对某些异常过敏的患者服用柳氮磺吡啶后也可能出现精神神经症状。有报道称服用柳氮磺吡啶可出现严重抑郁；柳氮磺吡啶所含的磺胺吡啶吸收后可引起排尿困难、结晶尿和血尿等，故在使用柳氮磺吡啶时，需定期监测血常规、尿常规及肝肾功能等。如出现了上述副作用，需及时就诊，建议在医生指导下停药或调整药物。

知识点

　　中毒性表皮坏死松解综合征：是一种非常严重的皮肤黏膜改变，多数由药物引起，表现为水疱和皮肤黏膜脱落松解，导致真皮外露形成大片糜烂、出血，甚至可融合成片。

　　7.2.12.11　使用氨基水杨酸药物治疗过程中出现肝功能损伤应怎么处理？

　　5-氨基水杨酸不含有磺胺成分，被认为是较安全的药物，但也可能导致急慢性肝炎，甚至肝衰竭。5-氨基水杨酸对肝脏的损害可能是其生物利用度高，增加了对肝脏毒副作用的概率，相关的代谢物激活了肝脏免疫反应，诱导肝损伤的发生。因此，在使用药物初期（即2个月内），需严密监测血常规和肝、肾功能。除此之外，若患者出现发热、皮疹、淋巴结肿大等机体高敏反应，应及时停药，必要时行保肝治疗。若曾使用柳氮磺嘧啶出现肝损伤的患者，需慎用。

知识点

　　高敏反应：人体对各种刺激出现过强或过早的反应。

　　7.2.13　糖皮质激素的应用

　　7.2.13.1　炎症性肠病糖皮质激素的使用指征有哪些？

　　糖皮质激素作为治疗炎症性肠病的主要药物之一，其使用指征有以下几种情况。

（1）对氨基水杨酸制剂治疗无效的轻度溃疡性结肠炎患者，特别是病变较广泛者，可改用口服全身作用激素。

（2）足量氨基水杨酸制剂治疗后（一般 2～4 周）、症状控制不佳的中度溃疡性结肠炎患者，尤其是病变较广泛者，应及时改用糖皮质激素。

（3）病情重、发展快、处理不当会危及生命的重度溃疡性结肠炎患者静脉用糖皮质激素为首选治疗。

（4）病变局限在回肠末端、回盲部或升结肠的中度活动期克罗恩病患者，糖皮质激素疗效优于美沙拉秦。

（5）中度活动期克罗恩病的治疗，最常用的治疗药物是糖皮质激素。

（6）重度克罗恩病患者病情严重、并发症多、手术率和病死率高，应及早采取积极有效的措施处理。确定是否存在局部并发症如脓肿或肠梗阻，全身并发症如机会性感染后，激素是常用的治疗药物之一。

总之，对于炎症性肠病来说，氨基水杨酸治疗无效的轻度溃疡性结肠炎、中重度溃疡性结肠炎及活动期克罗恩病都是糖皮质激素的适应证。

7.2.13.2　糖皮质激素治疗炎症性肠病时，一般的使用剂量和疗程如何？

糖皮质激素又名"肾上腺皮质激素"，是由肾上腺皮质分泌的一种甾体激素。它不仅具有调节糖、脂肪和蛋白质的生物合成和代谢的作用，还具有调节免疫应答等作用。糖皮质激素在治疗炎症性肠病时，泼尼松一般使用剂量每日每千克体重 0.75～1 毫克（其他类型全身作用激素的剂量按相当于上述泼尼松剂量折算）。重度患者先予较大剂量静脉滴注，即甲泼尼龙每日 40～60 毫克或氢化可的松每日 300～400 毫克，5 天（可适当提早至 3 天或延迟至 7 天）后评估病情，若明显好转改为口服泼尼松治疗；若仍然无效，应转换治疗方案

（免疫抑制剂、生物制剂、外科手术等）。达到症状完全缓解开始逐步减量，每周减 5 毫克；减至每日 20 毫克时每周减 2.5 毫克至停用，快速减量会导致早期复发。注意药物相关不良反应并做相应处理，宜同时补充钙剂和维生素 D。减量期间加用氨基水杨酸制剂或免疫抑制剂逐渐接替激素治疗。

7.2.13.3　糖皮质激素治疗炎症性肠病时，如何判断激素依赖？

糖皮质激素治疗炎症性肠病时，不能作为长期维持治疗的药物。若在治疗过程中出现以下情况考虑激素依赖。

（1）虽能维持缓解，但激素治疗 3 个月后，泼尼松仍不能减量至每日 10 毫克。

（2）在停用激素 3 个月内复发。

7.2.13.4　糖皮质激素治疗炎症性肠病时，如何判断激素治疗无效？

糖皮质激素治疗炎症性肠病时，经相当于泼尼松剂量达每日每千克体重 0.75～1 毫克治疗超过 4 周，疾病仍处于活动期，判断激素治疗无效。

7.2.13.5　糖皮质激素抵抗型溃疡性结肠炎该如何处理？

糖皮质激素抵抗型溃疡性结肠炎建议使用免疫抑制剂，一般选用硫唑嘌呤（AZA）或巯嘌呤（6-MP），硫唑嘌呤推荐目标剂量为每日每千克体重 1.5～2.5 毫克，也可使用雷公藤多苷等其他免疫抑制剂或中医中药治疗。对于严重溃疡性结肠炎急性发作静脉滴注用糖皮质激素治疗无效的病例，应用环孢素每日每千克体重 2～4 毫克静脉滴注，短期有效率可达 60%～80%，可有效减少急诊手术率。如果使用免疫抑制剂无效或患者不能耐受，可考虑使用英夫利昔单抗、维得利珠单抗等生物制剂，如果仍然无效，建议尽早手术。

7.2.13.6　糖皮质激素依赖型溃疡性结肠炎该如何处理？

糖皮质激素依赖型溃疡性结肠炎患者使用氨基水杨酸制剂治疗的效果一般不佳，建议使用免疫抑制剂、生物制剂或中医中药替代治疗,逐渐撤离激素直至停用。

7.2.13.7　糖皮质激素有哪些副作用?

激素是一把双刃剑,可以说,在很多疾病的治疗上,激素功不可没,在临床上常用的是糖皮质激素,但它也有许多副作用,特别是长期大量使用,副作用会更大。使用糖皮质激素主要有以下副作用。

(1)库欣综合征:向心型肥胖、满月面容、多毛、无力、低血钾、水肿、高血压、糖尿病等。这些症状可以不做特殊治疗,停药后一般会自行逐渐消退,数月或较长时间后可恢复正常。必要时可配用降血压、降血糖药物,并给予低盐、低糖、高蛋白饮食及补钾等对症治疗。因此,如果您合并有高血压、动脉硬化、肾功能不全及糖尿病时选择使用激素要慎重,在使用激素时应该适当补充维生素 D 及钙剂。

(2)诱发或加重感染:激素有抗炎作用,能降低机体抗感染能力,使机体的抗病能力下降,利于细菌生长、繁殖和扩散,但不具有抗菌作用。因此,长期应用激素可诱发感染或使机体内潜在的感染灶扩大或扩散,还可使原来静止的结核灶扩散。在用药过程中应注意病情的变化及是否有诱发感染现象,同时给予抗感染治疗。

(3)诱发或加重消化性溃疡:糖皮质激素除妨碍组织修复、延缓组织愈合外,还可使胃酸及胃蛋白酶分泌增多,又能减少胃黏液分泌,降低胃黏膜的抵抗力,可诱发或加重胃、十二指肠溃疡出血,甚至造成消化道穿孔。

(4)神经症状:可发生激动、失眠,个别患者可诱发精神病,癫痫患者可诱发癫痫发作。故有精神病倾向患者、精神病患者及癫痫者应禁用。

(5)肾上腺皮质萎缩或功能不全:较长期应用该类药物,由于体内糖皮质激素水平长期高于正常,可引起负反馈作用,而影响下丘脑及垂体前叶分泌促肾上腺皮质激素,使内源性糖皮质激素分泌减少或导致肾上腺皮质激素功能不全。一旦遇到应激反应,如出血、感染,则可出现头晕、恶心、呕吐、低血压、低血糖或发生低血糖昏迷。

（6）反跳现象及停药症状：长期应用激素类药物，症状基本控制时，若减量太大或突然停药，原来症状可很快出现或加重，此种现象称为反跳现象。这是因为患者对激素产生依赖作用或症状尚未完全被控制所致。

7.2.13.8　在炎症性肠病局部治疗中氨基水杨酸制剂疗效优于糖皮质激素吗？

在炎症性肠病的治疗上，氨基水杨酸制剂和激素均是我们经常用到的药物。对于病变仅局限在直肠或直肠乙状结肠者，我们常采用局部用药。氨基水杨酸制剂和激素均有外用剂型，如美沙拉秦栓或美沙拉秦灌肠液，就是外用氨基水杨酸制剂；临床静脉滴注或肌内注射的糖皮质激素也可外用，如使用琥珀酸钠氢化可的松或地塞米松针加生理盐水保留灌肠等。氨基水杨酸类药物对于重病患者来说，除了难以发挥诱导缓解的效果外，外用糖皮质激素疗效优于外用氨基水杨酸制剂，但是外用激素不能作为维持治疗的药物，而外用氨基水杨酸制剂能够作为缓解后维持治疗，有效防止疾病复发。因此，两者局部治疗优劣不能一概而论。

7.2.14　免疫抑制剂的应用

7.2.14.1　在炎症性肠病中免疫抑制剂使用的适应证有哪些？

免疫抑制剂在炎症性肠病治疗中使用的适应证：①减轻或消除患者对糖皮质激素的依赖；②氨基水杨酸和糖皮质激素治疗均无效或疗效欠佳的患者；③糖皮质激素治疗、诱导缓解后复发的克罗恩病患者；④糖皮质激素依赖患者的诱导和维持缓解；⑤合并瘘管的患者。

总之，免疫抑制剂有助于炎症性肠病患者减少因长期应用糖皮质激素导致的副作用，延长炎症性肠病病情缓解期时间，有效防止其复发。

7.2.14.2　炎症性肠病患者如何使用免疫抑制剂？

免疫抑制剂在炎症性肠病的治疗中占有重要地位，免疫抑制剂起效相对较慢，主要用于疾病的维持缓解，单独或与生物制剂和

(或)抗生素联合使用。对于慢性活动性患者,免疫抑制剂可加速撤离糖皮质激素或减少其用量。适应证如下。

对于克罗恩病:①糖皮质激素治疗无效或依赖的患者;②糖皮质激素导致明显副作用不能耐受者;③合并慢性瘘管者,包括肛周、直肠、阴道、腹壁、胃结肠及回肠膀胱瘘管等;④手术后预防复发。

对于溃疡性结肠炎:①糖皮质激素治疗无效或依赖的患者;②糖皮质激素导致明显副作用不能耐受者;③不能耐受氨基水杨酸类药物者;④急性重症溃疡性结肠炎的挽救治疗。

7.2.14.3　炎症性肠病患者使用免疫抑制剂有哪些注意要点?

免疫抑制剂治疗炎症性肠病时存在量效关系,剂量不足会影响疗效,剂量太大,则会增加不良反应的风险。在使用免疫抑制剂时一般有初始目标剂量,用药过程中用剂量调整法和低剂量逐步增量至目标剂量法来调节剂量。免疫抑制剂一般起效缓慢,一般用药 2～6 个月才显效,诱导缓解作用不大,往往需联合使用激素和生物制剂。嘌呤类药物最常见和对患者危害最大的不良反应为骨髓抑制。在治疗过程中,应根据疗效和不良反应对剂量进行调整,严密监测不良反应。

7.2.14.4　治疗炎症性肠病常用的免疫抑制剂有哪些?

治疗炎症性肠病的免疫抑制剂包括传统的免疫抑制剂如 6-巯嘌呤、硫唑嘌呤和甲氨蝶呤等,新型的免疫抑制剂如环孢素 A、他克莫司和马替麦考酚酯等,还有中草药中具有免疫抑制功效的药物,如雷公藤多苷等。

7.2.14.5　免疫抑制剂在炎症性肠病治疗中的价值有哪些?

治疗炎症性肠病的免疫抑制剂通常适用于糖皮质激素依赖或抵抗的炎症性肠病患者,除了能有效防止复发,还能使长期接受糖皮质激素治疗的患者逐渐减少激素剂量,甚至完全停用激素。另外,免疫抑制剂可以提高生物制剂血清的药物浓度,减少生物制剂抗体的产生。英夫利昔单抗治疗早期(前 6 个月)联合使用免疫抑制剂(硫唑嘌呤)可降低其免疫原性,提高临床缓解率和黏膜愈合率。

7.2.14.6　嘌呤类免疫抑制剂如何使用?

嘌呤类免疫抑制剂中6-巯嘌呤和硫唑嘌呤是目前临床上最广泛应用于炎症性肠病治疗的药物,能有效维持撤离激素的临床缓解。同为嘌呤类药物,两药疗效相似,初始选用6-巯嘌呤或硫唑嘌呤,主要是用药习惯问题,我国医生使用硫唑嘌呤的经验相对多一些。使用硫唑嘌呤出现不良反应的患者换用6-巯嘌呤,部分患者可以耐受。这两种药物起效缓慢(需要2个月以上),往往与激素和生物制剂联合使用。

在治疗炎症性肠病的过程中,需根据疗效和不良反应对剂量进行调整,硫唑嘌呤以小剂量应用为宜,2018年《炎症性肠病诊断与治疗的共识意见》推荐硫唑嘌呤目标剂量为每日每千克体重1.5～2.5毫克,6-巯嘌呤目标剂量为每日每千克体重0.75～1.5毫克,用药过程中用剂量调整法和低剂量逐步增量至目标剂量来调节剂量,后者采用每4周逐步增量法。使用硫唑嘌呤维持撤离激素缓解有效的患者,疗程一般不少于4年。服药期间,不能擅自调整硫唑嘌呤的用量或停药,应至专科门诊密切随访,监测血常规和肝功能等指标。

7.2.14.7　嘌呤类免疫抑制剂的主要副作用有哪些?

嘌呤类免疫抑制剂在治疗炎症性肠病时用药剂量大,使用时间长。该类药物不良反应常见,且可发生严重不良反应,故应在严密监测下应用。其副作用以服药3个月内常见,又尤以1个月内最常见,但骨髓抑制可迟发,甚至有发生在1年及以上者。其主要副作用有以下几个方面。

(1)过敏反应:较常见,通常发生在治疗早期(治疗2～3周),表现为发热、皮疹、关节痛、恶心、呕吐、口腔炎、腹泻及肝炎等,发生率约5%。

(2)与剂量相关的毒性:主要是骨髓抑制,表现为外周血白细胞减少、贫血、血小板减少,其中以白细胞减少最多见。血小板下降可单独或与白细胞下降同时发生；肝功能损害中部分属于剂量相关性副作用，发生率低，表现为碱性磷酸酶升高，转氨酶多轻度升高，亦可致胆汁淤积出现黄疸。还有报道称会导致胰腺炎，但少见（低于5％）。

（3）高尿酸血症：多见于 6-巯嘌呤对白血病的治疗初期，严重的可发生高尿酸性肾病。

（4）感染：使用该药患者对病毒、真菌和细菌感染的易感性增加，可出现多系统感染，最多的是尿路感染和霉菌感染，最严重的是肺炎。

（5）继发肿瘤：长期服用可能会增加患淋巴瘤的风险。还有报道发现，应用嘌呤类药物治疗会增加患非黑色素瘤皮肤癌的风险。

（6）生殖系统影响：硫唑嘌呤有致畸作用，孕妇禁用，在停止服用 4 个月后致畸作用一般会消失。目前对于使用嘌呤类免疫抑制剂维持撤离激素缓解有效的患者，疗程一般不少于 4 年。如继续使用，其获益和风险医患双方应相互商讨，大多数研究认为使用硫唑嘌呤或 6-巯嘌呤的获益超过发生淋巴瘤的风险。

7.2.14.8　如何预测嘌呤类药物骨髓抑制的副作用？

嘌呤类药物最常见和对患者危害最大的不良反应就是骨髓抑制，据报道在中国炎症性肠病患者中骨髓抑制的发生率约为 15％。2018 年《中国炎症性肠病治疗药物监测专家共识意见》推荐在使用硫唑嘌呤前检查硫嘌呤甲基转移酶基因型，对基因突变者避免使用或在严密监测下减量使用。该基因型预测骨髓抑制特异性高，但灵敏性低，尤其是在汉族人群中更低，故不建议作为常规检测，有条件的可以检测该指标，但应用时需充分认识此局限性。

我国及亚洲人群推荐进行 NUDT15 基因多态性检测，对预测包括我国在内的亚洲人群使用骨髓抑制的灵敏性与特异性高。有条件的单位使用硫唑嘌呤前可行该项检测，根据检测结果可调整药物剂量，必要时换用其他药物，以减少严重不良事件发生，使患者接受更加安全的药物治疗。

7.2.14.9　溃疡性结肠炎使用免疫抑制剂的原则是什么？

溃疡性结肠炎轻度一般不使用免疫抑制剂；中度建议在激素无效或依赖时使用免疫抑制剂；重度或难治性一般建议早期使用。在临床上可以选用6-巯嘌呤、硫唑嘌呤、环孢素及雷公藤多苷等。

7.2.14.10　溃疡性结肠炎治疗过程中如何应用硫唑嘌呤和6-巯嘌呤？

硫唑嘌呤和6-巯嘌呤可增强激素治疗溃疡性结肠炎的疗效，减少激素依赖患者激素的用量，可使40%～70%的溃疡性结肠炎患者维持缓解，使70%的激素依赖患者的激素用量减少。一般用量为硫唑嘌呤每日每千克体重1.5～2.5毫克、巯嘌呤每日每千克体重0.75～1.5毫克，显效时间需3～6个月，维持用药3年或以上。应严密监测白细胞减少等骨髓抑制的严重不良反应，不耐受者建议换药。

7.2.14.11　硫唑嘌呤与5-氨基水杨酸联用会增加白细胞减少的发生吗？

临床上，硫唑嘌呤单独使用即可产生骨髓抑制，导致白细胞水平降低。在炎症性肠病的治疗中常常会将氨基水杨酸制剂与巯嘌呤类药物联用，但氨基水杨酸制剂会进一步增加硫嘌呤类药物骨髓抑制的毒性，增加患者白细胞减少的发生率。

7.2.14.12　硫唑嘌呤对生殖系统有影响吗？

硫唑嘌呤在妊娠期妇女中的使用级别为D类。动物实验表明，应用硫唑嘌呤的老鼠有较高的唇腭裂、眼部畸形及骨骼肌异常等畸形的发生率。但文献中的结论是不一致的，硫唑嘌呤在妊娠期应用可能会引起早产、先天性缺陷，应慎用。

知识点

　　D类：已有证据证明对胎儿有危害，孕期应权衡利弊，在利大于弊时才考虑使用。

7.2.14.13　环孢素对炎症性肠病有效吗?

环孢素具有强力的免疫抑制作用,适用于重度和糖皮质激素治疗无效的溃疡性结肠炎患者的治疗,帮助其度过危险期,使部分患者避免手术。环孢素静脉注射的初始剂量为每日每千克体重 4 毫克,平均起效时间为 3～5 天,最大效应在 7～10 天。如用药 7～10 天后仍未见效应考虑手术。当患者症状缓解后,可改用口服激素和环孢素。口服环孢素的剂量是静脉注射剂量的 2 倍,每日分 2 次服用。患者恢复正常饮食后,可同时使用 5-氨基水杨酸或硫唑嘌呤/6-巯嘌呤。

7.2.14.14　沙利度胺对炎症性肠病有效吗?

沙利度胺的药理作用是非常广泛的,除了对神经系统具有镇静作用,沙利度胺还具有抗炎、抗血管生成及免疫调节作用,可使部分炎症性肠病患者达到临床缓解,促进内镜下黏膜愈合,同时能够减少激素用量和住院天数,且价格低廉,口服方便。就目前研究而言,沙利度胺更适用于难治性或生物制剂治疗无应答的炎症性肠病患者,但在治疗过程中,其用药安全性及药物不良反应也应重视,包括手足麻木、便秘、皮炎、肝功能异常、深静脉血栓,记忆力下降,停药后可好转。

7.2.14.15　他克莫司对炎症性肠病有效吗?

他克莫司,即 FK506,是 1984 年首次从链霉菌属中分离出的发酵产物,是一种新型强效免疫抑制剂,可用于器官移植后的抗排异反应。他克莫司的免疫抑制机制与环孢素 A 相似,但作用强度比环孢素 A 高数十到数百倍,副作用也相对更少。近年研究发现,他克莫司可有效治疗复发型及重度溃疡性结肠炎、难治性及肛周瘘管型克罗恩病。他克莫司每千克体重 0.025 毫克,每日 2 次,可使血清谷浓度达到 10～15 微克/升,缓解率及免除手术治疗率同环孢素 A,但长期疗效尚不清楚,仍需大规模临床随机观察试验明确。

7.2.14.16　乙型肝炎患者得炎症性肠病可以用免疫抑制剂吗?

乙型肝炎患者得炎症性肠病可以使用免疫抑制剂治疗。对于乙型肝炎表面抗原滴度较高或者乙型肝炎 DNA 阳性者,建议给予核苷类似物类药物预防,应在给予免疫抑制剂治疗前 2 周开始,至少在免疫抑制剂治疗结束后继续用药 12 个月。

7.2.14.17 炎症性肠病患者发现肿瘤后,原先使用的免疫抑制剂能继续用吗?

炎症性肠病患者可能发生癌变。患者发生癌变的概率是普通人群的 6 倍左右,占死亡原因的 10%~15%。炎症性肠病患者发现肿瘤后,原先使用的免疫抑制剂不能继续使用。

7.2.14.18 有陈旧性结核灶的炎症性肠病患者可以用免疫抑制剂治疗吗?

有陈旧性结核灶的炎症性肠病患者可以用免疫抑制剂治疗。在使用免疫抑制剂治疗前需要常规筛查结核、病毒性肝炎等。对于无结核活动期证据的患者,可继续使用免疫抑制剂。

7.2.15 生物制剂的应用

7.2.15.1 目前治疗炎症性肠病的生物制剂有哪些类型?

目前治疗炎症性肠病的生物制剂分四大类。

(1) 抗肿瘤坏死因子-α 单克隆抗体:英夫利昔单抗、阿达木单抗、赛妥珠单抗、戈利木单抗等。

(2) 抗黏附分子:那他珠单抗、维得利珠单抗等。

(3) 白介素-12/23 抑制药:乌司奴单抗、瑞莎珠单抗等。

(4) Janus 激酶抑制药:托法替布、非洛替尼等。

7.2.15.2 我国目前临床上用于治疗炎症性肠病的生物制剂有哪些?

目前我国已批准用于炎症性肠病临床治疗的生物制剂有多种,包括抗肿瘤坏死因子-α 单克隆抗体(英夫利昔单抗、阿达木单抗)、抗黏附分子(维得利珠单抗)、白介素-12/23 抑制药(乌司奴单抗)。抗肿瘤坏死因子-α 单克隆抗体是国内第一类用于治疗中重度炎症性肠病的生物制剂,英夫利昔单抗的商品名为类克,是国内最早被批准用于炎症性肠病治疗的生物制剂。2006 年 5 月在国内被批准用于克罗恩病,包括瘘管性克罗恩病。2018 年 12 月批准用于儿童克罗恩病及成人溃疡性结肠炎。2020 年 1 月阿达木单抗被批准用于治疗充足糖皮质激素和/或免疫抑制治疗效果不佳、不耐受或禁忌的中重度活动性克罗恩病成年患者。2020 年 3 月维得利珠单抗被批准用于传统治疗或抗肿瘤坏死因子-α单克隆抗体应答不充分、失应答或不耐受的中重度活动性溃疡性结肠炎和克罗恩病的成年患者。乌司奴单抗是全球首个全人源"双靶向"拮抗白介素-12/23 的单克隆抗体,2020 年 3 月被批准用于传统治疗或抗肿瘤坏死因子-α单克隆抗体应答不足、失应答或无法耐受的成年中重度活动性克罗恩病患者的治疗。

7.2.15.3　炎症性肠病患者使用生物制剂的适应证有哪些?

(1) 非狭窄非穿透型克罗恩病:①中至重度的活动性克罗恩病;②对糖皮质激素治疗无效或激素依赖者;③和/或免疫抑制剂治疗无效者;④或不能耐受上述药物治疗(存在禁忌证或严重不良反应)者。

(2) 瘘管型克罗恩病:克罗恩病合并肠皮瘘、肛瘘或直肠阴道瘘经传统治疗(充分的外科引流、抗生素、免疫抑制剂等)无效者。复杂性肛瘘经充分外科引流和抗感染治疗,早期应用生物制剂有可能取得良好疗效。

(3) 儿童及青少年克罗恩病:(1)(2)的适应证同样适用于 6～17 岁的儿童和青少年克罗恩病患者。此外,儿童和青少年克罗恩病患者具有如下危险因素建议早期使用生物制剂:①经足量糖皮质激素和/或全肠内营养诱导,病情仍持续活动;②明显生长迟缓,身高 Z 评分＞-2.5;③合并严重骨质疏松症。对于 6 岁以下发病的极早发性克罗恩病患儿,专家建议首先需排除遗传缺陷和免疫缺陷病导致的克罗恩病的类似表现,然后确定传统药物和肠内营养治疗失败后,方可在有条件的医疗机构谨慎使用。同时,生物制剂使用前签署知情同意书并进行伦理备案。

（4）肠切除术后克罗恩病患者：生物制剂的早期干预有助于预防克罗恩术后内镜和临床复发。克罗恩病肠切除术后早期复发的危险因素包括：①吸烟；②肠道切除手术史；③穿透型克罗恩病；④伴肛周病变；⑤肠切除组织病理可见肉芽肿；⑥肠切除术后仍存在活动性肠道病变。

（5）溃疡性结肠炎：①中至重度活动性溃疡性结肠炎激素抵抗或依赖者；②中至重度活动性溃疡性结肠炎激素或免疫抑制剂（如环孢素、硫唑嘌呤）不耐受（存在禁忌证或严重不良反应）者；③活动性溃疡性结肠炎伴突出肠外表现（如关节炎、坏疽性脓皮病、结节红斑等）者。65岁以上老年溃疡性结肠炎患者应用生物制剂合并感染风险可能增加，建议用药前充分权衡手术和药物治疗风险。

以上适应证的推荐是基于临床研究证据，并考虑生物制剂应用的效益-风险比及费用-效益比，依据国际有关共识意见并结合我国应用经验和实际情况而制定。

7.2.15.4 哪些炎症性肠病患者不能使用生物制剂？

（1）过敏：对生物制剂、其他鼠源蛋白或生物制剂中任何药物成分过敏。

（2）感染：活动性结核病或其他活动性感染，包括肺部感染、泌尿道感染、败血症、腹腔和/或膜后感染或脓肿、肛周脓肿等，机会性感染如巨细胞病毒、艰难梭菌感染等。

（3）中重度心力衰竭（纽约心脏学会功能分级Ⅲ/Ⅳ级）。

（4）神经系统脱髓鞘病变。

（5）近3个月内接受过活疫苗接种。

7.2.15.5 炎症性肠病患者使用生物制剂前为什么需要进行乙型肝炎和活动性结核分枝杆菌感染的筛查？

（1）结核分枝杆菌感染：使用生物制剂治疗期间患者新发结核感染、潜伏性结核再激活的风险增加。因此，用药前须详细询问结核病史、结核病接触史,并对结核病进行彻底筛查。检查应包括胸部影像学(推荐胸部 CT)和结核菌素试验,有条件建议行结核分枝杆菌抗原特异性 T 细胞斑点试验(T-SPOT. TB)。诊断为潜伏性结核感染或陈旧性结核的患者,在生物制剂治疗前建议给予 1~2 种结核杀菌药预防性抗结核治疗 3 周,治疗时继续用该抗结核方案 6~9 个月。在治疗期间,每年应至少评估结核风险,警惕肺外结核和播散性结核。治疗期间一旦活动性结核确诊,应立即停药,并予规范性抗结核治疗。

(2) 慢性乙型肝炎病毒感染:参照 2022 年版《慢性乙型肝炎防治指南》关于慢性乙型肝炎病毒感染者使用免疫抑制剂治疗的处理意见,使用生物制剂治疗前均应筛查血清慢性乙型肝炎病毒标志物及乙型肝炎病毒 DNA。高病毒载量是发生乙型肝炎再活动最重要的危险因素。乙型肝炎表面抗原阳性且肝功能正常患者,无论乙型肝炎 DNA 水平如何,均需预防性使用核苷酸类抗病毒治疗,推荐在抗生物制剂治疗前 2 周开始抗病毒治疗,持续至生物制剂药物停用后至少 6 个月。并建议选用强效低耐药的抗病毒药物如恩替卡韦或替诺福韦酯。对潜在的乙型肝炎携带(乙型肝炎表面抗原阴性/抗乙型肝炎核心抗体阳性)患者,不推荐预防性抗病毒治疗,在抗生物制剂治疗过程中定期(每 3 个月)监测乙型肝炎血清学指标和乙型肝炎 DNA,若出现病毒再活动需抗病毒治疗。如血清学均为阴性(乙型肝炎表面抗体和乙型肝炎核心抗体阴性),推荐在抗生物制剂治疗前接种乙型肝炎疫苗。

7.2.15.6 使用生物制剂可能会出现哪些不良反应,该如何处理?

一般来说,生物制剂相对还是比较安全的,但部分患者使用后可能会出现一些不良反应,具体如下。

(1) 药物输注反应:输注反应一般发生在药物输注期间和停止输注 2 小时内。注意输注速度不宜过快,对曾经发生过输注反应者在给药前 30 分钟先予抗组胺药和/或激素可预防输注反应。对发生输注反应者暂停给药,视反应程度给予处理,反应完全缓解后可继续输注,但需减慢输注速度。多数患者经上述处理后可完成药物输注。

（2）迟发型变态反应:临床表现为肌肉痛、关节痛、发热、皮肤发红、荨麻疹、瘙痒、面部水肿、四肢水肿等血清病样反应。症状多可自行消退,必要时可予短期激素治疗。对曾发生过迟发型变态反应者,再次给药时应在给药前 30 分钟和给药后予激素口服。经上述处理后仍再发者应停药。

（3）自身抗体和药物性红斑狼疮:一般表现为关节炎、多浆膜腔炎、面部蝶形红斑等,罕有肾或中枢神经系统受累表现,一般在停药后迅速缓解。产生自身抗体者无须停药。若出现药物性红斑狼疮则应停药。

（4）感染:最多见的是呼吸系统和泌尿系统感染。英夫利昔单抗治疗中的严重感染更多见于同时联合使用激素者。用药前需严格排除感染,用药期间严密监测感染发生,对用药期间合并严重感染如肺炎、败血症者,宜在感染彻底控制 3～6 个月后再继续使用英夫利昔单抗治疗。此时,应高度警惕抗生物制剂治疗后结核分枝杆菌感染的发生。

（5）恶性肿瘤:生物制剂与巯嘌呤类药物联用可增加淋巴增殖性疾病的发生风险。生物制剂增加黑色素瘤的发生风险。目前尚无证据显示单用生物制剂增加淋巴增殖性疾病或实体肿瘤发生的风险,但并不排除这种可能。抗生物制剂治疗前需排除淋巴瘤或其他恶性肿瘤,治疗期间需注意监测。

（6）皮肤反应:抗生物制剂治疗中可出现皮肤不良反应,如湿疹、银屑病反应等。若局部外用药物治疗效果不理想,需考虑停药,停药后多缓解。

（7）神经系统受损:生物制剂治疗期间若出现神经系统脱髓鞘病变,如视神经炎、横贯性脊髓炎、多发性硬化和急性炎症性脱髓鞘性多发性神经病等,应立即停药,与相关专科医师共同讨论给予治疗。

（8）肝功能异常:生物制剂可致药物诱导性肝损伤、自身免疫性肝炎等,具体看严重程度来决定是否需要停药。

（9）血液系统异常：若出现白细胞减少或血小板减少时，需请血液专科医师会诊评估停药指征。如出现全血细胞减少和再生障碍性贫血，应及时停药，请血液专科医师参与诊治。

7.2.15.7　炎症性肠病合并恶性肿瘤的患者可以使用生物制剂治疗吗？

有恶性肿瘤病史（不包括淋巴增殖性疾病）的患者，若病程超过5 年且无复发迹象，经与肿瘤科医师共同严格评估肿瘤性质、复发风险后，方可考虑推荐使用生物制剂药物，且治疗期间和治疗后需严格监控随访。

7.2.15.8　妊娠期炎症性肠病患者可以使用生物制剂治疗吗？

英夫利昔单抗、阿达木单抗、乌司奴单抗已经证实在妊娠期的炎症性肠病患者应用是较为安全的。但是，目前尚无对使用这些生物制剂后的长期随访调查，尤其是对人体免疫系统发育和功能的研究尚为空白。

根据 2021 年《中国生物制剂治疗炎症性肠病专家建议意见》，对于妊娠期的炎症性肠病患者，建议如下。

（1）英夫利昔单抗：临床缓解患者，在妊娠中期（22～24 周）暂时停用英夫利昔单抗；如果病情不稳定或易复发者，在整个妊娠期都可以使用英夫利昔单抗。

（2）阿达木单抗：妊娠 24～26 周应用最后一次阿达木单抗；如病情需要，可考虑延长至妊娠 34～36 周。

（3）乌司奴单抗：在预产期前 6～10 周最后一次应用乌司奴单抗，妊娠全程可继续使用维持期相同剂量进行治疗。

（4）维得利珠单抗：对于妊娠期仅在获益超过对胎儿风险时应用。

7.2.15.9　哺乳期的炎症性肠病患者可以使用生物制剂治疗吗？

根据 2021 年《中国生物制剂治疗炎症性肠病专家建议意见》，对于哺乳期的炎症性肠病患者，英夫利昔单抗、阿达木单抗、乌司奴单抗在哺乳期使用都是安全的;维得利珠单抗则需要综合考虑哺乳婴儿和母体接受的获益大小来决定是否继续使用维得利珠单抗治疗。

7.2.15.10 老年炎症性肠病患者可以使用生物制剂治疗吗?

老年炎症性肠病患者根据病情需要,可以使用生物制剂治疗,英夫利昔单抗需根据病情权衡利弊后使用,同时注意监测肝肾功能及药物的相互作用,而阿达木单抗、乌司奴单抗、维得利珠单抗无须进行剂量调整。

7.2.15.11 炎症性肠病患者在使用生物制剂时遇到需要外科手术时该怎么办?

生物制剂治疗中或治疗后腹部手术术后并发症发生率是否增高尚无定论。正在使用生物制剂的患者,如需行择期肠道切除或其他手术治疗,建议在每 8 周一次的维持治疗期间,选择生物制剂输注之后 4～6 周进行手术。术后 4 周在无并发症发生的情况下,可继续生物制剂治疗。

7.2.15.12 儿童克罗恩病什么情况下需要考虑生物制剂治疗?

儿童克罗恩病患者如具有以下危险因素,建议早期使用生物制剂抗进行治疗。

(1) 经足量激素和/或全肠内营养诱导,病情仍持续活动。

(2) 明显生长迟缓。

(3) 合并严重骨质疏松症。

对于 6 岁以下发病的极早发性克罗恩病患儿,建议需排除遗传缺陷和免疫缺陷病导致的克罗恩病样表现,在传统药物和肠内营养治疗失败后,方可在有条件的医疗机构谨慎使用生物制剂,目前可使用于儿童克罗恩病的生物制剂包括英夫利昔单抗、阿达木单抗、乌司奴单抗、维得利珠单抗。

7.2.15.13 英夫利昔单抗治疗炎症性肠病的具体方案是怎样的?

英夫利昔单抗的使用方法为按照 5 毫克/千克体重计算剂量后

静脉滴注,在第 0、2、6 周给予作为诱导缓解;随后每隔 8 周给予相同剂量进行长期维持治疗。使用英夫利昔单抗前接受激素治疗时应继续原来的治疗,在取得临床完全缓解后将激素逐步减量直至停用。对原先使用免疫抑制剂无效者,不必继续合用免疫抑制剂;但对英夫利昔单抗治疗前未接受过免疫抑制剂治疗者,英夫利昔单抗与硫唑嘌呤合用可提高撤离激素缓解率和黏膜愈合率。

7.2.15.14　维得利珠单抗治疗炎症性肠病的具体方案是怎样的?

维得利珠单抗的使用方法为按照标准计量每日 300 毫克(30 分钟)静脉滴注,在第 0、2、6 周给予作为诱导缓解;随后每隔 8 周给予相同剂量进行长期维持治疗。

7.2.15.15　乌司奴单抗治疗炎症性肠病的具体方案是怎样的?

乌司奴单抗的使用方法为体重在 55 千克以下为 260 毫克,体重在 55 千克以上为 390 毫克,静脉滴注作为首次诱导,之后每 12 周(或每 8 周)皮下注射 90 毫克进行长期维持治疗。

7.2.15.16　阿达木单抗治疗炎症性肠病的具体方案是怎样的?

阿达木单抗的标准诱导剂量的为诱导期第 0 周 160 毫克和第 2 周 80 毫克皮下注射,维持剂量 40 毫克,每 2 周使用一次。

7.2.15.17　使用英夫利昔单抗过程中出现过敏该怎么处理?

英夫利昔单抗引起的过敏症状大多可自行消退,必要时可进行短期激素治疗。对曾经在英夫利昔单抗治疗过程中发生过过敏反应的患者,再次给药时应当在给药前 30 分钟和给药后均口服激素以预防过敏反应的再次发生。经过上述处理后如果过敏反应仍然出现的患者应停药。

7.2.15.18　英夫利昔单抗治疗后如果出现失效该怎么办?

患者对英夫利昔单抗存在初始应答,之后如果随时间应答反应逐渐减弱,称为继发失效,表现为克罗恩病疾病活动指数升高＞70 分且总分高于 175 分,或升高≥35%,或由于疾病活动需要更换新的治疗方案。英夫利昔单抗治疗中继发失效与药物的免疫原性相关,可首先考虑优化药物剂量,增加剂量或缩短疗程。如优化剂量仍无效,需考虑换用另一种抗生物制剂药物。有条件的单位可根据药物浓度监测,即英夫利昔单抗谷浓度和抗英夫利昔单抗抗体水平,进行个体化优化治疗。鉴于国内尚缺乏统一的药物浓度检测方法和结果指导意见,结果的判读需与临床实际情况相结合。

7.2.15.19　英夫利昔单抗治疗什么时候可以考虑停药,会有复发风险吗?

目前尚缺乏足够证据给出何时停用英夫利昔单抗的推荐意见。对英夫利昔单抗维持治疗达 1 年、保持临床无激素缓解、黏膜愈合、C 反应蛋白正常者,可考虑停用英夫利昔单抗,继以免疫抑制剂维持。停药后复发患者重新给予英夫利昔单抗,80%患者可再次获得临床应答,但输注反应和过敏反应发生率可能增高。

7.2.15.20　英夫利昔单抗治疗后如何随访?

炎症性肠病患者在使用英夫利昔单抗治疗后需要注意监测随访,每次给药前记录症状和体征、血常规、肝功能、C 反应蛋白、红细胞沉降率。结肠镜宜在英夫利昔单抗诱导缓解第 3 次给药后 4 周进行,并在维持治疗疗程中每年进行 1 次(可视病情提前或延后)。治疗过程中每年进行结核风险评估(如结核斑点试验、胸部影像学检查),高危患者可酌情缩短风险评估间隔。

7.2.15.21　炎症性肠病患者在什么情况下需要考虑早期积极治疗?

对哪些患者需要早期积极治疗,取决于对患者预后的估计。病情难以控制一般是指患者在短时间内出现复发而需要重复激素治疗或发生激素依赖,或在较短时间内需行肠切除术等预后不良表现。

对确诊时具有预测疾病预后不良高危因素的克罗恩病患者,可早期应用生物制剂。预后不良的高危因素包括:①伴肛周病变;②病变范围广泛(小肠受累长度>100 厘米);③伴食管、胃十二指肠病变;④发病年龄轻(<40 岁);⑤首次发病即需要糖皮质激素治疗。

下列临床情况可作为优先推荐使用生物制剂的指证:①考虑因疾病活动并发的消化道出血;②广泛结肠受累,存在结肠深大溃疡;③肠外表现突出(如关节、皮肤损害);④有妊娠愿望的育龄期患者;⑤接受过激素治疗而复发频繁(每年≥2 次复发);⑥病程<2 年;⑦存在炎性非纤维性狭窄性病变。

治疗方案主要包括两种选择:激素联合免疫抑制剂(硫嘌呤类药物或甲氨蝶呤),或直接给予生物制剂(单独应用或与硫唑嘌呤联用)。

7.2.15.22　炎症性肠病患者在什么情况下更适合生物制剂联合治疗?

目前炎症性肠病的发病率逐年增高,虽然有多种药物可以治疗炎症性肠病,但仍有很多患者未达到基本的治疗目标。炎症性肠病患者如果肠腔病变控制良好,但肠外病变(如关节炎或银屑病)恶化,或者难治性肠道病变难以控制的炎症性肠病患者可以考虑生物制剂联合治疗。不过,目前关于不同生物制剂联合治疗、序贯治疗、适合患者类型,目前还没有明确的共识。

7.2.15.23　炎症性肠病患者使用生物制剂联合治疗有哪些方案?

生物制剂联合治疗最常见的组合是抗肿瘤坏死因子药物+新型生物制剂,但维得利珠单抗+乌司奴单抗的组合,已经被提出可作为难治性炎症性肠病患者的潜在治疗方案。

7.2.15.24　炎症性肠病患者使用生物制剂联合治疗安全吗?

对于有难治性肠腔病变或单药难以控制的肠外表现的炎症性肠病患者,两种不同作用机制生物制剂联合治疗是合乎逻辑的,但考虑最多的是安全性。目前还不完全清楚联合两种不同作用机制的生物制剂的风险是否与每种药物单药治疗相同,还是累积。目前发现双重生物制剂治疗患者中13%~30%出现了不良事件,最常见的是感染,双重生物制剂治疗的总不良反应率为31%,但严重不良事件发生率较低。因此,对于接受双重生物制剂治疗的患者,应始终监测患者的不良事件(包括罕见的和可能危及生命的感染),使用安全性数据良好的生物制剂联合治疗,可能会降低不良事件的风险。

7.2.15.25　使用生物制剂治疗炎症性肠病期间,可以长时间暴露在太阳下吗?

不能。因为研究表明黑色素瘤在炎症性肠病患者中更常发生,尤其是克罗恩病患者,而且这种风险随着生物制剂使用的增加而增加。所以建议接受生物制剂治疗的炎症性肠病患者避免日晒,使用防晒霜,并定期进行皮肤检查。

7.2.15.26　炎症性肠病患者使用维得利珠单抗时选择皮下注射还是静脉注射?

目前临床上可用的生物制剂有不同的给药方法,包括静脉注射或皮下注射。对于需要长期维持治疗的慢性疾病,有些患者可能更愿意自己注射、皮下给药,因为皮下给药相比静脉输注耗时更短、更方便。目前维得利珠单抗静脉输注剂型的安全性和有效性,已经得到充分的研究证实。最近新的维得利珠单抗皮下注射剂型被研发出来,为倾向于皮下注射给药的患者提供了新的治疗选择。目前的研究发现维得利珠单抗皮下注射剂型治疗炎症性肠病的安全性和耐受性良好,没有出现影响用药的安全性问题。虽然皮下注射维得利珠单抗患者注射部位反应(10.4%),发生率高于维得利珠单抗静脉注射(1.9%),但上述注射部位反应并不影响治疗,大多数注射反应是轻微的,没有导致停药。除了注射反应之外,维得利珠单抗皮下和静脉注射剂型的安全性特征没有观察到明显的差异。静脉给药的生物制剂,需要患者留出时间前往医院完成输注,间隔时间较长(2个月1次);而皮下注射给药方便,但用药频繁(2周1次)。有研究表明,即便可以选择皮下注射,部分患者仍然更倾向于静脉输注生物制剂,因为他们可以定期与医生进行交流,掌握自己的疾病信息,而且专业护士的输注可让患者更安心。因此,对于维得利珠单抗治疗有效的患者,可以根据自己的偏好,选择皮下注射或静脉输注来进行维持治疗。

7.2.15.27　维得利珠单抗有什么特点和优势?

维得利珠单抗是一种重组人源化 IgG1 单克隆抗体,它能特异性地拮抗 α4β7 整合素,阻断 T 细胞向肠道炎症区域迁移,减轻炎症发生,是目前治疗炎症性肠病唯一的肠道选择性生物制剂。

7.2.15.28　乌司奴单抗有什么特点和优势?

乌司奴单抗是全球也是国内获批的首个全人源"双靶向"白介素-12/23 抑制剂,它可以中和白介素-12 和白介素-23,减少辅助 T1 细胞和辅助 T17 细胞的激活,参与调节肠道固有免疫和适应性免疫,从而治疗炎症性肠病。乌司奴单抗在中国于 2020 年获批,并于 2020 年 5 月在国内上市。乌司奴单抗每年使用次数为 4～6 次,输注流程简便,无须预处理方法,1 小时完成给药,维持治疗阶段用药方便,如果采用皮下注射进行维持治疗,患者在家也能自行完成,输注安全性总体表现良好。乌司奴单抗治疗效果良好,可以快速改善症状和持续维持缓解的效果,降低患者住院率和手术率。

7.2.15.29　阿达木单抗有什么特点和优势?

虽然阿达木单抗每年皮下注射次数为 26 次,但患者可以在医师指导下自行注射,以减少往返医疗机构的次数,同时阿达木单抗可以快速起效,且疗效持久稳定。阿达木单抗为全人源药物,免疫原性相对较低,过敏反应、输液反应发生风险较低,为长期用药的有效性增添了保障。

7.2.16　抗生素的应用

7.2.16.1　炎症性肠病在什么情况下需要抗生素治疗?

对于克罗恩病患者,广谱抗生素如喹诺酮类药物加甲硝唑是有效的治疗手段,尤其是对有细菌过度生长、化脓性并发症的患者。对于溃疡性结肠炎患者,中华医学会推荐可使用抗生素(口服或静脉用药)控制肠道炎症,但是也有一些循证医学数据显示,只有在明确感染或手术前才能在静脉使用抗生素。

7.2.16.2　炎症性肠病患者需要长期使用抗生素吗？

炎症性肠病患者合并肠道肠源性病原菌的重叠感染比例为6%～19%。一旦炎症性肠病患者发现有肠道重叠感染或机会感染，理论上应该及时给予抗感染治疗，使用抗生素的适应证也予放宽，但在治疗过程中一定要对病情进行评估，根据病情变化及时停用抗生素，无须长期使用抗生素，以免造成肠道菌群失调。

7.2.17　炎症性肠病的给药方式

7.2.17.1　针对溃疡性结肠炎与克罗恩病，全身给药有哪些措施？

（1）氨基水杨酸类：包括美沙拉秦或5-氨基水杨酸和柳氮磺吡啶。给药方式包括口服片剂、胶囊、混悬液。

（2）糖皮质激素：包括口服泼尼松龙、泼尼松、布地奈德或静脉氢化可的松、甲泼尼龙。

（3）硫代嘌呤类：包括口服硫唑嘌呤、6-巯嘌呤。

（4）甲氨蝶呤：包括口服、皮下注射或肌内注射。

（5）环孢素：包括口服或静脉注射。

（6）生物制剂：包括静脉滴注、肌内注射。

7.2.17.2　针对溃疡性结肠炎，局部给药有哪些措施？

以左半结肠炎表现为主的患者，采用灌肠疗法是最佳的选择，因为药液可逆向扩散直达结肠脾曲部位。直肠泡沫剂可达肛门内15～20厘米，可能比灌肠法更易被患者所接受，但均应注意给药时局部插入硬管可能造成的损伤。肛门栓剂是治疗直肠炎的有效剂型，药物可深抵直肠乙状结肠区域（肛门内10厘米范围）。

7.2.18　炎症性肠病的其他药物治疗

7.2.18.1　重度炎症性肠病患者为什么需要抗凝药物治疗？

重度溃疡性结肠炎很可能加剧患者患严重肺部疾病及下肢血栓疾病的风险，其风险指数比正常人多出2倍。对处于疾病重度活动期的成年住院炎症性肠病患者,临床医生与患者家属充分沟通后,建议在住院期间采取相应静脉血栓栓塞预防措施、常规抗凝治疗,预防血栓形成。

7.2.18.2　溃疡性结肠炎患者需要常规抗血栓治疗吗?

有研究表明,与健康者相比,炎症性肠病患者合并血栓的风险可增加 2～3 倍,但机制尚不完全清楚。与一般炎症性肠病患者相比,处于疾病活动期或接受过手术的炎症性肠病发生血栓的风险更高。此外,长期卧床、使用糖皮质激素、中心静脉置管等也是炎症性肠病患者发生血栓的危险因素。血栓栓塞性疾病是炎症性肠病患者的肠外表现,对于确诊年龄较大、处于疾病活动期、经历手术、血管置管等危险因素的炎症性肠病患者应接受血栓筛查及预防性抗凝治疗。此外,需要基于更多人群关于炎症性肠病发生血栓的流行病学、预防与治疗的调查。

7.2.18.3　溃疡性结肠炎患者怎样抗血栓治疗?

预防性抗凝治疗主要包括药物抗凝和机械预防,其中抗凝药物推荐低分子肝素、低剂量普通肝素;不推荐抗血小板药物如阿司匹林、氯吡格雷代替上述药物用于预防性抗凝治疗。推荐使用间歇性充气加压进行机械预防,若无条件可使用间歇性充气加压,可次选人工被动活动、过膝加压弹力袜等。使用药物预防性抗凝前应评估患者出血风险。对合并严重消化道出血的患者,或可能发生活动性大出血、失血性休克、需要输血的患者,推荐仅使用间歇性充气加压进行机械预防。在出血风险高危的患者中不推荐药物抗凝,此时建议换为机械预防。

7.2.18.4　炎症性肠病患者需要补充维生素吗?

炎症性肠病患者在其慢性肠道病变的病程中,可因总的膳食摄入不足、肠吸收不良或回肠切除手术等因素,可能发生某一种或者多种营养素缺乏,包括维生素缺乏或不足。研究表明,炎症性肠病患者可有一种或多种维生素不足,如水溶性维生素 B_1、维生素 B_2、维生素 B_6、维生素 B_{12}、维生素 C、叶酸不足或脂溶性维生素 A、维生素 D、维生素 E 不足。有一部分炎症性肠病患者可能出现明显的维生素缺乏,但大多数仅表现为亚临床缺乏状态。因此,应在无症状时或症状体征发生前定期测定血清叶酸、维生素 B_1、维生素 B_2、脂溶性维生素(维生素 A、维生素 D、维生素 E)的浓度,并给予一定的补充或膳食纠正,以防临床上明显的维生素缺乏病的发生。

7.2.18.5   炎症性肠病患者服用微生态制剂时有哪些注意事项呢?

微生态制剂为活菌制剂,服用方法很重要,包括以下几点。

(1)服药时间:益生菌最佳的服用时间是早晨,在饭前或者同早餐一起服用效果最好。

(2)温水服用:送服药物的水温不能太高或太低,否则不利于药效的发挥。此外,也不宜用含有酒精的饮品送服该药物。

(3)与抗生素不宜一起服用:可以先服用抗生素,间隔 2 小时后再服用微生态制剂。

(4)服药禁忌:避免与铋剂、药用炭、鞣酸等合用而影响药效。

7.2.18.6   炎症性肠病患者使用不同的微生态制剂的疗效有无区别?

微生态制剂作为一种安全有效、无不良反应的治疗方法,应用于临床治疗炎症性肠病的前景充满希望,但仍存在一些问题,如目前针对微生态制剂治疗炎症性肠病还缺乏大样本、随机、双盲、对照的临床试验。益生菌治疗的时机选择、剂量、疗程、安全性等还不明确,而且并非所有的炎症性肠病都对微生态制剂敏感。因此,很难说哪一种微生态制剂更有优势。

7.2.19   炎症性肠病的缓解期及维持治疗

7.2.19.1   达到什么标准才算进入炎症性肠病的缓解期?

对于溃疡性结肠炎而言,临床症状消失,结肠镜复查见黏膜大致正常或无活动性炎症可评估为临床缓解。此外，利用改良 Mayo 评分系统对排便次数、便血、内镜发现及医师总体评价等项目进行评分，最终评分≤2 分且无单个分项评分＞1 分为临床缓解。对于克罗恩病来说，临床上主要采用克罗恩病活动指数评估疾病活动性的严重程度并进行疗效评价。指数评分＜150 分作为临床缓解的标准。

7.2.19.2　炎症性肠病患者缓解后为何还要继续以药物维持？

炎症性肠病作为自身免疫性疾病，具有慢性复发的特点。在其病程中，活动期与缓解期常交替发生，故在活动期诱导缓解后仍需长期维持治疗。维持治疗的目的是维持无激素缓解，包括临床症状缓解和内镜下缓解。关于溃疡性结肠炎维持治疗的对象，2017 年《ECCO 第三版欧洲循证共识：溃疡性结肠炎》推荐所有患者均接受维持治疗，而对部分病灶局限于直肠的患者，可接受间歇治疗。中国 2018 年的《炎症性肠病诊断与治疗的共识意见》提出除轻度初发、很少复发且复发时为轻度易于控制者外，均应接受维持治疗。应用激素或生物制剂诱导缓解的克罗恩病患者往往需要继续长期使用药物，以维持撤离激素的临床缓解。激素依赖的克罗恩病是维持治疗的绝对指征。其他考虑维持治疗的情况包括重度克罗恩病患者药物诱导缓解后、复发频繁克罗恩病、临床上有被视为"病情难以控制"高危因素等。

7.2.19.3　溃疡性结肠炎维持缓解用药有几种不同状况？

溃疡性结肠炎维持治疗药物的选择视诱导缓解时用药情况而定，包括疾病范围、疾病过程（发作频率和强度）、曾经行维持治疗方案的失败情况和不良反应、最近复发的严重程度和诱导缓解方案、维持治疗方案的安全性，以及预防肿瘤发生。

（1）氨基水杨酸制剂：由氨基水杨酸制剂或激素诱导缓解后以氨基水杨酸制剂维持，用原诱导缓解剂量的全量或半量，如用柳氮磺吡啶维持，剂量一般为每日 2～3 克，并应补充叶酸。远段结肠炎以美沙拉秦局部用药为主（直肠炎用栓剂，每晚 1 次；直肠乙状结肠炎用灌肠剂,隔天至数天 1 次),联合口服氨基水杨酸制剂效果更好。

(2)硫嘌呤类药物:用于激素依赖者、氨基水杨酸制剂无效或不耐受者、环孢素或他克莫司有效者。剂量与诱导缓解时相同。

(3)生物制剂:抗肿瘤坏死因子或维得利珠单抗可用于一线生物治疗。对抗肿瘤坏死因子治疗有应答的患者,继续使用抗肿瘤坏死因子药物维持缓解,是否联合应用硫嘌呤类药物均可。硫嘌呤类药物是维持缓解的备选方案。对于既往使用抗肿瘤坏死因子药物治疗失败者,维得利珠单抗治疗有效。对维多珠单抗有应答的患者,可使用维多珠单抗维持缓解治疗。抗肿瘤坏死因子、阿达木单抗、戈利木单抗、维得利珠单抗在溃疡性结肠炎维持缓解和临床应答方面的优劣尚无定论,需进一步研究。抗肿瘤坏死因子制剂的血药浓度与临床结局有量效关系。血药浓度检测有利于治疗结局,尤其是在维持治疗期间。基于血药浓度给予抗肿瘤坏死因子治疗量的患者的复发率明显下降,且可节约总体费用。

(4)其他:口服中药或中药灌肠联合免疫抑制剂或生物制剂在溃疡性结肠炎的维持治疗中也能发挥很好的作用。有研究表明,大肠埃希菌在溃疡性结肠炎维持缓解方面并不劣于氨基水杨酸制剂,但无证据表明其他益生菌有助于溃疡性结肠炎患者维持缓解。目前白细胞洗涤技术也在临床中使用。

7.2.19.4 克罗恩病维持缓解用药有几种不同状况?

克罗恩病的治疗分为诱导缓解和维持缓解,治疗目标是防治并发症,改善生存质量。克罗恩病维持缓解用药时有以下几种状况。

(1)使用氨基水杨酸制剂:克罗恩病使用氨基水杨酸制剂诱导缓解后仍以氨基水杨酸制剂作为缓解期的维持治疗。氨基水杨酸制剂对激素诱导缓解后维持缓解的疗效未确定。

(2)使用硫嘌呤类药物或甲氨蝶呤:硫嘌呤类药物是激素诱导缓解后用于维持缓解最常用的药物,能有效维持撤离激素的临床缓解或在维持症状缓解下减少激素用量。硫嘌呤类药物不能耐受者可试换用 6-巯嘌呤。硫嘌呤类药物无效或不能耐受者,可考虑换用甲氨蝶呤,上述免疫抑制剂维持治疗期间复发者,首先要检查药物依从性及药物剂量是否足量,以及其他影响因素。如存在,做相应处理;如排除,可改用生物制剂诱导缓解并继以维持治疗。

(3) 使用生物制剂:抗肿瘤坏死因子如英夫利昔单抗、阿达木单抗等,抗白介素-12/23(如乌司奴单抗)及抗-α4β7 整合素(如维得利珠单抗等)生物制剂可用于克罗恩病一线诱导和缓解维持治疗方案。对抗肿瘤坏死因子治疗有应答的患者,继续使用抗肿瘤坏死因子药物维持缓解。若出现复发或耐药,可更换为维得利珠单抗或其他生物制剂,并且可联合应用免疫抑制剂维持治疗,不仅可以提高药物疗效,而且可以降低药物的免疫原性,减少抗体的产生。尤其是在中国,由于目前长期使用生物制剂维持治疗难以实现,故从开始合并使用免疫抑制剂过渡到单一免疫抑制剂长期维持治疗的"桥接"方案可能比较符合国情。但也需与患者沟通两者合用可能增加的不良反应,尤其是儿童、青少年和老年患者。

7.3　炎症性肠病的非药物治疗

7.3.1　炎症性肠病的非药物治疗有哪些?

目前炎症性肠病的药物治疗尚难以彻底治愈,且均存在一定的不良反应和副作用。一些非药物治疗方法用于治疗炎症性肠病取得一定疗效,具有一定应用前景。炎症性肠病患者可以选择如下非药物治疗方法。

(1) 干细胞移植治疗:有研究表明,肛周瘘管型克罗恩病患者,应用间充质干细胞原位注射治疗后,61.3%可以达到瘘管愈合。在接受全身间充质干细胞输注治疗的炎症性肠病患者中,40.5%的患者可以达到缓解。干细胞移植是治疗难治性炎症性肠病的方法之一,但其有效性和安全性还需要更多的临床随机试验来验证。

(2) 粪菌移植:是指将粪便中的正常功能菌群,通过特殊方法分离后移植到患者肠道内,重建具有正常功能的肠道菌群而治病的方法。研究显示,粪菌移植对成人溃疡性结肠炎的疗效显著,且安全性和耐受性较好。粪菌移植既可维持较长时间的组织学治愈,又有益于患者肠道微生态多样性的恢复。近期一项 Meta 分析结果显示,粪菌移植治疗克罗恩病的临床缓解率可达 50.5%。粪菌移植用于治疗炎症性肠病有一定的临床潜力,能够有效提升炎症性肠病患者的生活质量,且较为安全,但其疗效及长期安全性目前仍无定论。

(3) 选择性白细胞吸附疗法:作为近年来新兴的炎症性肠病的非药物治疗手段,表现出了良好的疗效及安全性。选择性白细胞吸附疗法主要以炎症性肠病的加重因素为治疗靶点,采用体外血液净化的方法,通过吸附性血液净化器去除血液中的部分粒细胞和单核细胞/巨噬细胞,清除体内促炎因子,从而达到治疗炎症性肠病,缓解和改善症状的目的,具有其独特的治疗优势。

7.3.2 干细胞移植怎样治疗炎症性肠病?

近年来,利用干细胞移植治疗炎症性肠病成为国内外学者研究的重点之一。越来越多的学者发现了干细胞在治疗肠道疾病中的作用,为炎症性肠病的临床治疗提供了一个新的方向与思路。干细胞是未分化的生物细胞,又称祖细胞,具有自我更新及分化为特定细胞的能力,其用于炎症性肠病治疗的主要优势在于它能特异性地针对黏膜屏障的缺失及其功能的减少,在抑制炎症反应的同时,还能促进黏膜再生愈合。目前用于炎症性肠病治疗的干细胞主要包括造血干细胞和间充质干细胞。造血干细胞移植治疗炎症性肠病有一定的疗效,但是该方法需要相关的免疫清髓和免疫抑制治疗,副作用比较大,在一定程度上限制了它的治疗效果和临床应用。间充质干细胞免疫原性很低,不需要相关的免疫处理,安全性比较高;同时其来源又不受限制。目前,间充质干细胞的来源主要是骨髓,即骨髓间充质干细胞。除此之外,脂肪间充质干细胞、脐带间充质干细胞也是较为理想的来源。大多数研究关注间充质干细胞治疗无肛瘘克罗恩病或肛瘘型克罗恩病。根据注入途径，分为经血管注入（全身性移植）和病变局部注入（局部移植）两大类。

7.3.3　什么是粪菌移植？

粪菌移植是指将健康人群粪便中分离得到的功能菌群移植到患者胃肠道，通过重建患者肠道菌群而实现对疾病的治疗。1958 年，美国外科医生 Ben Eiseman 利用粪水成功救治了 3 例危重伪膜性肠炎。其实我国也早有用粪便救人的经验，如东晋·葛洪撰写的《肘后备急方》就有记载用新鲜粪汁或发酵粪水治病："饮粪汁一升，即活。"目前已证实粪菌移植可以有效治疗复发性艰难梭菌感染，而其他如炎症性肠病、肠易激综合征、慢性便秘、肝脏疾病、代谢性疾病等，粪菌移植也均有应用。

7.3.4　粪菌移植治疗炎症性肠病的国内外现状如何？

粪菌移植第一次在现代医学中运用是 1958 年 Eiseman 用于治疗伪膜性肠炎。近年来，由于粪菌移植对艰难梭菌感染具有良好疗效并且应用简单，使之成为研究热点。研究发现，炎症性肠病患者肠道菌群紊乱，激活肠道固有免疫和获得性免疫系统，促进肠道炎性反应发生。目前，其治疗方案旨在抑制患者肠道自身免疫反应，但更合理的做法应是首先改变引起这种免疫反应的因素，由此产生通过粪菌移植重建肠道菌群治疗炎症性肠病的临床治疗思路。国内由南京医科大学第二附属医院联合西京消化病医院牵头开展的经内镜下结肠植管粪菌移植治疗溃疡性结肠炎的多中心、随机、双盲、对照研究正在进行，并已在美国 ClinicalTrials. gov（NCT02998112）注册。该研究创新性地经结肠镜在回盲部留置管道，外端经肛门固定于臀部，用于连续粪菌移植灌肠治疗，可达到全结肠覆盖的效果，同时，该治疗方案还可用于其他灌肠给药，患者满意度达到 98%。美国 ClinicalTrials. gov 的数据显示，多项粪菌移植治疗克罗恩病的临床随机对照研究正在进行中，但目前还没有相关的研究报道。

粪菌移植的安全性一直备受关注，对 4 项参与粪菌移植临床随机对照研究的277例溃疡性结肠炎患者进行系统回顾,并没有发现值得关注的安全隐患。崔伯塔教授团队对接受粪菌移植治疗的炎症性肠病患者进行长期随访,也未发现与粪菌移植相关的严重不良事件,较少部分患者出现腹泻、发热等一过性症状,但治疗后6小时内会自动缓解。上述临床证据提示,粪菌移植本身是相对安全的治疗方案,但是由于研究手段所限,目前还无法精确地了解所移植菌群的具体组成情况,仍存在某些未知的风险,这也是现阶段主要的安全风险考虑。为此,严格地进行供体筛选是保证粪菌移植安全性的基本前提。除此之外,粪菌制备和移植过程的风险控制也是极其重要的环节。

7.3.5　粪菌移植怎样治疗炎症性肠病?

目前研究显示肠道菌群参与炎症性肠病的发生。炎症性肠病易感人群的肠道菌群失衡,肠道菌群失衡后异常的细菌及其产物可引起肠黏膜的免疫功能失调,从而引发肠道炎性反应。粪菌移植治疗炎症性肠病的主要机制可能有以下几个方面。

(1)调节肠道菌群多样性:研究提示炎症性肠病患者肠道菌群微生物的丰度和多样性降低,厚壁菌门、拟杆菌门减少,放线菌门、变形菌门增加。粪菌移植在恢复肠道功能的同时,又能保持肠道微生态平衡。将经过筛查后健康供者的粪菌液移植入炎症性肠病患者后,肠道菌群的多样性增加且肠道菌群的种类分布趋同于健康供者,并且这种肠道内菌群的稳态可持续4个月,甚至更长时间。

(2)调节肠道菌群数量平衡:炎症性肠病的发生往往会导致肠内菌群数量的紊乱,变形杆菌数量增加,而潜在的有益菌属(如拟杆菌)减少,参与维持肠道正常活动的微生物群明显减少。通过供体粪菌移植重新导入正常菌群,可以纠正菌群数量不平衡,增加正常肠道微生物数量,抑制病原微生物的生长。

(3)恢复肠壁屏障功能:粪菌移植导入大量有活力的肠道菌群,它们通过竞争肠壁生长区,抑制病原体附着,恢复正常上皮屏障功能,参与调节宿主免疫系统,阻止炎症性肠病的进展。在患者接受粪菌移植后,肠道中的拟杆菌数量升高。拟杆菌通过诱导帕内特细胞合成抗菌蛋白,增强宿主溶菌酶的抗菌活性,从而维持肠道屏障功能。另外,拟杆菌还参与诱导转录因子血管生成素-3,促进肠黏膜的发育及肠道微血管的形成。

(4) 恢复机体免疫功能:调节性 T 细胞在维持肠道免疫稳态中发挥了重要的作用,有研究表明脆弱拟杆菌和梭状芽孢杆菌可促进调节性 T 细胞高表达,减轻肠道炎性反应,而乳酸杆菌和双歧杆菌可通过调节核因子-κB(NF-κB)信号通路来减轻黏膜炎性反应。近年来研究也发现,肠道细菌的发酵产物短链脂肪酸能调节 T 细胞的数量。此外,Th17 细胞能预防肠道感染,而肠道内的分段丝状细菌能诱导 Th17 细胞的产生。通过粪菌移植可增加炎症性肠病患者体内的益生菌,提高肠道免疫功能,缓解临床症状。

7.3.6　选择性白细胞吸附疗法怎样治疗炎症性肠病?

细胞因子在炎症性肠病的发生发展中起着至关重要的作用,多层次、多位点参与炎症反应。其中促炎因子和抗炎因子的失衡是导致病情迁延不愈和黏膜损伤的最重要因素。研究证明,炎症性肠病患者体内促炎因子表达水平持续性升高,如粒细胞、单核细胞/巨噬细胞显著增加,他们是促炎因子的主要来源,并伴有抗原抗体复合物和 T 细胞异常。选择性白细胞吸附疗法,也称选择性粒细胞与单核细胞吸附疗法,是通过吸附性血液净化器将血液进行体外循环,选择性吸附并去除血液中的炎性白细胞(中性粒细胞和单核细胞),下调白细胞活性产物(促炎细胞因子的数量),从而治疗炎症性肠病的一种全新技术。该法属于血液净化疗法,但与血液透析等体外循环方法相比,因其血液流速低(每分钟 30 毫升)、循环时间短(1 小时)、不需要动静脉内瘘等特点,具有很高的安全性。每周治疗 1~2 次,治疗 5 次为 1 个疗程,建议使用 1~2 个疗程。现有研究表明,选择性白细胞吸附疗法在溃疡性结肠炎患者的临床缓解率要明显优于常规药物组；在克罗恩病患者的临床缓解率与常规药物组相当；在溃疡性结肠炎患者的维持缓解率要明显优于常规药物组。在溃疡性结肠炎患者的临床应答率与常规药物相当；每周 2 次的强化治疗较每周 1 次的吸附治疗能快速达到临床缓解。

7.3.7　炎症性肠病可以通过手术根治吗？

炎症性肠病包括溃疡性结肠炎和克罗恩病。溃疡性结肠炎和克罗恩病通过手术治疗的目的不同。溃疡性结肠炎只发生在结肠，故原则上来说通过手术切除全部结肠就可以达到治愈的目的。溃疡性结肠炎的根治性手术方式为全结肠直肠切除后回肠储袋肛管吻合术，但是该手术存在一定的风险和并发症。其近期并发症主要有吻合口瘘、盆腔感染、小肠梗阻和吻合口狭窄；远期并发症主要有排便失禁、性功能障碍和/或不孕、套封炎及储袋炎等。因此，溃疡性结肠炎只有在内科治疗无效、激素抵抗和依赖、不能耐受药物副作用、癌变或出现大出血、穿孔、中毒性巨结肠危及生命时才考虑手术治疗。

克罗恩病可以发生在从口腔到肛门的整个消化道，主要靠内科治疗，手术并不能根治和治愈。当克罗恩病并发脓肿、瘘管、狭窄、梗阻、穿孔、出血、癌变等严重并发症时需要手术治疗。克罗恩病肠切除术后复发率相当高。目前研究资料提示，回结肠切除术后早期复发的高危因素包括吸烟、肛周病变、穿透性疾病行为、有肠切除术史等。术后定期（尤其是术后第 1 年内）内镜复查有助于监测复发和制订防治方案。克罗恩病术后复发的预防仍是未解之难题。对克罗恩病有术后早期复发高危因素的患者宜尽早（术后 2 周）予以积极干预；术后半年、1 年，以及之后定期行结肠镜复查，根据内镜是否复发及其复发程度给予或调整药物治疗。

7.3.8　炎症性肠病患者出现肠道息肉该如何治疗？

结肠息肉根据病理学分型分为四类：第一类为腺瘤性息肉，大部分是良性肿瘤，约占结肠息肉的 80%，少数腺瘤性结肠息肉有恶变倾向。第二类为幼年性息肉,多发生于青少年,单个的幼年息肉很少癌变。第三类为炎症性息肉,好发于结肠各种炎症性疾病,如溃疡性结肠炎、缺血性肠病和肠结核。第四类为增生性息肉,又称化生性息肉,比较多见,一般不会发生癌变。

炎症性肠病患者出现肠道息肉,需根据息肉的病变情况决定治疗方案。内镜发现息肉后,首先要仔细观察病变形态,估计组织学类型,必要时取活检以明确病变性质。一般来说,颜色发红,有黏液附着,表面无明确腺管结构的有蒂息肉大多为炎性假息肉和增生性息肉,除非有出血等并发症,通常不需要切除,定期随访观察即可。

在内镜治疗技术飞速发展的今天,息肉切除已成为常规操作。以往认为息肉高度异型增生或癌变后,需切除全结直肠,若无法行回肠代直肠的储袋手术,则要实施永久性回肠造瘘,对患者的生活质量影响很大。但目前认为若癌灶局限于黏膜层或侵及黏膜下层1 000 微米以内,则淋巴结转移风险较小,多数患者可通过内镜切除获得治愈。内镜下切除后必须定期复查,复查间隔目前暂无统一规定,但一般认为应比普通患者间隔更短(如 3～6 个月)。当然,对于浸润至黏膜下层的癌、边界无法确定及内镜难以完整切除的病变,仍应考虑手术治疗。

7.3.9　炎症性肠病如何防范肠道腺瘤?

有研究表明,现代人饮食西化、太过精细,如二高一低(高脂肪、高蛋白、低膳食纤维)的饮食结构和越来越少的运动量,与大肠息肉的发病有一定的关系。油腻饮食能够增加结肠中胆汁酸与中性胆固醇的浓度,改变大肠菌群的组成,逐渐在肠道内形成致癌物质。膳食中脂肪类成分超过 40% 是形成大肠息肉的一个重要因素,如果脂肪摄入不超过膳食的 15%,如多吃高纤维的蔬菜、水果和粗谷物,发病率就会显著降低。另外,长期大量饮酒、吸烟,损害免疫功能,致使基因突变,也会增加腺瘤性息肉发生率。故日常饮食应清淡少油腻,多吃高纤维蔬菜、水果和粗谷物,戒烟限酒。

结肠镜监测筛查并活检是最主要的检测肠道腺瘤的手段,病程超过 8~10 年的患者应该接受结肠镜筛查监测并定期复查结肠镜。有研究表明息肉恶变率为 3%～10%,其恶变时间为 5～15 年。因此,目前主张发现息肉最好立即治疗。有蒂或无蒂的小息肉可经肠镜直接摘除,操作简单,费用较少;直径大于 3 厘米的无蒂息肉和活检病理报告显示已恶变的息肉,或息肉多发、病变范围广泛,无法内镜下全部切除者,则应行外科手术或腹腔镜治疗。早期恶变者可行腹腔镜早期根治术,预后效果很好。

7.4 炎症性肠病的并发症及治疗

7.4.1 炎症性肠病合并艰难梭菌感染时该如何诊治?

对于重度炎症性肠病或在免疫抑制剂维持治疗病情处于缓解期的患者,若出现难以解释的症状恶化时,应考虑合并艰难梭菌的可能,溃疡性结肠炎患者更容易合并艰难梭菌感染,确诊需行相关的病原学检查。艰难梭菌感染检查方法包括以下 3 种:①粪便艰难梭菌毒素 A/B 的检测或毒素中和实验,为诊断的金标准;②检测细菌本身,如谷氨酸脱氢酶抗原检测或培养;③核苷酸扩增技术检测毒素基因等。

2021 年 AGA 关于艰难梭菌感染的预防、诊断和治疗指南,炎症性肠病合并艰难梭菌患者,轻、中度初治患者可选择口服甲硝唑或万古霉素治疗。甲硝唑通常被视为初发患者的一线治疗,万古霉素(口服剂)常用于复发性艰难梭菌相关性腹泻,或对甲硝唑耐药或治疗效果差的患者。对于重度患者可静脉使用万古霉素。另外,对迁延复发者推荐使用粪菌移植治疗。

7.4.2 炎症性肠病合并巨细胞病毒感染时该如何诊治?

巨细胞病毒感染是炎症性肠病最容易合并的一种机会感染,可能导致病情进展加快、治疗效果欠佳、死亡率增高。有报道炎症性肠病患者存在较高的巨细胞病毒血清学检查阳性率及感染率。炎症性肠病患者感染巨细胞病毒的临床表现无明显特异性,可表现为以下几方面:①发热、颈部淋巴结肿大、脾大;②肠道病变广泛,全消化道均可发生,多累及全结肠或右半结肠,引起肠道黏膜溃疡、出血、结肠穿孔,表现为腹痛、腹泻、便血、肛门坠胀、里急后重,常伴食欲减退和体重下降;③实验室检查可见白细胞减少、血小板减少、C 反应蛋白增加、白蛋白减少。炎症性肠病合并巨细胞病毒感染的实验室检测主要有巨细胞病毒血清特异性抗体检测、外周血巨细胞病毒-pp65 抗原检测、巨细胞病毒-DNA 测定、巨细胞病毒组织病理学诊断、巨细胞病毒培养等。发生糖皮质激素抵抗的重度溃疡性结肠炎患者若合并巨细胞病毒结肠炎,建议及时给予抗病毒治疗。联合应用免疫抑制剂的患者是否停药需权衡利弊,可酌情减停。炎症性肠病合并巨细胞病毒结肠炎患者的抗病毒治疗疗程建议为 3~6 周。治疗的主要药物是更昔洛韦和膦甲酸钠。

7.4.3 炎症性肠病合并 EB 病毒感染时该如何诊治?

有研究发现,炎症性肠病患者合并 EB 病毒感染的患病率明显增高,在重症、溃疡性结肠炎、男性患者中更为显著。炎症性肠病患者 EB 病毒感染患病率为 33.3%,而正常人患病率为 7.5%,且 EB 病毒感染患病率与疾病活动之间存在显著的相关性。感染 EB 病毒后潜伏期为 5~15 天,约半数的患者有前驱症状,如全身不适、头痛、畏寒、鼻塞、恶心、呕吐、食欲不振、稀便等;炎症性肠病患者合并 EB 病毒感染主要表现为在腹痛、黏液血便、腹泻等症状的基础上出现发热、乏力、淋巴结肿大、脾肿大、肝大、肝功能异常、血小板减少、贫血、皮疹等。当怀疑有 EB 病毒感染时,则需要行相关的血清学、内镜及组织学检测以明确诊断。炎症性肠病患者出现活动性 EB 病毒感染时,抗病毒治疗(如阿昔洛韦、更昔洛韦)作用有限;出现 EB 病毒相关淋巴增殖性疾病时,抗病毒治疗无效,建议停止使用免疫抑制剂,然而目前对是否使用抗病毒药物仍有争议,需与血液科医师密切协作、共同应对,制订合理的诊疗策略。

7.4.4 炎症性肠病合并内痔可以做内镜下内痔治疗吗?

炎症性肠病合并内痔临床并不罕见,这个问题也是很多人关心的问题。根据《中国消化内镜内痔诊疗指南及操作共识(2021)》意见,炎症性肠病活动期是硬化、套扎治疗的禁忌证,故炎症性肠病活动期时内痔是不适合内镜治疗的,而缓解期患者可以考虑内镜下内痔治疗。

7.4.5 炎症性肠病合并储袋炎症和瘘管并发症时可以用高压氧治疗吗?

小样本研究显示,炎症性肠病合并储袋炎症和瘘管并发症时高压氧治疗可以明显改善肠道炎症和促进瘘管愈合。其有效机制可能与高压氧可调节炎症因子、限制化应激、改善肠黏膜缺氧等有关。

7.4.6 炎症性肠病合并原发性硬化性胆管炎如何治疗和随访?

对确诊原发性硬化性胆管炎的患者可应用常规剂量的熊去氧胆酸,炎症性肠病合并原发性硬化性胆管炎可以联合应用糖皮质激素,疗效不理想时也可考虑抗肿瘤坏死因子-α单克隆抗体制剂治疗。由于原发性硬化性胆管炎是炎症性肠病患者发生结直肠癌的危险因素,故从诊断确立开始,需每年复查肠镜。

7.4.7 炎症性肠病合并骨质疏松时该如何治疗?

炎症性肠病患者容易发生继发性骨质疏松症,尤其是在使用糖皮质激素或者小肠切除术后的患者。炎症性肠病合并骨质疏松的治疗包括一般性治疗和药物治疗。一般性治疗包括补充适量的营养,富含蛋白质、维生素 D 和钙盐,改善生活方式,禁烟,减少饮酒量,限制钠的摄入,适当的负重体育运动,防止肌肉萎缩。药物治疗包括一般药物和特殊药物治疗。基础药物包括钙剂、维生素 D,或阿法骨化醇、钙三醇等。在治疗过程中需监测血钙、尿钙水平。特殊药物主要是二磷酸盐、特立帕肽。

7.4.8 炎症性肠病合并贫血时该如何治疗?

炎症性肠病合并贫血最常见的类型是缺铁性贫血,其他贫血原因还包括维生素 B_{12}、叶酸缺乏、慢性病性贫血、服用药物等。对于缺铁性贫血,需要补铁治疗。补铁可以口服、静脉或肌内注射铁剂。但炎症性肠病患者口服铁剂可能有不耐受率高,疗效不稳定,疗程长,口服铁剂可能有加重炎症性肠病活动度的潜在危险,而静脉补充铁剂则可以克服以上缺点,故更适合于炎症性肠病合并贫血的患者。

7.4.9 炎症性肠病并发坏疽性脓皮病时该如何治疗?

炎症性肠病并发坏疽性脓皮病的一线治疗是糖皮质激素,其他治疗包括他克莫司、色甘酸钠、环孢素等。对糖皮质激素治疗无反应的患者应考虑使用抗肿瘤坏死因子-α单克隆抗体制剂治疗。外用或口服钙调磷酸酶抑制剂也是一个选择。

7.4.10 炎症性肠病并发静脉血栓时该如何防治?

对炎症性肠病并发静脉血栓患者,预防性抗凝治疗主要包括药物抗凝、机械预防,其中抗凝药物推荐低分子肝素、低剂量普通肝素或磺达肝癸钠。不推荐抗血小板药物如阿司匹林、氯吡格雷代替上述药物用于预防性抗凝治疗。推荐使用间歇性充气加压进行机械预防,若无条件使用间歇性充气加压,可次选人工被动活动、过膝加压弹力袜等。

7.4.11 炎症性肠病患者出现异型增生如何治疗?

炎症性肠病患者并发肠上皮细胞异型增生和结直肠癌的危险性增高。炎症性肠病患者出现异型增生的治疗方法:圈套切除术、黏膜切除术、黏膜剥离术及外科手术。患者在治疗前需要进行多学科团队讨论,由炎症性肠病专科医师、内镜医师、胃肠外科医师、放射科医师、病理科医师等共同制定治疗方案。较小且不伴有纤维化的病灶可以通过黏膜切除术切除,而直径超过 20 毫米且伴有纤维化的病灶则需黏膜剥离术治疗。炎症性肠病合并结肠增生病变的外科手术指征:①病变无法在内镜下切除;②内镜下切除组织的基底部残留有异型增生病灶;③随机活检发现有内镜下未查见的异型增生病灶;④多个异型增生病灶。当然炎症性肠病合并异型增生病变的随访也很重要,实行有效的二级预防措施(肠镜随访)及一级预防(药物控制肠道炎症)有助于降低结直肠癌风险。

7.4.12 克罗恩病合并肛瘘的治疗方法有哪些?

克罗恩病合并肛瘘在临床很常见。有研究发现,40%~60%的克罗恩病患者会出现肛周病变,其中约30%为肛瘘,且23%的肛瘘为复杂或多发性的。如果克罗恩病合并肛瘘患者无明显临床症状,不影响肛管直肠功能的无须治疗,以随访为主。如果有症状则需要考虑治疗,目前治疗方法主要有口服药物与手术治疗。口服药物主要有生物制剂、抗生素、免疫抑制剂等。手术治疗方法:①肛瘘切开术;②长期挂线引流;③保留肛门括约肌的推移黏膜瓣术;④纤维蛋白胶;⑤肛瘘栓;⑥间充质干细胞;⑦股薄肌移位术;⑧直肠切除术并行永久性造口。当然中药的内服法、外治法、针灸等治疗方法对克罗恩病合并肛瘘也有较好的疗效。当然具体需要医生根据患者的情况,权衡利弊采取合适的治疗方法。

7.4.13 克罗恩病合并肛瘘患者使用英夫利昔单抗后,肛瘘可以治愈吗?

已有大量证据证实英夫利昔单抗对肛瘘的疗效,能明显缩短克罗恩病合并肛瘘的愈合时间,降低克罗恩病合并肛瘘的复发率。但单纯使用英夫利昔单抗治疗肛瘘的疗效因病情程度而异,如对复杂性肛瘘,英夫利昔单抗与外科及抗感染药物、免疫特制剂联合使用,疗效较好。

7.4.14 克罗恩病合并肠瘘、腹腔脓肿的治疗方法有哪些?

10%~30%克罗恩病患者会伴有肠瘘、腹腔脓肿。根据国内外相关专家共识,克罗恩病合并肠瘘腹腔脓肿的患者的治疗首先是抗感染,经皮穿刺或内镜下手术引流治疗,如有必要可延迟手术切除。治疗效果评估需结合体格检查、瘘管造影、消化道超声、CTE 等检查。

7.4.15　克罗恩病合并肠腔狭窄的治疗方法有哪些?

克罗恩病合并肠腔狭窄是克罗恩病的并发症之一,由于手术后狭窄复发率高,目前手术治疗已经不是首选方法,主流的治疗方法是药物治疗和内镜治疗。轻-中度间歇性肠梗阻为表现的初发型克罗恩病患者可以考虑药物治疗;而炎性狭窄、纤维性狭窄、混合性狭窄及短狭窄则需要内镜治疗。具体需要术前仔细评估和密切观察治疗效果。

7.4.16　伴有抑郁、焦虑的炎症性肠病患者如何治疗?

伴有抑郁、焦虑的炎症性肠病患者除需要使用传统药物减轻炎症、控制症状外,一般还需要心理治疗。心理治疗主要包括行为干预和药物治疗等。行为干预是初始治疗的最佳选择;而疗效不佳或更严重的心理障碍患者可以考虑药物治疗。行为干预则包括认知行为疗法、催眠疗法、正念冥想等;药物治疗主要包括 5-羟色胺再摄取抑制剂及 5-羟色胺去甲肾上腺素再摄取抑制剂。同时,三环类抗抑郁药、丁螺环酮及米氮平也可用于炎症性肠病患者的心理治疗。有研究发现经皮迷走神经刺激疗法可治疗炎症性肠病合并难治性抑郁的患者。

7.4.17　伴有抑郁、焦虑的炎症性肠病患者如何自我调整?

伴有抑郁、焦虑的炎症性肠病可以考虑根据自己的病情,选择看书、唱歌、适当锻炼身体、保证充足睡眠、写日记、看喜剧片、旅行、打游戏来放松自我。

7.4.18　伴有抑郁、焦虑的炎症性肠病患者出现腹泻复发或加重会有哪些情况?

有研究发现,焦虑和抑郁是炎症性肠病患者最常见的心理问题,炎症性肠病患者中焦虑和抑郁的发生率是普通人群的 2 倍,且活动期患者的发生率高于缓解期,克罗恩病高于溃疡性结肠炎。当炎症性肠病患者合并焦虑、抑郁等精神心理障碍时,可使用相应的抗精神病药物对其进行治疗,并建议及时实施精神心理干预。如果炎症性肠病治疗时合并服用抗焦虑药物时出现腹泻,注意调整抗焦虑药物,可以选用如帕罗西汀、坦度螺酮、文拉法辛、氟哌噻吨美利曲辛片等具有改善腹泻症状的药物,避免选择具有促排便作用的西酞普兰、氟西汀、舍曲林等药物。还可以选择中医药的治疗方案,如针灸、中药口服、中药灌肠等。

7.5　炎症性肠病合并其他疾病的诊疗策略

7.5.1　炎症性肠病合并风湿免疫病时该如何诊治?

炎症性肠病与风湿免疫病的发病均存在机体的异常免疫应答,炎症性肠病与某些风湿免疫病存在遗传学重叠,提示可能存在共同的发病机制。炎症性肠病患者合并风湿免疫病的风险较正常人群增加,为诊治带来挑战。当炎症性肠病患者合并脊柱关节炎、类风湿关节炎、系统性红斑狼疮、干燥综合征、血管炎、系统性硬化等风湿免疫疾病时,诊断需全面,处理具有特殊性,尽量选用能兼顾两种疾病的药物,或根据两者严重度及活动度进行个体化治疗,尽量规避使用治疗一种疾病却会加重另一种疾病的药物。消化科医生应与风湿科医生合作,采用多学科诊疗模式,为患者制定最佳治疗方案。

2014 年意大利消化及风湿领域的专家联合对炎症性肠病合并脊柱关节炎的治疗策略提出专家组建议如下。

(1)中轴型脊柱关节炎和活动期炎症性肠病:依据消化科的指征,长程采用抗肿瘤坏死因子制剂;一旦肠道疾病达到稳定的缓解,就将抗肿瘤坏死因子制剂降低至风湿免疫病维持剂量。

(2)中轴型脊柱关节炎和缓解期炎症性肠病:对中轴型脊柱关节

炎进行康复治疗,可使用短疗程(<2 周)的环氧化酶-2(COX-2)抑制剂;当不足以控制中轴型脊柱关节炎症状时,依照中轴型脊柱关节炎治疗推荐剂量开始应用抗肿瘤坏死因子制剂。由于复发的可能性很高,需要维持治疗,脊柱关节炎稳定缓解期间可降低抗肿瘤坏死因子制剂维持剂量。

(3) 外周型脊柱关节炎和活动期炎症性肠病:对于 1 型外周型脊柱关节炎,可局部注射激素缓解症状。对于中度至重度克罗恩病患者,应考虑行全身性激素治疗或按照胃肠病学的剂量应用抗肿瘤坏死因子制剂;对于轻度溃疡性结肠炎,选择柳氮磺吡啶;对于中度至重度溃疡性结肠炎患者,应考虑行全身性激素治疗或按照消化科的指征应用抗肿瘤坏死因子制剂。对于 2 型外周型脊柱关节炎,可行全身性激素和(或)柳氮磺吡啶治疗;若无应答,按照消化科的指征应用抗肿瘤坏死因子制剂。

(4) 外周型脊柱关节炎和缓解期炎症性肠病:对于 1 型外周型脊柱关节炎,一线治疗方法是局部激素注射,如果失败,则使用柳氮磺吡啶;对激素注射和柳氮磺吡啶无反应的患者,按照风湿免疫病指征应用抗肿瘤坏死因子制剂。对于 2 型外周型脊柱关节炎,使用低剂量的全身性激素及柳氮磺吡啶 12 周;若无应答,按照风湿免疫病指征应用抗肿瘤坏死因子制剂。

炎症性肠病与类风湿性关节炎并存的情况较少,从炎症性肠病治疗的角度看,由于治疗类风湿性关节炎的药物如青霉胺、金制剂、非甾体抗炎药会引起各种类型的胃肠道并发症如结肠炎,而依那西普有加剧炎症性肠病恶化的风险,两种疾病共患时应尽量避免使用上述药物。当炎症性肠病合并类风湿性关节炎时,同时对两种疾病均有效的药物包括糖皮质激素和传统免疫抑制剂(甲氨蝶呤、硫唑嘌呤等)。其中激素可用于诱导疾病缓解;柳氮磺吡啶可作为轻症溃疡性结肠炎合并类风湿关节炎的首选用药;甲氨蝶呤、硫唑嘌呤是可选用的同时兼顾两种疾病的传统免疫调节剂;当选择生物制剂等靶向药物的治疗方案时,首选抗肿瘤坏死因子制剂。

炎症性肠病与系统性红斑狼疮并存的情况较少,炎症性肠病合并系统性红斑狼疮患者预后一般良好,治疗上可以使用皮质类固醇及传统免疫抑制剂,如硫唑嘌呤、甲氨蝶呤、环孢素、环磷酰胺、他克莫司。据报道,炎症性肠病合并系统性红斑狼疮的患者对类固醇激素与羟氯喹和/或硫唑嘌呤联合治疗应答良好;对于重度狼疮合并炎症性肠病患者,宜采用环磷酰胺冲击治疗。目前尚未能明确覆盖两种疾病的生物制剂,英夫利昔单抗可能对狼疮肾炎有益。因此,激素可诱导疾病缓解,筛选合适的传统免疫调节剂是目前治疗炎症性肠病合并系统性红斑狼疮的主要手段。鉴于目前未发现炎症性肠病与系统性红斑狼疮在发病机制、靶向治疗药物上存在明确的共同重要作用位点,在现有生物制剂的应用方面,无论是针对炎症性肠病,还是针对系统性红斑狼疮,均需慎重考虑对合并疾病的潜在不良影响。

7.5.2　炎症性肠病合并神经系统疾病时该如何诊治?

炎症性肠病合并神经系统疾病会干扰疾病的诊断和治疗,且有些患者预后欠佳,影响生活质量,故近年来越来越受到关注。炎症性肠病合并神经系统疾病可分为三类。

(1)炎症性肠病合并神经系统肠外表现:炎症性肠病相关中枢神经系统肠外表现包括脑血管炎、脑白质局灶性病变等。周围神经系统疾病在炎症性肠病患者中更常见,临床表现可为局灶性、多灶性或全身性神经病变,多为感觉异常。中枢神经系统及周围神经系统均可发生脱髓鞘改变。炎症性肠病患者继发脱髓鞘病变目前被认为继发于免疫功能失调。

(2)炎症性肠病合并神经系统特殊共患病:目前常报道的炎症性肠病神经系统共患病包括多发性硬化、帕金森病、重症肌无力及神经纤维瘤病等其他少见神经系统疾病。

知识点

> 共患病:同一个体同时存在两种或多种难以区分主次、缺乏因果关系的疾病。

(3)炎症性肠病合并神经系统并发症和治疗药物神经系统不良反应:由于炎症性肠病特殊的疾病特点,在疾病发生发展及治疗的过程中可能由于合并某些疾病或因某些治疗手段出现神经系统并发症。如炎症性肠病易发生血栓栓塞,当脑血管发生血栓栓塞时,可以导致脑血管病。此外,炎症性肠病患者多长期处于免疫抑制状态,感染风险增加,故当患者出现神经系统症状体征时,还需警惕是否合并神经系统感染性疾病。而环孢素、柳氮磺吡啶、生物制剂、甲硝唑为目前报道中常引起神经系统疾病的炎症性肠病治疗药物。据报道,在接受环孢素治疗的患者中,高达 25% 的患者出现严重的神经系统不良反应,中枢神经系统不良反应常表现为震颤、精神疾病、感觉异常、共济失调和运动障碍。柳氮磺吡啶引起神经系统疾病的发生率<5%。对于已经出现神经系统疾病的患者,建议在停药基础上适当补充叶酸治疗。抗肿瘤坏死因子制剂引起神经系统并发症的发生率<0.1%,多表现为中枢神经脱髓鞘疾病及急性炎症性脱髓鞘性多发性神经病等周围神经脱髓鞘疾病。甲硝唑治疗相关神经系统并发症多为周围神经病变,常表现为感觉异常。

当炎症性肠病患者合并神经系统疾病时,诊断首先应除外炎症性肠病疾病相关合并症及药物相关神经系统不良反应,其次再考虑炎症性肠病合并肠外表现和特殊共患病。治疗的思路要符合诊断分类流程,如果是药物不良反应,首先要停药,然后对症治疗;对于炎症性肠病神经系统肠外表现的患者,在炎症性肠病疾病控制后神经系统表现多可缓解;如果神经系统疾病为炎症性肠病特殊共患病时,治疗往往需要兼顾炎症性肠病及神经系统疾病。

7.5.3　炎症性肠病合并血液系统疾病时该如何诊治？

炎症性肠病疾病及治疗过程中的用药可能会伴发或导致血液系统疾病，尤其是血液系统恶性肿瘤的发病风险升高。鉴于临床病例较为匮乏，目前炎症性肠病合并血液系统疾病的特点尚不够明确。近年来越来越多的临床证据表明炎症性肠病易合并血液系统疾病，如骨髓增生异常综合征、白血病、淋巴瘤等。

对于炎症性肠病合并骨髓增生异常综合征的患者，为改善患者疾病预后，须高度重视对骨髓增生异常综合征的治疗，能够同时兼顾炎症性肠病和骨髓增生异常综合征的治疗方案将是首选。在骨髓增生异常综合征的多种治疗措施中，糖皮质激素、环孢素均可应用于治疗炎症性肠病患者，其中后者主要应用于溃疡性结肠炎患者；而糖皮质激素对骨髓增生异常综合征效果不理想。环孢素是重度溃疡性结肠炎诱导缓解的治疗药物，但效果尚需临床验证。对于伴发骨髓增生异常综合征的炎症性肠病患者而言，需谨慎使用有骨髓抑制作用的免疫抑制剂，如硫唑嘌呤、环磷酰胺等。肿瘤坏死因子-α在两种疾病的发病中均有重要作用。肿瘤坏死因子-α单克隆抗体对炎症性肠病具有很好的疗效，但在骨髓增生异常综合征中的作用尚不明确。肿瘤坏死因子-α单克隆抗体是否能够应用于炎症性肠病合并骨髓增生异常综合征的治疗，仍需要更多的随机对照研究来验证，具体用药方案（剂量、疗程等）也有待探索。

溃疡性结肠炎患者的髓系白血病发病率明显增高。炎症性肠病的发生大多先于白血病，发病间隔在1个月至数十年不等。炎症性肠病患者在接受抗肿瘤坏死因子-α单克隆抗体、硫唑嘌呤等药物治疗的情况下，白血病的发病风险增加。对于罹患白血病的炎症性肠病患者，治疗方案与常规治疗无异。

炎症性肠病患者发生淋巴瘤的风险并未显著增加。炎症性肠病合并淋巴瘤多发生于肠道、淋巴结，且肠道淋巴瘤的好发部位在炎症性肠病累及处，尤其是活动性炎症反应发生部位，这提示炎症性肠病合并淋巴瘤可能与慢性炎症反应相关。炎症性肠病合并淋巴瘤好发于男性,以大细胞性非霍奇金淋巴瘤多见。对于合并淋巴瘤的炎症性肠病患者,是否使用嘌呤类似物或抗肿瘤坏死因子-α单克隆抗体进行治疗目前尚存在一定的争议。

综上所述,炎症性肠病疾病本身及治疗过程中的药物可能会增加血液系统疾病的发病风险。在临床上对于疑诊患者应完善用药前筛查,并在治疗过程中密切随访血液系统相关指标,争取最大程度改善患者预后。临床上应结合每个患者个体的具体情况来选择合理的治疗策略。对于炎症性肠病合并白血病者,造血干细胞移植无疑是最佳方案;对于克罗恩病合并骨髓增生异常综合征,生物制剂及免疫抑制剂可能具有一定的效果,在合适的情况下也可选择异体造血干细胞移植以争取最佳疗效;对于溃疡性结肠炎合并骨髓增生异常综合征,需根据患者情况可酌情选择手术、药物或异体造血干细胞移植等治疗方案。同时,炎症性肠病合并血液系统疾病涉及两种内科疾病的诊治及外科治疗手段,应由血液科、外科和消化科等多个科室共同进行多学科诊疗,在综合各学科意见的基础上为患者制定最佳治疗方案。

7.5.4　炎症性肠病合并肠易激综合征时该如何诊治?

有研究发现,由于炎症性肠病与肠易激综合征有共同的病理生理学基础,故炎症性肠病患者发病早期或缓解期时常表现为肠易激综合征症状,临床不易区分和鉴别。缓解期炎症性肠病患者出现肠易激综合征样症状时,诊断应主要从炎症性肠病疾病活动、并发症(如并发肠道感染)和合并肠易激综合征三个方面进行考虑。

一般而言,缓解期炎症性肠病患者诊断为肠易激综合征须满足以下条件:①达到血清学缓解,内镜证实黏膜愈合;②肠易激综合征样症状和病程符合现行肠易激综合征诊断标准(如功能性胃肠病罗马Ⅳ标准、《2020 年中国肠易激综合征专家共识意见》等);③排除其他因素引起的肠易激综合征样症状,如治疗炎症性肠病的药物(包括肠内营养)、胆汁酸吸收不良、肠梗阻和/或道狭窄引起的小肠细菌过度生长等,这些因素都可能导致肠易激综合征样症状。如内镜检查未完全达到黏膜愈合，肠易激综合征样症状突出且难以用炎症性肠病本身解释，建议邀请精通炎症性肠病和肠易激综合征领域的专家进行会诊。

伴肠易激综合征样症状的炎症性肠病患者应接受心理学评估，因为精神心理异常（如明显的焦虑、抑郁等）可能会支持肠易激综合征的诊断。对于合并肠易激综合征的缓解期炎症性肠病患者，在关注炎症性肠病治疗药物及其胃肠道不良反应的同时，应兼顾肠易激综合征的治疗，后者可参考功能性胃肠病罗马Ⅳ推荐的处理措施，低发酵、低聚糖、二糖、单糖和多元醇饮食能在一定程度上改善肠道症状，提高生活质量。补充益生菌、调整肠道菌群有助于改善症状。对于存在小肠细菌过度生长高危因素的患者，口服不吸收抗菌药物以消除小肠细菌过度生长可能是有益的。根据患者的心理学评估结果采用心理学治疗和药物治疗，有助于缓解临床症状、提高生活质量，而粪菌移植、中医药等对该类患者是否有效，尚缺乏高质量大样本临床研究。

【参考文献】

黄丽，唐清，2020. 炎症性肠病合并巨细胞病毒感染的研究进展[J]. 广西医科大学学报，37(2)：320-325.

李悠然，谷云飞，2017. 肛周瘘管型克罗恩病处理原则[J]. 中国实用外科杂志，37(3)：229-231.

Liu R, Wang M, Zhang L, et al, 2019. The clinicopathologic features of chronic active Epstein-Barr virus infective enteritis[J]. Mod Pathol, 32(3)：387-395.

Li X, Chen N, You P, et al, 2019. The status of Epstein-Barr virus infection in intestinal mucosa of Chinese patients with inflammatory bowel disease[J]. Digestion, 99(2)：126-132.

Magro F, Santos-Antunes J, Albuquerque A, et al, 2013. Epstein-Barr virus inflammatory bowel disease-correlation with different therapeutic regimens [J]. Inflamm Bowel Dis, 19(8)：1710-1716.

第8部分

炎症性肠病的预后

8.1 炎症性肠病与癌症

8.1.1 炎症性肠病的癌变率如何?

炎症性肠病癌变率与发病年龄、病程、炎症范围、炎症程度、临床治疗,以及是否合并其他疾病有密切关系。溃疡性结肠炎患者中,结直肠癌的总患病率为 3.7％。克罗恩病患者患结直肠癌风险较普通人高,患小肠癌的风险也非常高,结直肠癌和小肠癌的标准化发病率分别为 1.9％和 41.1％。克罗恩病累及结肠范围若达到 1/3,则癌变风险与溃疡性结肠炎相仿。有研究显示,溃疡性结肠炎患者在 10年、20 年和 30 年时结直肠癌的发生率分别为 2％、8％和 18％,明显高于普通人群,广泛性溃疡性结肠炎患者癌变风险更高。合并原发性硬化性胆管炎患者的癌变率明显高于一般炎症性肠病患者,病程10 年和 20 年的癌变发生率分别为 14％、31％。近几年,报道数据显示溃疡性结肠炎结直肠癌变率较之前有所降低。东欧的研究表明,病程为 10 年、20 年、30 年的溃疡性结肠炎患者的累计癌变风险分别为 0.6％、5.4％和 7.5％。我国溃疡性结肠炎发生结直肠癌变概率较西方国家低,这可能与我国溃疡性结肠炎发病率低、病变程度轻、治疗及时和复查间隔时间相对短有关。

8.1.2 炎症性肠病发生癌变的部位及类型有哪些?

炎症性肠病癌变的病理发展过程为炎症→低级别上皮内瘤变→

高级别上皮内瘤变→癌。而结肠炎相关结直肠癌是一种与炎症性肠病密切相关的结直肠癌,占炎症性肠病患者死因的15%,是其最严重的并发症。结肠炎相关结直肠癌的发病年龄小,存在特殊的病理学特征,组织学上以黏液或印戒细胞癌为主,多发生于结肠近端,多个癌变病灶共存的可能性更高。炎症性肠病合并硬化性胆管炎患者癌变部位多发生在右半结肠,恶性程度更高。有研究显示,病程长的肛周克罗恩病患者中发现了肛门鳞状上皮细胞癌。

8.1.3　炎症性肠病是否会增加患癌风险?

炎症性肠病患者易患结直肠癌,患癌年龄小,且随着病程延长、病情加重,风险逐渐增加。炎症性肠病患者除了有患胃肠道肿瘤的风险外,还有患其他肿瘤的风险。与普通人群相比,克罗恩病患者更易患淋巴瘤,尤其是非霍奇金淋巴瘤;而溃疡性结肠炎患者更易患白血病。炎症性肠病患者患外胚叶肿瘤风险显著高于普通人群,包括皮肤癌、肾脏癌、前列腺癌和胰腺癌。

8.1.4　炎症性肠病癌前病变包括哪些情况?

炎症性肠病癌前病变主要指炎症性肠病相关异型增生。异型增生指出现明确的肿瘤性上皮的组织学特征,不伴组织浸润的证据。异型增生在肠镜下形态包括息肉状、非息肉状和内镜下不可见3种类型。组织学主要包括不确定性异型增生、低级别异型增生和高级别异型增生。不确定性异型增生指形态上难以鉴别是活动性病变引起的反应性改变还是真正的异型增生,故需在治疗活动性病变后(3~6个月)进行复查。

8.1.5　炎症性肠病癌变前在内镜下有哪些表现?

炎症性肠病癌变前临床表现没有特异性,需要肠镜随访结合病理诊断明确。内镜下的癌前病变形态表现主要包括平坦型、隆起型及腺瘤型病灶,后两者较好被发现,而前者则较难被发现。与普通人群相比,炎症性肠病患者结直肠癌癌前病变的形态大多为扁平型或侧向生长型,加上背景黏膜有不同程度的水肿、充血、糜烂和瘢痕改变,故筛查结直肠癌难度较大,内镜医师需具有一定的技术和经验方能识别,否则容易漏诊。采用新型内镜技术如色素内镜、染色内镜、放大内镜、共聚焦内镜和窄带成像等,有利于提高病变黏膜的检出率,提高内镜随访效率。目前推荐采用分辨率结肠镜结合靛胭脂(或亚甲蓝)染色技术对结肠黏膜进行观察,作为炎症性肠病内镜筛查的首选方法。

8.1.6　炎症性肠病癌变是否可以药物预防?

炎症性肠病患者中,溃疡性结肠炎患者比克罗恩病患者更容易患结直肠癌。规范使用药物对溃疡性结肠炎癌变有一定的预防作用。5-氨基水杨酸、激素类药物能够降低溃疡性结肠炎的癌变风险,5-氨基水杨酸预防溃疡性结肠炎癌变的效果已在大多数研究中被证实。有研究结果显示,5-氨基水杨酸可降低溃疡性结肠炎患者 81% 的癌变风险,美沙拉秦＞每日 1.2 克时能预防溃疡性结肠炎癌变。硫唑嘌呤等免疫抑制剂也有一定预防作用,能明显降低高级别上皮内瘤变和结直肠癌的风险,但其潜在的致癌风险为临床应用的限制之一。对于溃疡性结肠炎合并原发性硬化性胆管炎的患者,口服小剂量的熊去氧胆酸(每日每千克体重＜25 毫克)对结直肠癌有预防作用。

8.2　炎症性肠病的预后判断

8.2.1　炎症性肠病预后如何?

炎症性肠病患者的预后不一,与其发病年龄、病情轻重和治疗措施有着密切的关系。大多数炎症性肠病患者预后较好,且工作状态大多较好,可继续工作;而溃疡性结肠炎患者的生活质量明显优于克罗恩病。与溃疡性结肠炎相关的病死率可能为 1.8%,与克罗恩病相关的病死率可能为 10%,炎症性肠病患者更常见死于癌症,而不是其他疾病。对于克罗恩病来说,目前较为认同的预测"病情难以控制"

高危因素包括合并肛周病变、广泛性病变（病变累及肠段累计＞100厘米）、食管胃十二指肠病变、发病年龄轻和首次发病即需要激素治疗等。

8.2.2　哪些因素影响克罗恩病的病程及预后？

发病时的年龄、病变范围、并发症合并情况、吸烟、饮酒、感染、精神压力、饮食不均衡、服药是否规律、服用非甾体抗炎类药物、是否有结直肠癌家族史等都能影响克罗恩病的病程及预后。

8.2.3　哪些因素影响溃疡性结肠炎的病程及预后？

溃疡性结肠炎若合并中毒性巨结肠、大量便血或肠穿孔、低钾血症、低蛋白血症、重度贫血及长期发热等均提示预后不良。

8.2.4　炎症性肠病会危及生命吗？

炎症性肠病一般不会危及生命，但病情严重或发生消化道穿孔、消化道出血、严重感染、结肠癌、深静脉血栓、原发性硬化性胆管炎等情况时，可能会危及生命，甚至引起患者死亡。

8.2.5　炎症性肠病能治愈吗？

炎症性肠病是一类有复发倾向的疾病，其病程长、并发症多、致残率高，需要长期用药。目前还没有治愈炎症性肠病的方法，治疗目标是尽可能诱导缓解、长时间地维持临床缓解、维持胃肠道的正常生理功能、提高患者生活质量、减少并发症、缩短住院时间并降低外科手术率，尚不能达到治愈目标。

8.2.6　克罗恩病患者手术后应如何预防复发？

克罗恩病术后复发率很高，术后定期结肠镜检查是诊断和制定预防复发措施的重要手段。目前，术后复发的预防仍是一个难题。有研究证实，美沙拉秦、硫嘌呤类药物、咪唑类药物、生物制剂对预防术后复发有效；而预防复发的方案及药物选择应基于复发风险分层制定。低风险患者无须预防或仅给予5-氨基水杨酸，也可以考虑肠内营养。中或中高风险患者建议可使用硫嘌呤类药物，术后3个月内可以予硫唑嘌呤与甲硝唑联合使用,继以硫唑嘌呤维持治疗,可明显减少术后 1 年的复发率。高风险患者(如病变范围广、从诊断到手术的病程短、复发性手术、切除节段长、瘘管手术、肛周疾病、吸烟等)建议使用生物制剂进行预防性治疗。克罗恩病术后是否常规使用药物预防,或者什么时候开始药物预防、使用什么药物预防,现在尚无定论。一般认为对于术后早期复发高风险患者应尽早(术后2 周)进行干预,术后半年、1 年及之后定期行内镜检查,根据是否复发及病变程度制定预防措施。

8.2.7 社会经济地位对炎症性肠病的预后有影响吗?

社会经济地位对炎症性肠病的预后有一定影响。有学者研究表明,在美国家庭收入低的炎症性肠病患者中重度残疾的概率高,是其他患者的 2~3 倍。此外,低收入及低社会经济地位会导致炎症性肠病患者焦虑及抑郁、生活质量下降、死亡率增高。

8.2.8 焦虑或抑郁会影响炎症性肠病的预后吗?

焦虑、抑郁在炎症性肠病患者中普遍存在。炎症性肠病患者的抑郁发生率是普通人群的 3 倍,焦虑/抑郁患病率为 33.1%。与溃疡性结肠炎患者相比,克罗恩病患者更容易患抑郁症,在疾病活动期的患者尤其明显。焦虑或抑郁导致患者依从性降低、睡眠及生活质量下降、性功能障碍、疾病进展和发作频率增加、药物治疗效果不佳、手术及住院风险增加、术后造口恢复的难度加大、残疾及自杀概率增加及死亡率增高。因而,必须重视炎症性肠病患者抑郁、焦虑的筛查,发现问题及时治疗,这可以防止病情恶化,改善预后,甚至挽救患者的生命。

8.2.9 溃疡性结肠炎患者回肠储袋肛管吻合术储袋炎会影响预后吗?

回肠储袋肛管吻合术储袋炎是回肠储袋肛管吻合术后常见并发症,回肠储袋肛管吻合术 1 年、2 年、5 年和 10 年发生储袋炎累积风险分别为 15.5％、22.5％、36％和 45.5％；合并硬化性胆管炎的患者则更高，分别为 22％、43％、61％和 79％。约有 46％因溃疡性溃疡而接受回肠储袋肛管吻合术的患者至少会发生一次储袋炎。术后储袋炎患者最常见的症状是排便频率增加、尿急、腹部绞痛和盆腔不适，严重的储袋炎患者偶尔会出现发热、脱水、营养不良，可能需要住院治疗。此外，大约 10％的发生储袋炎的炎症性肠病患者需要切除储袋，甚至永久性造瘘，导致患者生活质量和手术满意度降低。慢性炎症可能会增加发生异型增生或癌症的风险，若发生储袋腺癌，则预后不良。

【参考文献】

曹丽，陈怡，王玲炎，等，2018. 炎症性肠病治疗新进展[J]. 中国中西医结合消化杂志，26(11)：968-972.

邓长生，朱瑞平，1998. 炎症性肠病的病程及其预后[J]. 临床内科杂志，15(2)：69-70.

冯巩，弥曼，李雪萍，等，2019. 炎症性肠病的治疗与管理进展[J]. 中国医药导报，16(8)：39-42.

吴东，李景南，钱家鸣，2016. 炎症性肠病患者结直肠癌前病变的内镜诊治—美国炎症性肠病不典型增生监测与管理国际专家共识解读[J]. 中国实用内科志，36(3)：195-198.

杨荣萍，高翔，何瑶，等. 克罗恩病预后不良预测因素的研究[J]. 胃肠病学，2012,17(3)：151-155.

Agrawal M, Cohen-Mekelburg S, Kayal M, et al, 2019. Disability in inflammatory bowel disease patients is associated with race, ethnicity and socio-economic factors[J]. Aliment Pharmacol Ther，49(5)：564-571.

Annese V, Beaugerie L, Egan L, et al, 2015. European evidence-based consensus：inflammatory bowel disease and malignancies[J]. J Crohns Colitis，9(11)：945-965.

Azer, Samy A, 2013. Overview of molecular pathways in inflammatory bowel disease associated with colorectal cancer development[J]. Eur J Gastroenterol Hepatol，25(3)：271-281.

Beaugerie L, Seksik P, Nion-Larmurier I, et al, 2006. Predictors of

Crohn's disease[J]. Gastroenterology，131(3)：334-335.

Bel LG，Vollebregt AM，Van der Meulen-de Jong AE，et al，2015. Sexual dysfunctions in men and women with inflammatory bowel disease：the influence of IBD-related clinical factors and depression on sexual function[J]. J Sex Med，12(7)：1557-1567.

Calloway A，Dalal R，Beaulieu DB，et al，2017. Depressive symptoms predictanti-tumor necrosis factor therapy noncompliance in patients with inflammatory bowel disease[J]. Dig Dis Sci，62(12)：3563-3567.

Campos S，Portela F，Sousa P，et al，2016. Inflammatory bowel disease：adherence to immunomodulators in a biological therapy era[J]. Eur J Gastro-enterol Hepatol，28(11)：1313-1319.

Chan W，Shim HH，Lim MS，et al，2017. Symptoms of anxiety and depression are independently associated with inflammatory bowel disease-related disability[J]. Digest Liver Dis，49(12)：1314-1319.

Cho OH，Yoo YS，Yang SK，2012. Depression and risk factors in patients with Crohn's disease[J]. J Korean Acad Nurs，42(2)：207-216.

Claessen MM，Lutgens MW，van Buuren HR，et al，2009. More right-sided IBD-associated colorectal cancer in patients with primary sclerosing cholangitis[J]. Inflamm Bowel Dis，15(9)：1331-1336.

Claessen MM，Vleggaar FP，Tytgat KM，et al，2009. High lifetime risk of cancer in primary sclerosing cholangitis[J]. J Hepatol，50(1)：158-164.

Cosnes J，Beaugerie L，Carbonnel F，et al，2001. Smoking cessation and the course of Crohn's disease：an intervention study[J]. Gastroenterology，120(5)：1093-1099.

Das P，Johnson MW，Tekkis PP，et al，2007. Risk of dysplasia and adenocarcinoma following restorative proctocolectomy for ulcerative colitis[J]. Colorectal Dis，9(1)：15-27.

D'Haens GR，Vermeire S，Assche G V，et al，2008. Therapy of metronidazole with azathioprine to prevent postoperative recurrence of Crohn's disease：a controlled randomized trial[J]. Gastroenterology，135(4)：1123-1129.

Dignass A，Van Assche G，Lindsay JO，et al，2010. The second European evidence-based Consensus on the diagnosis and management of Crohn's disease：Current management[J]. J Crohns Colitis，4(1)：28-62.

Eaden JA，Abrams KR，Mayberry JF，2001. The risk of colorectal cancer in ulcerative colitis: a meta-analysis[J]. Gut, 48(4): 526-535.

Felder JB, Korelitz BI, Rajapakse R, et al, 2000. Effects of nonsteroidal antiinflammatory drugs on inflammatory bowel disease: a case-control study[J]. Am J Gastroenterol, 95(8): 1949-1954.

Ferrante M, Declerck S, De Hertogh G, et al, 2008. Outcome after proctocolectomy with ileal pouch-anal anastomosis for ulcerative colitis[J]. Inflamm Bowel Dis, 14(1): 20-28.

Fuller-Thomson E, Sulman J, 2006. Depression and inflammatory bowel disease: findings from two nationally representative Canadian surveys[J]. Inflamm Bowel Dis, 12(8): 697-707.

Goodhand JR, Wahed M, Mawdsley JE, et al, 2012. Mood disorders in inflammatory bowel disease: relation to diagnosis, disease activity, perceived stress, and other factors[J]. Inflamm Bowel Dis, 18: 2301-2309.

Gradus JL, Qin P, Lincoln AK, et al, 2010. Inflammatory bowel disease and completed suicide in Danish adults[J]. Inflamm Bowel Dis, 16 (12): 2158-2161.

Hansen JD, Kumar S, Lo WK, et al, 2013. Ursodiol and colorectal cancer or dysplasia risk in primary sclerosing cholangitis and inflammatory bowel disease: a meta-analysis[J]. Digestive Diseases and Sciences, 58(11): 3079-3087.

Jess T, Jr E, Velayos FS, et al, 2006. Risk of intestinal cancer in inflammatory bowel disease: a population-based study from olmsted county, minnesota[J]. Gastroenterology, 130(4): 1039-1046.

Ju X, Ma J, Wang K, et al, 2017. Chemopreventive effects of 5-aminosalicylic acid on inflammatory bowel disease-associated colorectal cancer and dysplasia: a systematic review with meta-analysis[J]. Oncotarget, 8 (1): 1031-1045.

Kaplan GG, 2015. The global burden of IBD: from 2015 to 2025[J]. Nat. Rev. Gastroenterol Hepatol, 12(12): 720-727.

Katon WJ, 2011. Epidemiology and treatment of depression in patients with chronic medical illness[J]. Dialogues Clin Neurosci, 13(1): 7-23.

Khan F, Shen B, 2019. Inflammation and neoplasia of the pouch in inflammatory bowel disease[J]. Curr Gastroenterol Rep, 21(4): 10.

Kochar B, Barnes EL, Long MD, et al, 2018. Depression is associated with more aggressive inflammatory bowel disease[J]. Am J Gastroenterol,

113(1)：80-85.

Lakatos L，Mester G，Erdelyi Z，et al，2006．Risk factors for ulcerative coliris-associated colorectal cancer in a Hungarian cohort of patients with ulcerative colitis：results of a population-based study[J]．Inflamm Bowel Dis，12(3)：205-211.

Loly C，Belaiche J，Louis E，2008．Predictors of severe Crohn's disease [J]．Scand J Gastroenterol，43(8)：948-954.

Markowitz J，Grancher K，Kohn N，et al，2000．A multicenter trial of 6-mercaptopurine and prednisone in children with newly diagnosed Crohn's disease [J]．Gastroenterology，119 (4)：895-902.

Matsuoka K，Kobayashi T，Ueno F，et al，2018．Evidence-based clinical practice guidelines for inflammatory bowel disease[J]．J Gastroenterol，53 (3)：305-353.

Mikocka-Walus AA，Pittet V，Rossel JB，et al，2016．Symptoms of depression and anxiety are independently associated with clinical recurrence of inflammatory bowel disease[J]．Clin Gastroenterol Hepatol，14(6)：829-835e1.

Mosher CA，Brown GR，Weideman RA，et al，2018．Incidence of colorectal cancer and extracolonic cancers in veteran patients with inflammatory bowel disease[J]．Inflamm Bowel Dis，24(3)：617-623.

Parra RS，Chebli JM，Amarante HM，et al，2019．Quality of life，work productivity impairment and healthcare resources in inflammatory bowel diseases in Brazil[J]．World J Gastroenterol，25(38)：5862-5882.

Persoons P，Vermeire S，Demyttenaere K，et al，2005．The impact of major depressive disorder on the short- and long-term outcome of Crohn's disease treatment with infliximab[J]．Aliment Pharmacol Ther，22(2)：101-110.

Shale MJ，Riley SA，2003．Studies of compliance with delayed-release mesalazine therapy in patients with inflammatory bowel disease[J]．Aliment Pharmacol Ther，18(2)：191-198.

Shivananda S，Lennard Jones J，Logan R，et al，1996．Incidence of inflammatory bowel disease cross Europe：is there a difference between north and south? Results of the European Collaborative Study on Inflammatory Bowel Disease (ECIBD)[J]．Gut，39(5)：690-697.

Thompson-Fawcett MW，Marcus V，Redston M，et al，2001．Risk of dysplasia in long-term ileal pouches and pouches with chronic pouchitis[J].

Gastroenterology，121(2)：275-281.

van Schaik FD，van Oijen MG，Smeets HM，et al，2012. Thiopurines prevent advanced colorectal neoplasia in patients with inflammatory bowel disease[J]. Gut，61(2)：235-240.

Wardle RA，Wardle AJ，Charadva C，et al，2017. Literature review：impacts of socioeconomic status on the risk of inflammatory bowel disease and its outcomes[J]. Eur J Gastroenterol Hepatol，29(8)：879-884.

Yanartas O，Kani HT，Bicakci E，et al，2016. The effects of psychiatric treatment on depression，anxiety，quality of life，and sexual dysfunction in patients with inflammatory bowel disease[J]. Neuropsychiatr Dis Treat，12：673-683.

Yerushalmy-Feler A，Assa A，2019. Pharmacological prevention and management of postoperative relapse in pediatric Crohn's disease[J]. Paediatr Drugs，21(6)：451-460.

第 9 部分

炎症性肠病的预防及随访

9.1 炎症性肠病的预防

9.1.1 如何降低炎症性肠病发病率?

现在普遍认为炎症性肠病是环境、免疫、遗传、菌群失调等多种因素相互作用的结果。针对可能的病因及病机采取积极的措施,可以降低炎症性肠病的发病率。

(1)合理的饮食习惯:平时以柔软、易消化、富含营养为原则,少量多餐,补充多种维生素,适量补充益生菌。多食用含有不饱和脂肪酸的鱼油、亚麻油及坚果等,也能抑制和预防炎症性肠病的炎症过程。日常生活中除了注意少食辛辣刺激食品外,也要避免过多食用如红肉、白葡萄酒、汉堡包、浓缩饮料、香肠等食物。对肠道较为敏感,容易发生腹痛、腹泻的人群,建议行食物不耐受检测,对不耐受的食物,应尽量避免食用。另外,对于婴幼儿,建议母乳喂养。

(2)积极控制感染:一旦有肠道感染,如出现发热、腹痛、腹泻等症状,应及早治疗,积极寻找潜在的感染灶,针对性地控制感染,减少对肠道的刺激,防止转为慢性肠道感染。保持肛门清洁与干燥,做好自身的卫生防护,减少可能感染因素的发生,对炎症性肠病的防治起到一定作用。

(3)调节精神心理因素:提高自我调整和放松的能力,平日心情保持舒畅。学会应对不良生活事件、调节负性情绪的方法和技巧,有意识地改变专断、过激的行为,尽量避免不良的精神刺激及远离可能存在较大压力的工作与生活环境。

(4)培养良好生活方式:高温和高寒环境均会使人体处于应激状态,促使肠道发生一系列的生理病理变化。因此,注意四时气候的变化,避免长时间处于高温或高寒环境,也是防治炎症性肠病的重要方面。同时,注意劳逸结合,生活起居有规律,根据自己体力情况选择适合的运动,并且养成定时排便的习惯。

(5)定期体检与避免滥用药物:对于 30 岁以上有排便功能紊乱、黏液脓血便、原因不明的贫血、消瘦、腹部包块或肿块者,应高度警惕,可做 X 线钡剂灌肠、结肠镜、大便潜血等检查,做到早预防、早诊断、早治疗。减少抗生素、质子泵抑制剂、H_2 受体阻滞剂等药物的滥用,严格把握用药指征。

9.1.2　如何降低炎症性肠病复发率?

炎症性肠病复发率高,与患者依从性差、生活方式不良、精神因素、感染未控制、用药不合理等多种因素有关,可以采取以下干预措施减少复发率。

(1)从应激和心理方面入手:应激心理因素与本病的复发加重有密切关系,心理应激能加重炎症性肠病的炎症损伤及溃疡形成。故应保持乐观而稳定的情绪,消除工作、家庭等方面的精神刺激,避免与他人发生纠纷,合理安排工作学习和生活,保证充足的睡眠,使紧张的情绪得到放松和缓解。取得家属的支持配合,并且鼓励其采用成熟的心理防御方式,有利于减轻患者的心理生理障碍。

(2)从饮食与营养因素入手:定时、定量、定点进食,应给予柔软、易消化、少纤维、营养丰富和足够热量的食物,避免暴饮暴食,避免冷饮、酒和辛辣等刺激性食物,不宜饮用牛奶或乳制品。豆类经肠道内细菌酵解后产生较多的气体,会加重腹痛症状。一些高脂肪(如坚果类)、高纤维(如生的蔬菜)食物在肠道中降解慢,不易消化吸收,会加重肠道的负担,这些食物也应该尽量避免。记录饮食日记有助于发现可疑的食物,如发现某种食品食用后症状加重,可以每周在日记中记一次食后感觉,并观察症状变化。

(3)从治疗依从性因素入手:多数患者对疾病的认识不充分,用药杂、多、乱,不合理且服用时间短;同时由于药物价格过高,患者难以承受等原因导致治疗依从性低。因此,应提高患者对疾病基本知识的知晓度,了解药物的性能、疗效、剂量及不良反应,改变随意停药、换药、减量等现象,提高治疗依从性,达到有效的治疗周期,从而减少疾病复发加重。另外,对于存在经济困难的患者,选择疗效较好、价格经济的治疗方案,及时缓解其经济压力。

(4)从控制感染因素入手:研究证实,与健康人相比炎症性肠病患者的结肠样本中黏膜存在严重的细菌感染。细菌等感染会破坏肠道屏障功能,促使肠道发生炎症反应。因此,应积极寻找潜在的隐匿的或慢性感染灶,有针对性地控制感染,避免与其他感染性疾病及呼吸道疾病患者接触,从生活的每个细节做起,搞好个人卫生,并对生活用具定期消毒,少吃凉菜等未经高温消毒灭菌的食物,从而减少因肠道感染导致的炎症性肠病复发加重。

(5)从药物因素与改变生活习惯入手:患者应尽量避免服用对炎症性肠病有影响的药物,如水杨酸制剂、洋地黄制剂、抗凝药、咖啡因、胰岛素、组胺、呋喃西林、氯化钾口服液等,上述药物会刺激肠黏膜,导致炎症性肠病的复发。故要避免滥用或盲目使用药物。若病情需要,应同时配以胃肠黏膜保护剂。另外,患者应注意腹部保暖,避免受凉后诱发或加重腹泻。同时生活应规律,适当休息与锻炼,劳逸结合,提高抗病能力。避免与其他感染性疾病及呼吸道疾病患者接触,加强皮肤的清洁卫生,做好自身防护,防止外伤。特别指出,吸烟会显著增加克罗恩病的严重程度和复发频率。临床研究证实,一些难治性的克罗恩病,戒烟后症状可以得到有效缓解。

9.1.3 如何降低炎症性肠病致残率?

炎症性肠病是一种主要发生于肠道的非特异性炎症疾病,具有病程迁延、反复发作、不易根治的特点,其临床表现复杂多样化,并可伴有瘘管、穿孔、肠道梗阻及癌变,严重者可丧失劳动能力、青少年儿童发育迟缓,对患者的工作生活、心理方面造成极大影响,故这是一种致残性疾病。炎症性肠病的治疗所受影响因素较多,其效果并不稳定。因此,如何选择合适的治疗方案,以提高对炎症性肠病的治疗效果,延缓病程的进展,并降低致残风险是临床关注的重点。研究显示,年龄、病程、病变累及范围、病情程度等是炎症性肠病患者致残的危险因素。因此,在炎症性肠病的治疗中,对于年龄≥60 岁者应进行重点监测,治疗同时要加强患者的营养,指导患者的生活习惯及饮食,改善患者的体质;对于病程≥5 年者要根据患者的病情严重程度选择合适的治疗方法,以尽快控制患者的病情;若患者的病变范围同时累及小肠和结肠,应在治疗的同时进行营养支持,必要时可选择手术治疗。

9.1.4　炎症性肠病患者用药过程如何评估病情及预后?

(1) 大便的变化情况:包括大便的次数和性状,如果出现大便次数增多(每日＞6 次),有明显的脓血便或者出现腹痛,或伴有发热、贫血、消瘦、疲倦等全身表现时需要考虑病情加重。如果大便次数减少,每日 1～2 次,无脓血便、发热、腹痛等表现,说明病情好转。

(2) 下消化道并发症有无发生:如肠道出血、肠梗阻、肠穿孔、中毒性巨结肠、癌变、肛瘘及肛周脓肿等表现。如果上述并发症未出现,说明病情好转,预后尚佳。

(3) 辅助检查:炎症性肠病患者,尤其是小肠型克罗恩病患者,单靠临床表现比较难以判断病情,有些患者病情已经比较严重了,但是临床表现并不明显。故我们需要结合实验室等检查来判断,血红蛋白浓度、平均红细胞容积、血小板计数、平均血小板体积、红细胞分布宽度、C 反应蛋白、血沉、粪便钙卫蛋白等可作为判断炎症活动性的指标,早期指导临床的诊断及治疗。临床应用中可通过简单的血液常规检查,早期筛检可疑患者进入进一步的诊疗程序,用于临床的预后评价及复诊,评价治疗效果,避免漏诊。另外,还需要重视内镜检查评估肠道情况,根据肠镜下 Mayo 评分来判断预后。

9.1.5　手术可以预防克罗恩病复发吗?

克罗恩病患者经常会经历多次手术,其术后复发率相当高,故手术不可以预防克罗恩病的复发。目前克罗恩病治疗多以内科药物治疗为主,但随着病程的延长,许多患者病情反复发作,甚至进行性加重。若出现重度营养不良、肠梗阻、肠穿孔、内瘘或外瘘、腹腔脓肿或消化道出血等并发症时,药物治疗常难以达到理想的效果,从而需要采取手术治疗。有流行病学调查结果显示,病程为 1 年、5 年、10 年和 30 年的克罗恩病患者手术率分别为 16.6%、35.4%、53% 和 94.5%。手术虽然不能治愈克罗恩病,但能显著改善或消除临床症状,提高药物治疗效果和患者的生活质量,其作用是药物无法替代的。但是手术并不能从根本上治愈克罗恩病,术后仍有较高的复发率。

9.1.6　克罗恩病术后复发如何理解?

克罗恩病术后复发分为内镜复发、临床复发、手术复发等多种概念。内镜复发是指手术切除病变后,内镜下再次出现新病变,但患者没有明显的临床症状。临床复发是指手术切除病变后,患者出现克罗恩病相关临床症状并伴随内镜下复发。手术复发是指病变肠管切除术后患者再次出现保守治疗无效的复发,需再次行病变肠段切除或狭窄成形术。内镜复发出现的时间早,临床复发多滞后于内镜复发。研究表明,术后 1 年内镜复发率为 50%~93%;术后 1 年临床复发率为 6.1%~30%,5 年为 17%~55%;10 年手术复发率为 12%~70%。

9.1.7　克罗恩病术后复发的危险因素有哪些?

克罗恩病术后复发的危险因素与性别、手术方式(腹腔镜或传统手术)无关,而与吸烟、透壁性病变、穿孔、广泛病变、肛周受累等危险因素有关,而像病变的位置、吻合口的位置及方式等问题尚待进一步的研究证明。因此,在决定手术前应准确、全面地了解克罗恩病的严重程度及范围,并与有经验的相关各科医生密切联系、咨询,评估药物治疗成功的可能性,避免草率地扩大手术指征。

9.1.8　如何预防克罗恩病术后复发?

术后复发是克罗恩病常出现的问题,吻合口病变或狭窄、复发是克罗恩病的特性,手术吻合口又是好复发的部位。大量研究表明,除了有效控制生活方式、饮食、情绪等因素有利于预防克罗恩病术后复发外,术后合理药物预防也是防止术后复发的重要手段。合理用药可以延长术后缓解的时间、降低术后复发率。术后预防用药常见药物有 5-氨基水杨酸类、抗生素、益生菌、免疫抑制剂及生物制剂等。目前生物制剂仍是预防克罗恩病术后复发的最有效药物。

9.1.9　克罗恩病术后复发与吸烟有关吗?

克罗恩病术后复发率几乎接近100%,在当前克罗恩病发病机制不明确的情况下,控制症状、延迟复发时间成为研究的重要内容。目前吸烟被证实与克罗恩病复发有明确关系,吸烟会降低克罗恩病患者对治疗药物的疗效,并加快纤维化和瘘管的形成,容易导致术后复发。与不吸烟的人相比,手术后吸烟的克罗恩病患者内镜下复发的风险大约增加了3倍。故克罗恩病术后复发与吸烟有密切关系。

9.1.10　吸烟对炎症性肠病病情控制有好处吗?

吸烟对克罗恩病和溃疡性结肠炎的影响是不一样的。大量证据表明吸烟会引起免疫系统的改变、增加克罗恩病的患病风险、降低患者对英夫利昔单抗的反应、增加药物使用量。与不吸烟者相比,吸烟的患者有更高的手术风险、术后临床复发率及再手术率,并且吸烟对女性克罗恩病的不良影响比男性克罗恩病更为明显。然而,在吸烟和炎症性肠病关系问题上学者们观点不一,有研究者认为吸烟和溃疡性结肠炎发病呈负相关,吸烟不会增加溃疡性结肠炎的发病率。但是在大数据面前,我们从健康-获益的角度仍然建议患者尽量戒烟。

9.1.11　哪些检查指标提示克罗恩病术后复发？

克罗恩病术后复发率较高,粪便钙卫蛋白、乳铁蛋白作为克罗恩病术后复发的预测指标,灵敏度和特异度均较高,且这两个检查无创并可重复进行,可以作为临床监测克罗恩病活动性的有效检测指标。内镜作为检测疾病活动性的金标准,有其不可替代的优势,术后的克罗恩病患者必须定期进行内镜检查,评估疾病的活动性及药物疗效,从而有助于监测复发和制订防治方案。

9.1.12　什么是溃疡性结肠炎复发？

一般来说,溃疡性结肠炎复发是指自然或经药物治疗进入缓解期后,相关临床症状再次出现,并有实验室炎症指标、内镜检查和影像学检查的疾病活动证据,即可认为溃疡性结肠炎复发。例如,便血量、排便次数较前增多,实验室炎症指标如血常规、血沉、C 反应蛋白、粪便钙卫蛋白、人血白蛋白等不在正常范围之内,并通过结肠镜检查证实红斑明显、血管纹理缺乏、易脆、自发性出血、糜烂、溃疡形成等,医生判断病情较前反复或加重。复发的类型可分为偶发(≤1 次/年)、频发(发作 2 次/年)和持续型(溃疡性结肠炎症状持续活动,不能缓解)。早期复发是指经治疗达到缓解期开始计算至复发的时间<3 个月。

9.1.13　溃疡性结肠炎复发与发病年龄有关吗？

随着患者发病年龄的增加,溃疡性结肠炎的复发危险会降低。但对于发病年龄的拐点尚无统一研究结果,不少研究倾向于 30 岁、50 岁为节点。国内研究显示,30～50 岁年龄段是复发的独立危险因素。国外研究显示,发病年龄大于 50 岁组比小于 30 岁组复发危险降低;40 岁以下的患者,疾病活动性更强,临床症状更严重。

9.1.14　溃疡性结肠炎复发与初次发病时的病变范围有关吗？

目前溃疡性结肠炎初次发病的病变范围与复发有关与否尚无明确结论。病变累及广泛结肠的溃疡性结肠炎患者,在激素需求剂量、复发率、结肠手术率方面危险性均明显增加。研究显示,病变范围广泛是溃疡性结肠炎患者复发的独立危险因素。有学者认为全结肠炎和左半结肠炎复发风险明显高于远端结肠炎。但也有研究显示,病变范围与复发无相关性。因此,对于溃疡性结肠炎初次病变范围对疾病复发有无影响,仍需进一步研究。

9.2 炎症性肠病的随访

9.2.1 如何做好炎症性肠病的随访?

(1)出院前:由医院随访中心联合相关的专科医生、药师及随访专科护士和医务社会工作者等建立炎症性肠病随访小组,由一名专病管理护士负责炎症性肠病患者出院后的随访管理,其职责包括了患者个人疾病信息更新、随访记录的总结和反馈、组织健康教育讲座和社区联谊活动等。在出院前,由不同专科的专业人士共同评估患者的社会、心理和生理状况,制定专病一体化管理方案和计划,包括生理(饮食、体质量、大小便、用药、疼痛等)、心理、社会、家庭、行为等健康领域,要求每周至少2次维护本专科的个案电子信息。出院时发放炎症性肠病健康教育资料、告知咨询电话等。

(2)出院后:随访团队根据患者个案信息整理和分析待解决的问题,明确解决方法,并评价其计划实施中存在的问题和目标达成的程度。其随访的主要内容如下。

1)电话随访:常规接听咨询电话获得患者需求,如遇患者疾病突变时给予及时准确的指导。其主要目的是利用电话指导和监控患者的病情、康复和心理等。专病管理护士保证每周至少与患者通话1次,主要内容为按随访小组制定的谈话目录询问患者近况,以互动的方式提供健康指导和反馈干预效果。

2)家庭访视:主要为随访小组根据患者近期康复过程中的生理、心理和生活的认知及行为,有针对性地实施"一对一"访谈,明确患者躯体、认知、支持、角色、情绪等健康问题,以综合个体和家庭需求为基本,梳理有效信息,共同商定干预的计划和目标,包括肠道症状、全身症状、情感功能和社会功能等领域的自我管理教育。

3) 专病门诊复诊:设立专病门诊,主要由具有丰富诊疗经验的专科医生负责,专科医生根据个人电子档案决定复查的指标和调整治疗方案,如有疾病变化随时就诊。对于个别潜在并发症的患者实施个体化指导。

4) 网络随访:主要是依托互联网讲解疾病知识和解答疑问,建立病友 QQ 群、病友微信群和炎症性肠病微信公众平台,不定期推送炎症性肠病的相关知识和解决患者提出的问题。通过教育加强患者的认识,同时纳入自我管理水平较高的炎症性肠病患者作为同伴支持者,以"过来人"的身份分享疾病管理中的经验和失误。

9.2.2　炎症性肠病患者处于缓解期是否还需定期去看医生?

由于炎症性肠病为终生性疾病,具有慢性反复发作的特点,故炎症性肠病患者即使病情缓解,仍需要定期去看医生。亚太地区炎症性肠病的处理原则明确指出:无论病变的严重程度,在诱导缓解后开始维持治疗,应该告知患者维持治疗的时间一般不应少于 1 年。至于病情较重或反复发作的患者,多主张长期用药维持,但由于患者依从性差、经济条件无法承受、药物不良反应多等原因,维持治疗在国内没有很好落实,特别是长期维持治疗没有引起重视,导致病情反复。因此,需要定期去看医生以减少疾病的复发加重。

9.2.3　炎症性肠病的结直肠癌监测方法有哪些?

随着炎症性肠病患者患病时间的增加,患结直肠癌的风险也随之增加,从患病 10 年到患病 30 年,患结直肠癌的风险也从 2% 增加至 20%。结肠镜是对炎症性肠病及相关癌变诊断的重要手段,发现可疑病变需额外取材。除了定期进行结肠镜检查外,还可以通过控制炎症性肠病,避免炎症复发,来降低癌症风险。另外,除了常规的内镜检查外,医生和患者还可以根据具体情况,进行染色内镜、放大内镜、共聚焦内镜,甚至是可行的分子检测等手段进行监测,以便早期发现异型增生和癌性病灶最终达到早期治疗的目的。

9.2.4   为什么说内镜的随访非常重要?

对于炎症性肠病患者来说,内镜随访必不可少,即使是完全缓解的患者,仍需要进行定期的内镜随访,因为炎症过后黏膜的上皮细胞仍会发生变化,如息肉形成等,特别是病变广泛者、儿童期发病者、病情长年反复或持续者、长期应用柳氮磺砒啶或免疫抑制剂治疗者,应注意结肠直肠癌变发生的可能。溃疡性结肠炎的癌变率在欧美国家为 $2.5\%\sim10\%$,与一般人群结肠癌发生率相比高 5～20 倍。10 年以上患者癌变率每年递增 $1\%\sim2\%$。因此,炎症性肠病患者必须行内镜随访检查。

年幼发病、病程长、病变广泛、炎症反复和合并原发性硬化性胆管炎等患者为结肠炎相关性结直肠癌高危人群,对该类人群进行癌症的早期内镜筛查对降低结直肠癌发病率有重要意义。

9.2.5   克罗恩病术后患者需要多久检查内镜?

克罗恩病肠切除术病史患者,复发率相当高。由于克罗恩病的终生复发倾向和不可治愈性,患者往往需接受至少一次的手术治疗。一般来说,克罗恩病术后内镜下复发早于临床复发,一旦患者进展至临床复发,其再次手术风险明显增加,故内镜检查尤为重要。一般患者需要术后半年、1 年及之后定期复查内镜。如果处于缓解期或者稳定期的患者,一般情况下建议患者 2 年左右复查一次内镜。如果克罗恩病镜下表现有息肉或腺瘤患者,则根据腺瘤的不同病理分型情况,需要更早地进行肠镜复查。

9.2.6   溃疡性结肠炎患者需要多久进行肠镜检查?

患者不同,疾病情况不同,故多久做一次肠镜是有差异的。初治的患者如病情较为严重,应 3～6 个月复查一次,复查后应根据患者肠道黏膜愈合情况调整治疗方案。

2020 年《中国消化内镜技术诊断与治疗炎症性肠病的专家指

导意见》建议起病 8～10 年的所有溃疡性结肠炎患者均应行 1 次结肠镜检查,以确定当前病变的范围。如为广泛结肠炎,隔年行肠镜复查,达 20 年后每年行肠镜复查;如为左半溃疡性结肠炎,则从起病 15 年开始隔年行肠镜复查;如为溃疡性直肠炎,无须行结肠镜检查。合并原发性硬化性胆管炎患者应于确诊之时开始行结肠镜检查,以后每年复查 1 次。其中,重度不典型增生被部分学者视为原位癌,一经复核证实即应手术切除(部分亦可内镜下切除),而轻、中度不典型增生者可在 3～6 个月内复查,视病变动态变化予以相应处理。

9.2.7 炎症性肠病手术后如何随访?

炎症性肠病手术后密切监测、随访是减少临床复发、制定防治方案、避免再手术的关键。一般来说,术后半年、1 年及之后定期行内镜复查,根据内镜复发与否及其程度,调整治疗方案有利于改善疾病的预后。由于手术本身导致的炎症反应可诱发疾病活动,故对于术后短期内出现的不明原因腹泻、发热等临床表现,在排除感染后,应警惕术后早期疾病复发可能,必要时可尽早安排内镜检查明确病变情况并给予升阶梯治疗。此外,粪便钙卫蛋白在评估肠道炎症和治疗反应方面表现出很高的准确性,有助于识别内镜下复发或术后复发的高危患者;有助于监测疾病活动性,并预测炎症性肠病手术后的未来临床进程。CTE 和 MRE 是诊断克罗恩病复发的有效方法,并与内镜评分一致,这些技术对预测术后克罗恩病的临床病程有一定的参考价值。

9.2.8 对于临床表现、结肠镜检查和活检组织学改变不典型的初发病例,应如何随访?

炎症性肠病的诊断缺乏金标准,需多方面综合分析,故炎症性肠病是排他性诊断的疾病。因此,对诊断存有疑虑的初发病例,如何随访尤为重要。一般需在一定时间(一般为 6 个月)后复查内镜及黏膜活组织检查,并注意定期门诊随诊,观察临床表现的进展,完善实验室检查和影像学检查等多方面资料,有利于动态观察、分析患者病情变化。

【参考文献】

陈晨,戴新娟,黎军,等,2016.以专病管理团队为主导的疾病管理对炎症性肠病患者的效果研究[J].中国全科医学,10(35):4397-4402.

陈金华,2018.克罗恩病患者致残的危险因素 Logistic 回归分析及治疗建议[J].临床医学研究与实践,32(11):38-39.

冯巩,弥曼,李雪萍,等,2019.炎症性肠病的治疗与管理进展[J].中国医药导报,16(8):39-42.

葛文松,2021.提高克罗恩病早诊早治水平改善疗效和预后[J].中华消化病与影像杂志(电子版),11(1):28-30.

管丽芳,李文波,胡博文,等,2016.克罗恩病术后复发的危险因素、预测、预防和管理[J].世界华人消化杂志,24(13):1993-2001.

黎介寿,2013.认识克罗恩病的特性[J].中国实用外科杂志,33(7):535-537.

李梅,张苏闽,2012.溃疡性结肠炎病因分析及预防[J].中医学报,27(10):1343-1345.

李延青,2018.炎症性肠病癌变的内镜筛查及化学预防[J].中国实用内科杂志,38(9):780-783.

刘志恒,贾红玲,宋传芳,等,2020.影响溃疡性结肠炎复发因素综述[J].牡丹江医学院学报,41(1):136-138.

陆诗媛,房静远,2018.溃疡性结肠炎癌变及其预防[J].中华内科杂志,57(4):302-305.

邱伟伟,陈建荣,2010.引起溃疡性结肠炎复发相关因素分析及预防对策[J].中国医药指南,8(34):121-122.

孙涛,贾立伟,李欣,2015.溃疡性结肠炎相关结直肠癌风险因素与预防进展[J].生物技术通讯,26(5):728-732.

王洁,李艳慧,孙芹利,2016.专病一体化随访管理在青年炎症性肠病患者中的应用[J].中国护理管理,16(5):689-692.

王静静,范一宏,黄蓉,2020.强化克罗恩病监测和优化患者管理[J].世界华人消化杂志,28(15):660-668.

王梦瑶,孟立娜,2017.克罗恩病术后复发危险因素及术后管理[J].浙江医学,39(4):318-321.

吴现瑞,刘炫辉,兰平,2017.我国炎症性肠病外科治疗决策[J].中华结直肠疾病电子杂志,6(4):273-279.

吴现瑞,刘炫辉,兰平,2016.炎性肠病手术并发症的防范与处理[J].中华胃肠外科杂志,19(4):370-375.

钟英强,林莹,昝慧,2011.电子肠镜在炎症性肠病诊断、治疗和随访中的应用[J].中华临床医师杂志(电子版),5(4):952-956.

Ardizzone S, Maconi G, Sampietro GM, et al, 2004. Azathioprine and mesalamine for prevention of relapse after conservative surgery for Crohn's disease[J]. Gastroenterology, 127(3): 730-740.

Bernell O, Lapidus A, Hellers G, 2000. Risk factors for surgery and recurrence in 907 patients with primary ileocaecal Crohn's disease[J]. Br J Surg, 87(12): 1697-1701.

Colombel JF, Sandborn WJ, Reinisch W, et al, 2010. Infliximab, azathioprine, or combination therapy for Crohn's disease[J]. N Engl J Med, 362(15): 1383-1395.

Harbord M, Eliakim R, Bettenworth D, et al, 2017. Corrigendum: third european evidence-based consensus on diagnosis and management of ulcerative colitis. part 2: current management[J]. J Crohns Colitis, 11(12): 1512.

Hefaiedh R, Sabbeh M, Miloudi N, et al, 2015. Surgical treatment of Crohn's disease: indications, results and predictive factors of recurrence and morbidity[J]. Tunis Med, 93(6): 356-360.

Lichtenstein GR, Hanauer SB, Sandborn WJ, et al, 2009. Management of Crohn's disease in adults[J]. Am J Gastroenterol, 104(2): 465-483.

Reese GE, Nanidis T, Borysiewicz C, et al, 2008. The effect of smoking after surgery for Crohn's disease: a meta-analysis of observational studies[J]. Int J Colorectal Dis, 23(12): 1213-1221.

Sachar DB, Lemmer E, Ibrahim C, et al, 2009. Recurrence patterns after first resection for stricturing or penetrating Crohn's disease[J]. Inflamm Bowel Dis, 15(7): 1071-1075.

第 10 部分

炎症性肠病的生活问题

10.1 炎症性肠病与妊娠

10.1.1 炎症性肠病患者可以生育吗？

影响炎症性肠病患者生育的主要因素包括疾病活动度、年龄、外科手术、遗传倾向，以及患者对疾病和药物的担心等。缓解期炎症性肠病患者的生育力与正常人大致相同，只与患者的年龄有关。在疾病的活动期，患者的生育力有所下降，而且早产儿和出生低体重患儿的风险增加，尤其是存在肛周病变或盆腔脓肿，经历过外科手术，特别是回肠贮袋肛管吻合术的患者。炎症性肠病发病具有遗传倾向，研究显示溃疡性结肠炎和克罗恩病患者的后代患炎症性肠病的风险较普通人群升高 2～13 倍，且女性后代患病率相对较高，尤其是克罗恩病。尽管炎症性肠病具有遗传倾向，但总体发病率仍很低，不应成为患者主动不育的理由。

10.1.2 炎症性肠病患者可以哺乳吗？

大部分治疗炎症性肠病的药物可在母乳中少量检出，但其影响甚微。推荐哺乳期炎症性肠病患者继续使用常规剂量美沙拉秦，慎用柳氮磺吡啶。糖皮质激素在母乳中亦可检出，但常规剂量的糖皮质激素能分泌到乳汁中的含量不高，故对婴儿影响小，较安全。对于糖皮质激素服用剂量超过每日 40 毫克，可在服用糖皮质激素 4 小时后哺乳。哺乳期使用硫嘌呤类药物，建议结合患者的哺乳意愿，谨慎选择母乳喂养,倾向人工喂养。甲硝唑、环丙沙星可经乳汁分泌,没有证据表明在哺乳期用药绝对安全,建议哺乳期尽量避免使用。如必须用抗生素治疗,建议更改为人工喂养。甲氨蝶呤和环孢素对婴儿免疫系统有抑制作用,并有致肿瘤发生风险,哺乳期禁用。英夫利昔单抗分泌入乳汁的量很少,而且与其他大分子蛋白质一样会在消化道内被分解破坏,哺乳期应用英夫利昔单抗治疗对婴儿是安全的,但仍需研究证据支持。

10.1.3　炎症性肠病患者妊娠时有哪些注意事项?

2019 年中华医学会消化病学分会炎症性肠病学组组织相关专家共同制定了《炎症性肠病妊娠期管理的专家共识意见》。在治疗上,采用柳氮磺吡啶或美沙拉秦维持治疗的女性患者,妊娠期可继续口服和(或)局部直肠用药。柳氮磺吡啶干扰叶酸吸收,推荐备孕和妊娠期女性患者补充叶酸(每日 2 毫克)。采用硫嘌呤类药物和抗肿瘤坏死因子-α 单克隆抗体维持缓解的炎症性肠病患者,妊娠期可继续维持原方案治疗。对于炎症性肠病复发风险较低的妊娠患者,建议妊娠 22～24 周最后应用一次抗肿瘤坏死因子-α 治疗;对于停药后不能维持缓解的妊娠患者,必要时考虑在 30～32 周末次使用,并于产后重新开始使用。对于抗肿瘤坏死因子-α 与免疫抑制剂联合治疗的患者,建议妊娠期根据患者的个体情况转换为单药治疗。

妊娠期炎症性肠病病情活动的药物治疗需评估患者病情活动程度,并结合既往治疗经过及药物疗效。妊娠期溃疡性结肠炎患者如在美沙拉秦维持治疗期间出现轻中度疾病活动,可考虑口服美沙拉秦至足量,并联合直肠局部美沙拉秦治疗以诱导病情缓解。如在足量 5-氨基水杨酸或硫嘌呤类药物维持治疗期间出现病情中重度活动,应考虑系统性糖皮质激素或抗肿瘤坏死因子-α 药物诱导病情缓解。妊娠期炎症性肠病病情中重度活动且糖皮质激素抵抗的患者,推荐采用抗肿瘤坏死因子-α 诱导病情缓解。糖皮质激素抵抗的重度活动性溃疡性结肠炎也可考虑环孢素治疗。妊娠期病情活动经糖皮质激素治疗诱导病情缓解后,对于美沙拉秦不能维持缓解的患者,不建议妊娠期初次使用硫嘌呤类药物,可考虑抗肿瘤坏死因子-α进行维持治疗,从而达到病情缓解。抗肿瘤坏死因子-α药物诱导病情缓解后推荐继续使用该药物进行维持治疗。妊娠期克罗恩病合并肛周病变必须使用抗生素治疗的患者,建议与产科、药剂科共同协商,选择适当的抗生素治疗。

妊娠期炎症性肠病住院患者需评估静脉血栓栓塞的发生风险。对于妊娠期出现因病情活动住院治疗、计划性剖宫产或存在其他血栓栓塞高危因素,建议考虑采用低分子肝素进行预防性抗凝治疗。妊娠期炎症性肠病患者如需急诊手术控制炎症性肠病并发症,不应单纯考虑妊娠而延误手术。

在妊娠期炎症性肠病的影像和内镜评估方面,妊娠期疑诊炎症性肠病或炎症性肠病病情复发的患者,病情评估的影像检查手段首选肠道超声或无钆造影剂的磁共振成像。妊娠中晚期,由于胎儿影响肠道超声观察,可考虑行磁共振成像;如妊娠期确实需行 CT 检查,建议充分权衡利弊后决定。妊娠期疑诊炎症性肠病或炎症性肠病病情复发患者,如病情评估确实需要,可在妊娠期行结肠镜检查,首选乙状结肠镜检查,必要时可考虑全结肠镜检查。如临床情况允许,建议尽可能在妊娠中期进行。

10.1.4　炎症性肠病患者妊娠前需要做哪些准备?

有生育计划的炎症性肠病女性需要在妊娠前进行妊娠前咨询、妊娠的时机选择和妊娠前药物调整等各项准备。

建议患者妊娠前咨询消化科、产科、外科、营养科、药剂科等相关专家,以取得更好的妊娠结局。妊娠前咨询可增加对生育相关知识的了解,减少生育顾虑,提高服药依从性,减少妊娠期疾病复发,获得更好的妊娠前管理。

疾病缓解期是炎症性肠病女性妊娠的恰当时机,尤其是在内镜下黏膜愈合状态下妊娠可获得更佳的妊娠结局。缓解期受孕的女性炎症性肠病患者中,近 80％患者在妊娠期维持缓解状态,疾病复发风险与非妊娠患者相似;而在疾病活动期受孕者,妊娠期时 1/3 患者维持原来的疾病活动状态,1/3 病情加重,1/3 疾病活动有所改善。因此,尽量在妊娠前进行疾病管理优化,开展全面客观的病情评估。

妊娠前需要调整药物,使病情稳定于无糖皮质激素缓解状态至少 3 个月以上,避免药物的致畸风险,优化现有的维持治疗药物以降低药物对妊娠结局的影响。

10.1.5　炎症性肠病患者妊娠时治疗药物需要调整吗?

在妊娠的不同阶段,药物治疗的选择策略有所不同。

(1) 妊娠前:含有邻苯二甲酸二丁酯的 5-氨基水杨酸药物建议更换为不含邻苯二甲酸二丁酯的 5-氨基水杨酸药物。服用甲氨蝶呤维持治疗,并有妊娠计划的炎症性肠病患者(包括男性),建议妊娠前至少停用甲氨蝶呤 3~6 个月。目前尚无关于怀孕前沙利度胺洗脱所需时间的研究证据,根据该药的药代动力学特征,建议妊娠前至少停用 6 个月以上(包括男性)。炎症性肠病男性患者备孕期间建议避免服用柳氮磺吡啶,可继续使用美沙拉秦、抗肿瘤坏死因子-α 及硫嘌呤类药物治疗。

(2) 妊娠期间:使用柳氮磺吡啶或美沙拉秦维持疾病缓解的患者可继续口服和(或)局部直肠用药。使用硫嘌呤类药物维持治疗的妊娠女性在整个妊娠期间可继续硫嘌呤类药物治疗。使用抗肿瘤坏死因子-α 维持治疗的妊娠女性可继续使用抗肿瘤坏死因子-α 治疗,对于复发风险较低的妊娠女性可于妊娠 22~24 周最后应用一次抗肿瘤坏死因子-α 治疗,但对于停药后不能维持缓解的妊娠患者可考虑在 30~32 周最后使用一次。使用抗肿瘤坏死因子-α 与免疫抑制剂联合治疗的患者应该根据个体情况转换为单药治疗。抗整合素 α4β7 单克隆抗体在妊娠期应用的证据尚不足,仅在充分权衡女性妊娠患者的获益高于风险的前提下考虑使用。

10.1.6 治疗炎症性肠病的药物对妊娠的安全性如何?

由于对炎症性肠病药物缺乏了解,患者担心在备孕、妊娠和哺乳期间使用药物的安全性和潜在的致畸性,因而导致服药依从性降低。部分女性患者可能在妊娠期间完全停止服用药物或服用少于处方剂量的药物,从而导致不良母婴结局。其实,大多数已批准的炎症性肠病药物治疗在受孕和妊娠期间被认为是安全的。

氨基水杨酸类药物安全等级为 B 级,在备孕和妊娠期间可以继续使用。含有邻苯二甲酸二丁酯的 5-氨基水杨酸药物安全等级已经从 B 级降至 C 级,建议改服用不含有邻苯二甲酸二丁酯的 5-氨基水杨酸药物。糖皮质激素药物安全等级为 C 级,尽管妊娠期使用糖皮质激素有一定风险,但疾病活动性越强,对不良妊娠的影响越大,故在必要条件下,给予糖皮质激素治疗疾病,获得临床缓解的益处可能要大于使用药物本身的风险。硫唑嘌呤和/或 6-巯嘌呤的安全等级为 D 级,但目前普遍认为,硫嘌呤类药物可用于备孕和妊娠期间的维持治疗。甲氨蝶呤与沙利度胺的安全等级为 X 级,有明确致畸作用,在备孕和妊娠期禁用,若在应用该类药物期间怀孕,则应立即停用药物,并到妇产科评估畸胎发生率。抗肿瘤坏死因子-α 常用药物包括英夫利昔单抗、阿达木单抗等,安全等级为 B 级,在备孕和妊娠期间可以继续使用。

10.1.7 炎症性肠病女性患者的生育能力会降低很多吗?

炎症性肠病疾病缓解期患者生育力及妊娠结局与普通人群相当。活动期炎症性肠病患者生育力有所下降,其主要影响因素包括疾病活动度、营养状况、精神状态、并发症及外科手术史。

如果因病情进展而进行手术治疗可使自然受孕率降低,手术治疗也会使炎症性肠病女性患者流产、使用辅助生殖、剖宫产及生产低体重儿的风险增加,所以围妊娠期炎症性肠病患者需积极控制疾病,以减少疾病活动,最大限度地降低手术风险。同时与外科医生保持密切沟通，以便在需要手术时最大化地优化手术时间和手术方式。

10.1.8　妊娠炎症性肠病患者应该选择哪种分娩方式更合适？

目前妊娠炎症性肠病患者剖宫产的比例可能比普通人群高 2 倍。而 2016 年《多伦多妊娠期炎症性肠病管理共识意见》强烈建议，剖宫产的决策应该基于产科考量而非单纯依靠炎症性肠病诊断来制定。

影响炎症性肠病女性妊娠患者分娩方式的因素众多，包括疾病活动度、既往手术史、是否合并肛周病变、药物使用等病情评估，同时结合产科评估，以及患者意愿等。目前尚无足够的证据表明剖宫产会增加炎症性肠病女性患者产后并发症，也未证实经剖宫产途径出生的胎儿患炎症性肠病的风险增加。

对于伴有活动性肛周疾病或直肠受累的克罗恩病女性妊娠患者，推荐剖宫产以降低肛周损伤风险。对于接受全结直肠切除并回肠储袋肛管吻合术或回肠-直肠吻合术的炎症性肠病女性妊娠患者，建议在咨询产科和外科医师的情况下，考虑行剖宫产手术，以降低肛门括约肌损伤风险。

10.1.9　炎症性肠病女性患者妊娠期间可以做下消化道内镜检查吗？

目前有关妊娠期间下消化道内镜检查的安全性因适应证和疾病活动的不同而存在争议。但如果需要开展病情评估，可考虑在妊娠期行结肠镜检查，不能因为妊娠而盲目拖延和拒绝行结肠镜检查，而导致延误诊断和治疗。

对于妊娠期疑诊为炎症性肠病或炎症性肠病病情复发的患者，如病情评估确实需要，可在妊娠期行结肠镜检查，首选仅评估直肠乙状结肠炎症情况，必要时可考虑评估全结肠炎症情况。如临床情况允许，建议尽可能在妊娠中期进行。

10.2　炎症性肠病与性

10.2.1　炎症性肠病对性生活有影响吗？

性生活的和谐和完美是婚姻和家庭稳固的基础，也是患者生活质量的重要因素。炎症性肠病对患者性生活有一定的影响，主要体现在性生活频率的减少、性享受程度的降低。

性生活频率减少的主要原因是炎症性肠病患者出现腹痛、腹泻等不适症状及疾病需要住院治疗等。性享受程度降低具体表现在女性患者在性交过程中会有阴道干涩、性交疼痛等不适感，无法获得性满足及愉悦感。国外已提出多学科联合治疗炎症性肠病患者性困惑和性功能障碍，让患者提高性生活满意度，进而达到最佳的生活质量。

10.2.2　炎症性肠病可以结婚吗？

炎症性肠病不影响患者结婚。大部分人对于结婚生子主要有两个顾虑：第一是这个疾病会不会遗传？第二是长期服药会不会对人体生理功能造成影响？从严格的意义上说，炎症性肠病并不是遗传性疾病，多种非遗传因素共同构成了这种疾病的病因，如生活习惯、心理状态等，子代并不一定发病。如果夫妻中一方是炎症性肠病患者，则遗传率比较低，大概是3%～7%。如果父母双方都是炎症性肠病，那么孩子患炎症性肠病的概率增加到45%左右。

10.2.3　炎症性肠病可以口服避孕药吗？

一项包括来自20项研究项目、3 566例炎症性肠病患者的荟萃分析显示，口服避孕药的克罗恩病和溃疡性结肠炎女性患者的患病风险增加，其中患克罗恩病的风险增加24%；患溃疡性结肠炎的风险增加30%。口服避孕药与炎症性肠病发生发展关联背后的病理生理尚不清楚，同时口服避孕药的剂量、时间与炎症性肠病的发生风险尚不明确。

10.2.4　炎症性肠病的性生活多少频率合适?

炎症性肠病患者往往会影响其性生活频率。有几项流行病学研究表明,炎症性肠病女性患者的性健康受损程度更大,40%～60%的女性及 44% 的男性存在性健康问题。疾病引起的症状、各种检查治疗会影响人们的性兴趣和满意度。心理因素,尤其是抑郁与焦虑状态,也是影响性健康的重要因素,从而减少性生活的频率。疾病活动度同样是影响性健康的重要因素,其严重程度与性交频率的降低有密切联系,即使症状不严重的时候,仍有一部分患者感觉患病后身体很容易疲劳,也会影响性生活的频率。

一般来说,性生活的合适次数随年龄的增长而递减,20 岁年龄段,大概每周 3 次;30 岁年龄段,大概每周 2 次;40 岁年龄段,可降到每周 1 次。炎症性肠病患者也可参考此频率,因人而异,在产生性兴奋时,只要不勉强,也没有什么不舒适的感觉,那么就可以过性生活,不必去考虑上一次隔了多长时间,但需注意第二天早上是否精神饱满、身心是否愉快。若在性生活后的次日,感到腰酸耳鸣、疲乏无力、脚软等,说明次数过频,要适当延长性爱的间隔时间。

10.2.5　柳氮磺吡啶会影响炎症性肠病男性患者的生育力吗?

有研究认为,超过半数的男性炎症性肠病患者本身就存在不同程度的生育力下降,占普通人群的比例为 8%～17%。柳氮磺吡啶是治疗炎症性肠病的一线药物,常用于初始治疗和长期维持治疗。柳氮磺吡啶含有 5-氨基水杨酸和磺胺吡啶两种成分,5-氨基水杨酸是其发挥作用的活性成分,但磺胺吡啶的代谢物可能会引起精子异常、成熟障碍和氧化应激。研究显示,柳氮磺吡啶可导致超过 80% 的炎症性肠病男性患者出现可逆性、非剂量依赖性的精子质量和数量异常。但柳氮磺吡啶对精子的不良作用在停药后是完全可逆的,会转换为不同的不含有磺胺吡啶的 5-氨基水杨酸药物,治疗后可恢复精子质量和生育力,故推荐炎症性肠病男性患者在备孕期间停用柳氮磺吡啶,或可选择其他药物代替治疗。

10.2.6　甲氨蝶呤会影响炎症性肠病男性患者的生育力吗?

甲氨蝶呤是治疗炎症性肠病的二线药物,已知女性应用甲氨蝶呤具有明确的致突变及致畸形作用,但其对男性患者生育能力的影响缺乏数据。甲氨蝶呤的抗叶酸机制导致 DNA 合成率降低、抑制细胞增生,从而可能引起可逆性精子减少症,且甲氨蝶呤还可能引起勃起功能障碍。有研究报道应用甲氨蝶呤后患者可发生严重的精子减少症,但停药后可恢复正常。一项丈夫接受低剂量甲氨蝶呤治疗的孕妇的前瞻性、观察性队列研究发现,与丈夫未接受低剂量甲氨蝶呤治疗的孕妇相比,出生缺陷、自发性流产风险均未增加。由于甲氨蝶呤的活性代谢产物可以在细胞或组织内停留数月,所以推荐炎症性肠病男性患者在备孕前至少停用甲氨蝶呤 3～4 个月。

10.3　炎症性肠病与饮食

10.3.1　炎症性肠病患者如何选择饮食?

建议患者"均衡饮食、个体化治疗",如在疾病活动期的时候,饮食控制要更严格。重症患者甚至要接受完全的肠外营养;而在平时患者饮食要清淡、易消化、忌辛辣刺激性食物,做到少食多餐。主食宜精细,如精制米面等;禁用粗制粮食,如玉米面、小米、全麦粉制成的食品,以免增加肠道负担和损害。副食可选用瘦肉、鱼、鸡、蛋等作为提供蛋白质的主要来源,活动期要限制牛乳。不宜食胀气食物,如黄豆、葱头等,蔬菜可选用山药、胡萝卜等含粗纤维少的块根类食物。

此外,提倡患者建立个人饮食日记,记录哪些食物会引起胃肠道症状,帮助患者区别自己对哪些食物不耐受、哪些食物可能引起自己疾病进展,这样不仅能帮助患者避免不耐受食物,还能揭示患者饮食是否需要营养补充。

10.3.2　炎症性肠病患者有哪些饮食禁忌?

基于饮食不耐受的个体差异,很难确定所有炎症性肠病患者都应避免的食物。饮食与炎症性肠病腹痛、腹泻等症状有一定关系,如果某些特定的食物会导致消化问题,那就尽量避免食用。虽然没有某种或多种食物会特别加重肠道的炎症,但是患者发现可能在食用某些食物后疾病的症状(腹痛、腹泻等)加重,这在疾病活动期更为明显。这些可能加重症状的食物对每位炎症性肠病患者来说都有些不同,个人需要根据自身情况,找出自身不耐受的食物。

根据既往研究,以下食物有可能会引起炎症性肠病相关症状,仅供参考。①高纤维食品:如玉米、燕麦、糙米等粗粮。非水溶性纤维会加剧肠道的阻塞。②油炸及含油脂高的食物:如肥肉、油炸食品。过多的油会使得肠胃难以消化并引起胀气、腹泻。③奶制品:如牛奶、芝士、酸奶。乳糖不耐受的患者对于乳糖的消化能力不好,奶制品会导致腹胀、腹泻。④水果及蔬菜:尤其是高纤维的水果及蔬菜,可能导致胀气、便秘、腹痛等。⑤含酒精的饮料及酒类:酒精会加剧肠道病症。⑥碳酸饮料:碳酸可刺激消化道,产生气体。其添加剂可能会引发炎症性肠病。⑦咖啡、茶、巧克力:其内含的咖啡因可能会加重炎症性肠病症状。⑧大量红肉类(猪、牛、羊肉):其蛋白质可分解为含硫的氨基酸,在肠道细菌作用下变成硫化物,对肠道有直接毒性。⑨辛辣、生冷食物:辛辣、生冷食物可能会引发或加重症状。

盲目或过度限制饮食会加重患者营养不良情况。建议患者建立个人饮食日志,记录哪些食物会引起胃肠道症状,饮食日志不仅能帮患者避免这些食物,而且能够揭示患者的饮食是否需要营养补充。一旦发现某些食物能引起症状,可以选择其他的食物或者用新的烹饪方式来缓解症状。尝试不同的食物和最适合的烹饪方式,如果某一类生蔬菜导致症状,没有必要放弃它,可以选择蒸、煮、炖等方式,或许能够摆脱胃肠道症状。

10.3.3 炎症性肠病患者可以吃肉吗？

炎症性肠病患者不宜吃过多油腻食物。油腻食物指肥肉、油炸煎炙的食品。炎症性肠病的腹泻常伴有脂肪吸收不良，严重者伴有脂肪泻。因此，膳食脂肪量要限制，烤肉、熏肉、红肉（牛排等）及带皮的禽肉、黄油，以及其他动物油、人造奶油、面包酱、蛋黄酱等都不宜多吃。

10.3.4 炎症性肠病患者可以吃香料调味品吗？

炎症性肠病患者禁用葱、姜、蒜及大料等各种浓烈刺激的调味品。这些食物易刺激结肠壁，致腹痛、腹泻，加重患者的症状，抑或是诱发炎症性肠病，患者应减少食用甚至不吃。

10.3.5 炎症性肠病患者治疗的同时需要戒烟酒吗？

虽然有研究表明继续吸烟或者开始吸烟可能对溃疡性结肠炎有利，但并非所有关于吸烟与炎症性肠病的研究都得到与此一致的结论。而且吸烟会增加人们罹患癌症（如肺癌等）、心血管疾病、慢性支气管炎等疾病的风险。戒烟能够改善消化道的整体健康，也能给您带来其他健康益处。总之，考虑到吸烟的害处和所带来的风险远远超过吸烟对溃疡性结肠炎的有利作用，戒烟还是非常必要的。而对于克罗恩病患者来说，吸烟会导致疾病复发，加重症状。因此，克罗恩病患者一定要戒烟。

关于炎症性肠病患者饮酒方面的研究较少。2004年的一项国外研究表明，饮酒会增加炎症性肠病复发的风险。这可能与一些酒内含硫化合物有关，而减少摄入量可降低疾病复发的频率。基于上述考虑，我们建议炎症性肠病患者尽量避免酒精的摄入。

10.3.6 饮酒对炎症性肠病有什么影响吗？

目前大部分研究认为饮酒会诱发或加重炎症性肠病的病情，但少部分研究认为葡萄酒中的白藜芦醇可以减轻溃疡性结肠炎动物实验小鼠肠道炎症。因此，对于炎症性肠病患者能否饮酒，以及多少饮酒量合适,均为个体化问题。患者需要考虑酒的酒精含量、糖含量和添加剂的情况,同时结合自身疾病状况(如活动期或缓解期)综合分析。最新的炎症性肠病饮食指南建议,为健康考虑,不应放纵饮酒,不宜贪杯。

10.3.7　炎症性肠病患者能吃水果和蔬菜吗?

水果和蔬菜的膳食纤维含量普遍较高,而纤维通常不能被小肠消化吸收,大多数是被结肠中的肠道细菌酵解,产生乙酸、丙酸和丁酸等短链脂肪酸,也是结肠上皮细胞的能量来源。2021 年《中国炎症性肠病饮食管理专家建议》提出,克罗恩病患者可酌情适度增加水果和蔬菜的摄入;炎症性肠病患者,无须调整摄入量。对于有持续性症状的患者,应以低短链碳水化合物饮食为主,水果方面可以多吃香蕉、橙子、柑橘、柚子、葡萄,少吃苹果、梨、芒果、桃子、李子。蔬菜方面可以多吃青菜、菠菜、豆芽、白菜、青椒、胡萝卜、黄瓜、西葫芦、生菜、西红柿,少吃芦笋、洋葱、韭菜、大蒜、豆类、甜菜根。同时注意尽量不吃刚从冰箱拿出来的冰冷水果等。

10.3.8　炎症性肠病患者可以吃辣吗?

炎症性肠病患者忌刺激性食物,如辣椒、韭菜、洋葱、芥末、酒等食品。这些食物易刺激结肠壁,使肠壁水肿、充血,平滑肌痉挛,引起炎症性肠病复发,患者应尽量少吃。

10.3.9　炎症性肠病患者可以吃肉或者加工肉吗?

红肉是指在烹饪前呈现出红色的肉,如猪肉、牛肉、羊肉、鹿肉、兔肉等,所有哺乳动物的肉都是红肉。红肉中普遍含有很高的饱和脂肪酸。有研究表明红肉的摄入与溃疡性结肠炎的发病、恶化及复发有关,高动物蛋白摄入与炎症性肠病风险增加显著相关。白肉指烹饪前为白色的肉,如鸡肉、鸭肉和鱼肉等。最近发表的临床试验显示,每日食用一定的鸡肉和鸡蛋能够提高克罗恩病的缓解率,表明以鸡肉和鸡蛋作为克罗恩病患者蛋白质的来源是安全的。加工肉制品指经盐渍、风干、熏制或其他为增加口味或改善保存而处理过的肉类,不仅含盐量较多,也存在一些安全隐患。基于现有研究,《2020 IOIBD 指南:炎症性肠病患者饮食》建议:对于克罗恩病患者,有证据表明不必限制未加工红肉、鸡肉及鸡蛋的适度食用;对于溃疡性结肠炎患者,谨慎起见,应减少红肉和加工肉的摄入。

10.3.10 炎症性肠病患者可以吃乳制品吗?

乳制品在加工过程中,由于加工工艺、脂肪含量、食品添加剂等不同,导致同类产品之间的差异较大,故而探讨乳制品对炎症性肠病的影响十分复杂,难以达成共识。但考虑到潜在的感染风险,所有炎症性肠病患者都应避免食用未经巴氏杀菌的乳制品。多数乳制品中都含有乳糖,有研究显示,克罗恩病和溃疡性结肠炎患者中,乳糖酶缺乏的患病率明显高于健康对照人群,炎症性肠病患者食用牛奶等乳制品时要关注自己是否有乳糖不耐受的情况。部分炎症性肠病患者对乳糖不耐受或吸收不良,牛奶所含乳蛋白、乳糖等成分或者被微生物污染后携带副结核分枝杆菌经加工未灭活,均能引起患者的某些临床症状,故不建议饮用牛奶,如果想喝牛奶,可以考虑饮用无乳糖牛奶。作为益生菌的食用载体,酸奶对炎症性肠病的症状及复发有着积极作用,其作用主要通过免疫系统介导及肠道微环境的改变等实现。故炎症性肠病患者可以适当饮用发酵后的无乳糖酸奶代替牛奶,不仅能避开牛奶的弊端,还能及时补充益生菌,有利于本病的康复。

10.3.11 炎症性肠病患者可以吃甜品吗?

甜品中很多含麦芽糊精,也称水溶性糊精,是以各类淀粉为原料,经过低程度水解制成,是一种常见的膳食多糖,可用作食品和糖果的增稠剂。人造甜味剂是人工合成或半合成的代替蔗糖的有机化合物,如三氯蔗糖或糖精,广泛用于制造食品、饮料。体内和体外实验均表明,麦芽糊精/人造甜味剂与炎症性肠病风险增加相关,在动物模型中,人造甜味剂会增加胃肠道炎症标志物,破坏肠道微生态,与炎症性肠病发病机制有关。在过去几十年中,人造甜味剂的消费量增加与炎症性肠病发病率增加平行。综合现有研究,《2020 IOIBD指南:炎症性肠病患者饮食》建议:谨慎起见,克罗恩病和溃疡性结肠炎患者均应限制含有麦芽糊精/人造甜味剂食品的摄入。另外,很多甜品中也含有反式脂肪酸,蛋糕、糕点、饼干、面包、巧克力、冰淇淋等食物也需注意看成分,克罗恩病患者宜减少饱和脂肪酸的摄入,避免反式脂肪酸的摄入;而溃疡性结肠炎患者宜减少肉豆蔻酸的摄入,也应避免反式脂肪酸的摄入。所以说,炎症性肠病患者需尽量少吃甜品。

10.3.12　炎症性肠病患者可以吃海鲜吗?

海鲜的营养价值与 ω-3 多不饱和脂肪酸密不可分,它们对炎症缓解及控制具有有利作用。但从中医的角度来看,海鲜食品属于"发物",容易导致疾病发作或加重的食物。因为海鲜食品中的蛋白质与人们常吃食物中的蛋白质可能不同,其中某些异种蛋白质容易引起过敏反应,从而加重炎症反应。然而,目前国内外相关的科学研究不足,故无法给予肯定的答案,需要结合患者自身的体质。

10.3.13　炎症性肠病患者能吃冰淇淋吗?

冰淇淋属于奶制品的一种,奶制品中所含的长链三酰甘油或者由牛奶蛋白所引起的变态反应可能会导致患者对奶制品产生易感性,引起患者的某些临床症状。且中医认为,冰淇淋寒凉,多食易耗伤阳气,脾胃功能受损,导致腹痛、泄泻等症状,加重患者的临床症状,故建议炎症性肠病患者尽量避免食用冰淇淋。

10.3.14　炎症性肠病患者能吃鸡蛋吗?

大部分炎症性肠病患者是可以放心吃鸡蛋的。因为食物含有丰富的抗原性,机体免疫系统可能会对某一种食物产生过敏反应,血清食物过敏原的筛查可以指导炎症性肠病患者尽量避免食用容易过敏的食物,减轻肠道负担。无蛋白质过敏的患者,可以食用鸡蛋等。

10.3.15　炎症性肠病患者是否需要特殊饮食?

特殊饮食是指对于病情危重、消化道吸收功能障碍、不能经口或不愿正常摄食的患者,为保证其营养素的摄取与消化吸收,以维持并改善患者的营养状态,促进康复,根据患者的病情不同而使用的饮食。其主要目的在于维持患者营养支持,防止营养不良。根据组成可分为要素饮食、非要素饮食、组件饮食等。根据给予方式不同可分为肠内营养支持和肠外营养支持。肠内营养以配方制剂替代普通膳食以提供机体所需的营养物质,在减少抗原和肠腔细菌使肠道休息的同时,又维持了对肠黏膜的直接营养作用,有助于肠黏膜上皮的修复及维护肠道正常菌群。肠外营养能使肠道完全休息,减少食物抗原对肠道的刺激从而缓解炎症,但不利于维护肠屏障结构的完整和功能。

营养不良是炎症性肠病常见而突出的并发症,尤见于克罗恩病。营养治疗对炎症性肠病营养不良的防治作用毋庸置疑,对诱导临床缓解和维持缓解的作用也被逐步肯定,但在临床上其应用尚缺乏规范性和连续性。目前文献报道单一肠内营养对于儿童和青少年的急性活动期克罗恩病患者有效,推荐作为一线疗法。炎症性肠病患者在急性活动期时,如出现腹痛、腹泻、便血和发热等表现比较严重者,为减轻肠道的负荷,应当禁食,采用肠内或肠外营养支持。肠内营养或肠外营养的时间要根据患者的病情确定,只要患者肠道炎症的有关指标及腹泻等主观症状仍然异常,肠内营养或肠外营养应继续。在临床实践中应遵循"评估-治疗-监测-再评估"的营养治疗原则,以达到纠正炎症性肠病患者营养不良、维持其营养状况、诱导或维持临床缓解、减少手术并发症和死亡率、提高患者生活质量的目的。对于炎症性肠病患者的营养支持应在实践中不断完善和发展,专职营养医师或营养师加入炎症性肠病多学科诊治团队,对患者进行可持续性的营养管理,有利于提高患者的整体疗效和生活质量。患者全身情况改善以后,应该开始考虑逐步向正常饮食过渡。

10.3.16　什么是低纤维低渣饮食?

低纤维低渣饮食是指食物纤维含量极少、易于消化的饮食,低纤维低渣饮食可以尽量减少食物纤维对胃肠的刺激,减慢肠蠕动,减少粪便量。常见食物如吐司面包、白米、果汁、蔬菜汁,以及动物产品中的肉类、家禽、鱼、鸡蛋、奶制品等。低纤维低渣饮食配餐时应注意限制食物纤维的量;脂肪含量不宜过多,防止脂肪泻;烹调宜将食物切碎煮烂,做成泥状;少量多餐,注意营养平衡。

10.3.17　炎症性肠病患者在什么情况下需要进食低纤维低渣饮食?

如果小肠存在狭窄,过多纤维食物进入小肠会引起收缩而出现腹痛。部分小肠型克罗恩病患者存在明显的低位小肠(回肠)肠道狭窄,低纤维低渣饮食或特殊的流质饮食可能在减轻腹痛、改善症状方面有所帮助。此外,疾病处于活动期的炎症性肠病患者,通常也需要低纤维低渣饮食。低纤维低渣饮食要求减少摄入很可能会增加大便残渣的食物(如生的蔬菜、种子、坚果、土豆皮、玉米皮、全麦谷物等)。一般来说,进行低渣低纤维饮食只是暂时的,长期缺乏食物纤维易致便秘、痔疮、结肠憩室及结肠肿瘤等的发生,当药物治疗或外科手术治疗控制肠道炎症后,患者可逐渐恢复正常饮食。在低纤维低渣饮食期间,还要注意是否存在过度限制饮食,因为过度限制饮食会使患者很难达到平衡饮食,不利于获得均衡的营养。

10.3.18　什么是要素饮食?

要素饮食又称元素饮食,是一种化学精制食物,含有人体所需的全部易于消化吸收的营养成分,包含游离氨基酸、单糖、重要脂肪酸、维生素、无机盐类和微量元素,与水混合后可以形成溶液或较为稳定的悬浮液。它的主要特点是无须经过消化过程即可直接被肠道吸收和利用,为人体提供热能及营养,适用于严重烧伤及创伤等高代谢疾病、消化道瘘、手术前后需营养支持、非感染性严重腹泻、消化吸收不良等患者。

10.3.19   炎症性肠病治疗中要素饮食的作用是什么？

在炎症性肠病的治疗中，目前有大量研究分析要素饮食采取肠内营养方式对炎症性肠病的作用，主要的理论有改善营养状况、降低肠道敏感性、避免食物添加剂，以及改变肠道菌群组分等。炎症性肠病肠内营养要素饮食是一种包括氨基酸、单糖或寡糖、中链甘油三酯等成分的配方。其优点为成分明确、营养全面、满足生理需要、容易消化、易于吸收、不含乳糖、不含残渣或残渣少；缺点主要是口感不佳。

10.3.20   炎症性肠病是食物过敏导致的吗？

炎症性肠病不是食物过敏导致的，但饮食是炎症性肠病发病的重要相关因素。炎症性肠病的病因及其发病机制目前尚不清楚，但是大量的基础和临床研究均表明，炎症性肠病的发生和发展与易感基因，以及包括肠道微生态、饮食、药物、污染、精神心理因素等内外环境因素相关，其中环境因素可能发挥着更重要的作用。目前普遍认为，在易感基因和环境因素的共同作用下，肠内黏膜对各种刺激因素产生持续的、过激的免疫应答，导致肠道和肠道外炎症的发生和发展，是炎症性肠病的共同发生机制。但是，各种刺激因素诱导肠道黏膜产生过激的免疫应答的具体机制迄今仍然不明。

虽然一些人对某种食物过敏，但目前没有任何一项研究及证据表明炎症性肠病和食物过敏有关。如果某一种食物能引起炎症性肠病患者消化道反应，就应避免食用，还需区分自己对这种食物是过敏还是不耐受。许多人对食物往往是不耐受，进行"消除实验"明确哪些食物需要避免，要比皮肤或血液的"过敏实验"好得多。一旦发现某些食物能引起症状，可以选择其他的食物或者用新的烹饪方式来缓解症状。

10.3.21　炎症性肠病患者按疗程服药症状好转停药后是否还需要控制饮食?

炎症性肠病患者症状好转停药后,仍然不能忽视饮食。合理的饮食是预防治疗过程中至关重要的一环,与疾病康复、避免复发密切相关。因此,患者虽然通过服药后症状得到缓解,病情得以控制,停药后仍需要控制饮食。

10.3.22　克罗恩病慢性缓解期的饮食护理需要注意哪些?

多数克罗恩病患者都伴有不同程度的营养障碍,尤其病程较长的患者,故我们建议慢性缓解期的克罗恩病患者饮食要以热量充足、优质蛋白、低脂肪、富含各种维生素及微量元素的食物为主,并要遵循少食多餐的原则。少吃油腻、辛辣、生冷、刺激的食物,适宜地选择肠内营养更有利于控制患者的病情。

10.3.23　炎症性肠病患者治疗过程中如何注意"发物"的影响?

发物指的是容易引起过敏反应和免疫反应的食物和药物。常见的食物发物,如酒、海鲜、竹笋、狗肉、牛肉、驴肉、羊肉、韭菜、菠菜、莴笋、豆芽、茄子、菌类、杏子、桃子、李子、芒果、荔枝等。这些食物如果进食不当,可能会导致炎症性肠病患者疾病复发或肠道炎症的加重,故对于炎症性肠病患者在治疗过程中,食用发物需慎重。

虽然现代研究并没有确切的科学依据证明食用这些发物就一定会导致炎症性肠病的复发。但对于炎症性肠病患者本身,这些发物还应根据自身情况少食或忌食。当大病初愈,消化力弱,正气未复,饮食失当,可使病情反复或变生他疾。如鱼、虾、蟹、贝、椿芽、蘑菇及某些禽畜肉、蛋等,应注意选择避食。

在炎症性肠病病情处于缓解及稳定的状态时,建议平时建立个人饮食日志,记录哪些食物会引起胃肠道症状,在笔记本上记录每日饮用的食物和量,注明日期、食物及服用某一食物后出现的症状。某些特定的食物可能导致疾病病情复发或加重,食后感到不适或有过敏反应；如果能很好地回避这些"罪犯食物"，炎症性肠病病情会变得相对容易控制。

10.4　炎症性肠病与肥胖

10.4.1　肥胖与炎症性肠病有关吗？

炎症性肠病的发病率和患病率与全球肥胖病同步上升。$15\%\sim40\%$的炎症性肠病成年患者处于肥胖状态（体重指数$\geqslant30$千克/米^2）；另外，$20\%\sim40\%$的患者超重。克罗恩病和溃疡性结肠炎人群中肥胖的比例相似。在小儿炎症性肠病患者中也观察到类似的趋势。肥胖可能与克罗恩病患病风险的增加有一定相关性，但与溃疡性结肠炎患病风险无关。另外，较高的体育活动水平（无论业余运动或职业运动）可能与炎症性肠病发生风险降低相关。

10.4.2　肥胖对炎症性肠病临床特征和自然病程有影响吗？

肥胖患者更有可能出现持续的症状和更严重的焦虑、抑郁、疲劳、疼痛。肥胖症患者的炎症性肠病相关生活质量较低，血清C反应蛋白水平升高的频率较高；但肥胖与超重或体重指数正常的患者在炎症性肠病相关的手术、住院或急诊就诊的风险上没有显著差异。除全身型肥胖外，中心型/内脏型肥胖（非爬行脂肪）的炎症性肠病患者与不良结局的关系也更为一致。肥胖也与手术切除后克罗恩病复发的风险增加相关。

10.4.3　肥胖对药物和外科治疗会有影响吗？

研究表明，高体重是与生物制剂的药物清除率增加相关的危险因素，会导致药物半衰期缩短和谷浓度降低，这种效应可能与肥胖患者脂肪组织导致的皮下注射药物吸收障碍、蛋白质快速分解，以及具有更高炎症负担的"肿瘤坏死因子储存池"现象有关。因此，肥胖患者需适当提高生物制剂的剂量。另外，肥胖患者与体重指数正常的患者相比，手术后并发症的发生率通常也会更高，因为肥胖会使造口困难,造口并发症(如造口旁疝、黏膜皮肤分离和造口脱垂)的发生率更高。

10.4.4　减肥有助于改善肥胖炎症性肠病患者的预后吗?

由于肥胖会对炎症性肠病的病情和治疗效果有负面影响,所以我们建议对于肥胖的炎症性肠病患者,需主动减重来改善临床结局,但有研究表明,仅5%的减重程度就可以看到明确的效果。如果饮食减肥疗效有限,可以考虑药物减肥,但这些治疗方法,需在专业医师的指导下进行,避免因减肥导致营养不良而加重病情,或乱服药物导致不良反应等。

10.5　炎症性肠病与运动

10.5.1　体育锻炼对病情恢复有无好处?

运动是健康生活方式的一部分,锻炼身体对恢复健康和保持良好形象都很重要。当疾病处于急性活动期时,患者需要卧床休息,接受正规治疗,难以进行体育锻炼;但当疾病处于缓解期时,患者应该在生活工作中养成有规律的体育锻炼的习惯。规律锻炼可以为患者带来愉悦感、强壮体魄、控制患者体重指数等。

研究表明,对于患有炎症性肠病的轻度至中度患者来说,努力锻炼身体有助于改善生活质量。虽然罹患炎症性肠病会增加锻炼的难度,但只要在医生的指导下尝试低影响的体育锻炼,可以降低患者的疾病活动性,有效缓解炎症性肠病患者的许多肠外表现,减少临床症状,降低疾病复发率,从而提高生活质量。因此,建议患者进行适量强度的体育锻炼。

例如,炎症性肠病患者需要长期服用激素,这会引发骨质疏松,而适量运动可以减少骨质疏松发生率,增强骨质。另外,大量研究表明,复杂的病情、长期的药物依赖治疗等使炎症性肠病患者更容易患焦虑症、抑郁症等情绪障碍性疾病,而轻松愉悦的体育锻炼可以帮助患者克服不良负面情绪,让患者获得良好的情绪体验。此外,部分患者因为药物副作用或代谢异常等原因导致肥胖及超重,局部肠系膜局限性的脂肪堆积,具有全身促炎作用。该类患者并发症发生时间往往提前,并且疾病容易反复发作,肠道长期炎症受累。采用低强度到中强度的锻炼计划可以使患者的免疫系统受益,激活免疫功能;还可以帮助患者抵抗常见的感染性疾患,同时减少腹部脂肪,有助于释放体内可修复肠黏膜的化学物质,帮助肠道修复,增加肌肉组织弹力和肌肉力量。

10.5.2　炎症性肠病患者如何锻炼身体?

研究表明,低冲击力的运动可能是炎症性肠病患者的最佳选择,规律性的运动会抵消疾病的病理影响。患者可以选择参加一些有氧运动,如健步走、骑自行车、游泳、瑜伽、八段锦、太极拳或定期参加有氧运动班。其中健步走运动强度最好设置为中等速度:90~120 步/分,以 12 周为训练周期,每周训练 3~5 次,30~60 分钟/次。当然,也可以在家选择一些居家力量训练,如直抬腿练习(仰卧位,膝关节伸直,直腿抬高至足跟离床 15 厘米,持续 10 秒,缓慢放下,休息10 秒,双腿交替 1 次,一组 10 个)、靠墙深蹲练习(双足分开,与肩同宽,背靠墙,脚跟离开墙壁一脚长的距离;下蹲至大腿小腿保持 60°角为止,保持足尖与膝盖在一条垂线上)、平板支撑练习(俯卧,双肘弯曲支撑在地面上,身体离开地面,保持均匀呼吸),以及一些拉伸练习。患有炎症性肠病并不会影响患者参加这些运动。患者可以选择感兴趣的运动,有效锻炼力量和耐力。当然,运动干预也需要注意个体化,建议患者在运动前,与主治医师充分沟通,协同制定运动方案。根据患者的病情严重程度、并发症、年龄、性别、运动习惯、生活方式、身体素质及体力等角度综合考虑,从而平衡运动时间和运动量,达到干预的效果、保证运动的安全性。

10.5.3　炎症性肠病患者能参加剧烈运动吗?

适量的运动对人体具有保护作用,而不恰当高强度的运动可能会损伤肠道的完整性和功能,破坏免疫系统。例如,剧烈运动时内脏血液重分配,同时由于剧烈运动导致的脱水、高温等情况会加重胃肠道血供障碍,加重胃肠道黏膜微循环缺血,从而引发以腹痛、腹泻、胃肠出血、恶心、呕吐、反胃等胃肠功能紊乱表现为主的训练性胃肠综合征,严重时胃肠道血流减少会导致消化道出血。另外,高强度的剧烈运动也会导致肠道蠕动加快,加重炎症和症状等。因此,炎症性肠病患者尽量避免剧烈运动。

10.5.4　炎症性肠病患者可以练太极拳或瑜伽吗?

中国传统体育是中国优秀文化的代表,科学研究表明诸如太极拳、八段锦、易筋经等都可以起到促进健康的作用。太极拳是一种中小强度的有氧运动,具有理脏腑、通经脉、调气血的作用,达到放松精神,调节神经活动的状态,起到缓解炎症性肠病患者的焦虑和抑郁情绪,改善消化系统胃肠道的功能与代谢,提高生命质量作用。长期系统的太极拳练习可以提高免疫细胞的活性来提高患者的自然免疫力。此外,研究表明太极拳可以一定程度上增加患者体内益生菌的数量与种类,维持肠道菌群的平衡,改善肠道通透性,调节免疫炎症反应,降低血清炎症因子和内毒素水平等作用,改善肠道微生态环境,从而帮助促进肠道黏膜的修复。

当然瑜伽运动也可以通过控制呼吸、体位姿势及冥想思考,提升锻炼者的意识,帮助患者充分发挥自身潜能,从而达到改善身体形态、增强身体机能、舒展身心、缓解疲劳、改善睡眠等效果。因此,炎症性肠病患者也可选用瑜伽作为运动锻炼方式。

10.5.5　炎症性肠病患者可以出去旅游吗?

休闲健身旅游是一项高质量的有氧运动,旅行者通过游走观光,沐浴自然阳光,呼吸新鲜空气,感受大自然的瑰丽。休闲健身旅游能够增强患者体质,提高患者意志力;缓解压力,调适心境,移情易性,减轻精神上和生活上的压抑和焦虑感,促进身心健康。因此,炎症性肠病患者可以在疾病缓解期或病情相对稳定的时候选择旅游。

10.5.6   炎症性肠病患者出去旅游需要注意什么?

当患者处于急性活动期时,可能需要住院留观及治疗。但是,由于工作生活的需要,患者只选择在疾病非活动期计划出游也不现实。以下是一些旅游小知识,可以给炎症性肠病患者旅行前准备及途中提供参考,确保患者旅行的舒适及安全。

(1)当患者准备旅游前,确保携带足够量的药物,以保证旅途中的规律用药;如果患者需要接受静脉输液治疗,在安排旅行计划前,安排好治疗时间,避免时间上的冲突或错过治疗时间。

(2)在旅游中,患者尽可能自己安排饮食及饮水,注重饮食调摄,如按时进餐、少食生冷食物,如凉啤酒、冰冻食物等;少吃油腻的食物;避免生食;避免吃辛辣刺激性食物,如辣椒、胡椒、大蒜、葱、芥末、酒、汽水等,以及容易引起过敏的食物,如牛奶或奶制品、花粉、虾、蟹等。在规划旅行路径时,提前充分了解旅行路线中公共厕所的位置,或选择公共厕所便捷的路线。

(3)当患者计划进行跨国旅行时,我们建议患者提前了解旅行目的地的疫苗接种和要求,以及当地发布的疾病流行预警。因为炎症性肠病患者的治疗药物通常包括糖皮质激素、免疫抑制剂及生物制剂,所以正在接受药物治疗的患者免疫功能异常,接种有活性病毒的疫苗(如脊髓灰质炎疫苗、水痘活疫苗、登革热疫苗及轮状病毒疫苗等)对身体是有害的,故无法接种旅游当地的要求的疫苗。因此,在出发前,建议患者需要提前联系主治医生商讨计划是否可行,开具相关证明及相关药物随身携带以防不时之需。

知识点

旅行时,有些国家,尤其是较长时间的逗留地,经常会要求接种疫苗,如水痘活疫苗等,这时正在使用药物治疗的炎症性肠病患者因为有免疫缺陷,所以无法接种相应的疫苗。

（4）建议患者旅行前准备好个人卫生用品，因为旅行难免劳累奔波，可能会加重病情变化，途中时间紧凑难以保证个人卫生，建议患者携带一次性内衣裤方便更换。

10.6　炎症性肠病与心理

10.6.1　精神心理障碍与炎症性肠病有什么关系？

炎症性肠病是一种慢性、迁延性、非特异性肠道疾病。近年来中国炎症性肠病患者的发病率有明显上升趋势，严重影响患者的生活质量，越来越多的炎症性肠病患者伴发精神心理障碍。目前炎症性肠病发病原因未知，可能与环境、社会压力、遗传易感性、情绪及异常的免疫应答等多种因素相关。精神心理障碍与炎症性肠病的关系逐渐引起人们的重视，许多躯体化症状并不是炎症性肠病病情严重程度的表现，而是与心理困扰和社会适应不良的精神疾病行为密切相关。研究表明，炎症性肠病患者较正常健康人群普遍存在不同程度的情绪紊乱，如焦虑抑郁、敏感、内向、神经质、易激惹、易怒、悲观、失望、情绪低落、拒绝社交等；反之，长期处于负面情绪中，不但会加重患者的病情，降低患者的生活质量，而且还会增加炎症性肠病复发的风险。因此，越来越多的专家认为炎症性肠病属于消化系统心身疾病，负面情绪会影响肠动力，破坏肠黏膜屏障，从而加重临床症状（包括消化道症状，如腹痛、腹泻、黏液血便等，以及全身症状，如疲劳、纳差、体重减轻、营养不良等）和肠外表现（皮肤、关节炎、代谢性骨病、口腔溃疡、眼部炎症等）；增加疾病活动度、远期复发频率、住院率及手术切除率；影响患者生活质量等。

10.6.2　炎症性肠病心理治疗的基础是什么？

首先，患者要自我认知，直面心理问题，而非逃避问题，即使那些问题不是主观意识愿意面对的，但是只要发生了就一定要直接面对并解决。其次，患者自己要学会自我分析，一味地压抑自己的情绪会导致负面情绪的产生，这时候就要求患者学会理性的自我分析，明白焦虑事情的真相,抓住情绪的主要矛盾。当然,要解决心理问题,主治医师和心身医学科医师的参与也断不可缺少,主治医师可以解决患者的症状,提高患者生活质量,心身科医师可以调节患者负面情绪,为患者营造舒适自信的心理稳态。

10.6.3　炎症性肠病患者妊娠时病情加重该怎么办?

如果炎症性肠病患者妊娠时病情加重,那就需要评估病情活动程度,并结合既往治疗经过及药物疗效,及时调整药物。如果需要急诊手术控制炎症性肠病并发症,不应单纯考虑妊娠而延误手术治疗。

妊娠期溃疡性结肠炎患者如在 5-氨基水杨酸药物维持治疗期间出现轻中度疾病活动,可考虑口服 5-氨基水杨酸药物至足量,并联合直肠局部予 5-氨基水杨酸药物治疗以诱导病情缓解。如在足量 5-氨基水杨酸药物或硫嘌呤类药物维持治疗期间出现病情中重度活动,应考虑系统性糖皮质激素或抗肿瘤坏死因子-α 诱导病情缓解。如病情中重度活动且糖皮质激素抵抗的患者,推荐采用抗肿瘤坏死因子-α 诱导病情缓解。糖皮质激素抵抗的重度活动性溃疡性结肠炎患者也可考虑环孢素治疗。

妊娠期病情活动经糖皮质激素治疗诱导病情缓解后,对于 5-氨基水杨酸药物不能维持缓解的患者,不建议妊娠期初次使用硫嘌呤类药物,可考虑抗肿瘤坏死因子-α 药物维持缓解。抗肿瘤坏死因子-α 药物诱导病情缓解后,推荐继续使用该药物进行维持治疗。

10.6.4　炎症性肠病的心理治疗包括哪些内容?

炎症性肠病的心理治疗主要包括行为干预和药物治疗。行为干预是初始治疗的最佳选择,而疗效不佳或伴随严重心理障碍的患者可以考虑药物治疗。其中,行为干预包括以下几个方面。

(1) 松弛疗法:按一定的练习程序学习有意识地控制或调节自身的心理生理活动,以达到降低机体唤醒水平、调整因紧张刺激而功能紊乱的目的。患者可以选择适合自己的放松方法(听音乐、运动、读书等)来缓解不良情绪。

（2）认知行为疗法：通过改变患者不合理的认知问题和不良行为，改变患者对自己、对人或对事的看法与态度来改变心理问题。通过增加炎症性肠病患者对疾病的正确认识，缓解不必要的焦虑和相关身体症状，教导患者积极应对困难或痛苦而不是逃避，记录疾病进展并正确认识治疗，这些措施可以减轻患者对疾病的恐惧且便于制定预防复发计划。

（3）正念冥想法：指导患者有目的、有意识地关注、觉察当下，对每时每刻所察觉的体验不加评判，接收自己的思想、行为和身体的感觉，强调患者聚焦当下并接受当下的体验，有助于抵抗患者对痛苦的生理感觉和消极认知。

（4）催眠疗法：当患者进入深度睡眠时，许多处于无意识或潜意识中的记忆浮现脑际，引出心灵中压抑着患者的困扰并找出心理症结所在，然后运用睡眠分析其错误思路，剖析其致病的缘由，教以正确的适应方法，从而将患者最大限度地引入一种放松状态。

（5）心理药物治疗：当单纯的生物疗法对炎症性肠病患者治疗效果不佳时，可适当地加用抗抑郁药物。抗抑郁药物不仅可以改善患者焦虑、抑郁等精神心理症状，还可以在一定程度上缓解疾病进展。这些药物包括 5-羟色胺再摄取抑制剂、5-羟色胺和去甲肾上腺素再摄取抑制剂、三环类抗抑郁药等，但这些药物的选择需要主治医师结合患者症状及心理状况评估（如汉密尔顿焦虑抑郁量表等）方可开出处方。

10.6.5　炎症性肠病患者自我心理调节的方法有哪些？

（1）坚持锻炼：大多数炎症性肠病患者由于病情复杂，症状明显，影响工作生活，导致惰性。长期疏于锻炼会影响身体的各项机能，增加消极负面的情绪。适量锻炼可以充分调动人体潜能活化身体细胞，放松心身，舒缓情绪。锻炼的方式可以选择体操、瑜伽、太极拳、八段锦等方式。

（2）外出交际：炎症性肠病患者多数会伴有情绪低落，缺乏自信，肠道症状（如腹痛、腹泻明显）也会影响炎症性肠病患者的社交，直接导致患者兴趣匮乏，封闭自己，拒绝社交。改变这种恶性循环的前提是调整积极向上的心态，强迫自己走出去，多接触朋友，参加社会活动或外出旅游，让自己的负面情绪被外部环境消融，重拾自信。

（3）整理感受：当炎症性肠病患者出现负面情绪时，建议患者将自己内心的真实感受记录在笔记本上，当下不需要急于去分析、去认识它，可以暂时搁浅，在身心状态有所缓解后，再回顾当时的心境，重新感知当时的情绪，或借助心身科医师的帮助，更深入地认知自己。

（4）阅读书籍：书籍可以开阔视野，拓宽眼界和心胸，丰富内心，使个人境界提升，有时候会让自己心情豁然开朗，从而得到内心的愉悦和快乐，转换注意力，避免负面情绪的影响。

（5）自我想象：适当放空自己，给自己一个安静的、能够冥想的空间，尽可能让自己沉浸在有安全感的想象环境中，如选择舒适的海边、花园、草地等，让自己安心并感觉踏实。

10.6.6 伴有明显焦虑抑郁倾向的炎症性肠病患者需要如何干预？

首先，对炎症性肠病患者的心理干预的基础是建立融洽的、开放的医患关系。因为医患之间的认知存在差异，患者不可避免地会出现对疾病的认知缺乏，过分关注病情，所以在治疗过程中，需要让患者参与到医疗决策中，深入了解每一步治疗决策的重要性和必要性。其次，公开网络难以避免存在的错误医疗科普信息会导致患者对疾病过度认知，影响患者治疗信心，故患者可以在医生帮助下正确获取信息网络中有意义、有指导性意见的信息。另外，治疗的基础还在于患者自身对疾病的认识和心态，患者需要借助自己内心的力量和外在医生的帮助改善焦虑抑郁情绪。最后，身边家人朋友的参与也非常重要，让患者在治疗过程中不至于独自面对疾病，导致对疾病产生迷茫与恐惧。

10.6.7　炎症性肠病患者如何知道出现了心理问题?

炎症性肠病患者的精神心理状态具体表现为个体化特征、焦虑抑郁状态、生活质量下降等。炎症性肠病患者有着很多共同心理特征,包括强迫症、神经质、依赖性强、挫折耐受低和完美主义,自我防御和敌意机制也是炎症性肠病患者的重要人格特点,如退缩、宣泄、情感压抑、被动攻击和投射行为。另外,炎症性肠病患者多表现为焦虑抑郁状态,失去自我控制的能力,对目前、未来生活缺乏信心和乐趣,情绪失控,失去平衡,经常无故发怒,走极端,对很多事情都不满。

如果炎症性肠病患者患病过程中出现以下表现,强烈建议患者去精神卫生科就诊。

(1)极端表现:性格执拗,认为事物的发展非此即彼,非白即黑,一遇挫折便有彻底失败的感觉,进而觉得自身已不具有任何价值,失去自信。

(2)有色眼镜看事物:遇到事情总想到消极面,就像戴了一副有色眼镜看世界,过滤掉所有光明,整个世界看起来黯淡无光。

(3)疑神疑鬼:无事生非,疑心病很重,总认为自己将大病临头,遇事总是自我断论,主观猜疑,杞人忧天。

(4)错误推断:总是把一般性过失、欠缺、挫折和困难看得过分严重,似乎做了不可逆转的错事。生活工作中总是过分夸大自己的不足,认为自己一无是处,有强烈的内疚感和自责感,有自我惩罚倾向。

(5)轻生想法:表现为自残、自杀思想行为的出现,思想消极、悲观,总是沉浸在自我谴责、自卑之中,对前途悲观绝望,食欲改变,严重睡眠障碍,发生梦魇甚至萌发轻生想法。

10.6.8　炎症性肠病患者如何与家人及朋友交流?

首先,炎症性肠病是一个复杂、变化、系统的疾病,患者可以在尊重自身隐私的基础上选择告知或不告知家人及朋友。但炎症性肠病并非传染病,并不影响患者及患者朋友的正常生活,故在疾病缓解期或相对稳定期,患者完全可以以正常健康人的生活方式与家人及朋友交流。当然,疾病也会出现急性发作、恶变,患者不得不接受住院治疗,这时候患者需要告知家人及朋友病情发展进程,树立积极的心态,在家人及朋友的帮助下配合医生一同抗击病情。最后,患者需要知道炎症性肠病是一种具有遗传易感性的疾病,患者需要告知家人也具有一定患病概率,最好让家人也做相应疾病的监测(包括小肠增强 CT、肠镜、胶囊内镜等)。

10.6.9 炎症性肠病患者如何与医生沟通?

炎症性肠病的治疗是一个相对漫长、复杂、变化多端的过程,患者不能寄希望于一次或几天就取得非常明显的期望疗效。患者需要具备足够的信心与耐心,积极配合医生的诊治,及时沟通,定期复诊。大多数患者需要终身诊治,故患者需要记录完整的病理档案以便于医生回顾每次的诊疗过程及疗效。因此,患者在与医生的病情沟通中,需要做到以下几点:①妥善保留每次门诊的原始资料,腹部 CT 结果、内镜结果及病理单应保持整洁、清楚。②每次住院应保留出院小结、检查结果、影像资料、手术记录等方面的医生回顾。③在治疗过程中难免遇到治疗效果不佳、病情反复的时候,这时候患者需要调整心态,积极配合医生治疗,树立坚定的信心以协助医生共同战胜复杂病情。

10.7 炎症性肠病与疫苗

10.7.1 炎症性肠病患者可以接种什么疫苗?

疫苗是一种通过刺激人体免疫系统产生免疫反应的生物制剂,在遇到真正的病原体时可起到保护人体免受感染的作用。目前有以下两种类型的疫苗制剂。

(1)减毒活疫苗:活疫苗含有弱化或减毒的病毒或细菌,在接种后会发生有限的复制。减毒活疫苗(病毒或细菌)发生的免疫反应与自然感染类似,只需要小剂量的疫苗接种即可起到免疫保护,持续时间较长,通常一剂疫苗即可有效。由于存在感染的风险,如果接受免疫抑制治疗,则禁用活疫苗。这种情况下,禁忌接受的活疫苗包括鼻腔内流感疫苗、麻风-流行性腮腺炎-风疹活疫苗、水痘活疫苗、口服脊髓灰质炎减毒活疫苗(疫苗分为灭活和减毒,其中灭活是死的、减毒是活的,脊髓灰质炎疫苗两种都有)、天花疫苗、卡介苗、伤寒口服疫苗、猩红热疫苗、炭疽疫苗。

(2)灭活疫苗:灭活疫苗是先培养病原体,再通过加热或化学灭活的方法来生产的疫苗。灭活疫苗包含类毒素或生物体的抗原成分,并且可能含有佐剂以刺激宿主的免疫反应,达到对疾病的保护。灭活疫苗通常需要连续多次注射,才能提供足够的免疫保护。炎症性肠病患者不论是否接受免疫调节治疗,均可以安全接种各种灭活疫苗,但免疫抑制药物可能会使患者无法对疫苗产生有效的应答。目前认为炎症性肠病患者可安全接受的灭活疫苗包括破伤风疫苗、白喉、百日咳疫苗、人乳头瘤病毒疫苗、3 价流行性感冒灭活疫苗、肺炎球菌多糖疫苗、甲型肝炎疫苗、乙型肝炎疫苗、脑膜炎球菌多糖疫苗。

10.7.2　炎症性肠病治疗药物对疫苗有哪些影响?

研究发现治疗炎症性肠病的不同药物会不同程度地影响疫苗的效果。具体研究情况如下。

(1)接受 5-氨基水杨酸盐或硫嘌呤单药治疗的患者,疫苗接种后免疫反应是正常的,疫苗保护维持时间与正常人无殊。

(2)全身性皮质激素对疫苗免疫反应的影响则与激素的剂量相关。使用抗肿瘤坏死因子药物治疗的患者,特别是联合使用硫唑嘌呤或甲氨蝶呤,对灭活疫苗的最初和持续的免疫反应均可能会减弱。

(3)维得利珠单抗是靶向 $\alpha4\beta7$ 整合素,选择性抑制记忆 T 细胞向胃肠道黏膜的迁移。这种肠道选择性的机制,可能不会影响疫苗的免疫反应(口服疫苗除外)。接受维得利珠单抗治疗的人接种乙型肝炎疫苗,对疫苗免疫反应是没有影响的。维得利珠单抗无论是单药使用还是联合免疫抑制剂使用,都不会影响炎症性肠病患者对流感疫苗的反应。

（4）乌司奴单抗是针对白介素-12/23 p40 亚基的单克隆抗体，可引起全身性免疫抑制，从机制上说会影响疫苗反应。目前尚无相关研究能揭示乌司奴单抗对炎症性肠病患者疫苗接种的影响。

（5）托法替布是一种口服小分子 Janus 激酶抑制剂。抑制 JAK-STAT 通路可诱发全身性免疫抑制，可能会影响疫苗反应。目前尚无托法替布对炎症性肠病患者疫苗接种影响的观察研究，故无法得到确切的结论。

10.7.3　使用免疫抑制剂患者应该选择哪种类型的疫苗？

炎症性肠病患者经常接受免疫抑制剂，导致患者免疫力低下，致机会感染的风险增加，而且部分疫苗为活菌疫苗，可能会造成患者感染，故活疫苗（如卡介苗、鼠疫菌减毒活疫苗、布鲁菌病疫苗、炭疽疫苗、麻疹活疫苗、风疹活疫苗、腮腺炎活病毒疫苗、水痘活疫苗、乙型脑炎减毒活疫苗、甲型肝炎活疫苗、口服脊髓灰质炎减毒活疫苗）接种在免疫抑制状态下通常是禁忌的。据报道，免疫抑制患者接受水痘活疫苗后，可诱发水痘的传播。因此，接受免疫抑制剂的炎症性肠病患者通常不选择活疫苗。灭活疫苗（如灭活脊髓灰质炎病毒疫苗、乙型脑炎灭活病毒疫苗、流行性感冒灭活疫苗、狂犬病疫苗、甲型肝炎灭活疫苗、EV71 型手足口病疫苗、新型冠状病毒灭活疫苗）在免疫抑制患者中被认为是安全的，由于炎症性肠病患者免疫低下，免疫抑制药物可能会使患者无法对疫苗产生有效的应答，也可能造成对疫苗的反应差，可能达不到预防感染的效果。因此，有些疫苗需要在使用免疫抑制剂治疗前进行接种。总之，炎症性肠病患者可以接受灭活疫苗注射，但不推荐减毒疫苗注射。

10.7.4　炎症性肠病患儿可以接种什么疫苗？

对于炎症性肠病患儿，由于免疫力更低，更应积极接种疫苗预防相关疾病。还没有使用免疫抑制治疗的炎症性肠病患儿进行预防接种的基本原则与健康儿童相同。在改善全身状况和营养不良状态后,使用免疫抑制治疗之前可以让患儿进行有计划的疫苗接种,特别是活疫苗的预防接种:①水痘活疫苗,免疫抑制剂治疗前4周;②麻疹、腮腺炎和风疹联合病毒活疫苗,免疫抑制剂治疗前6周。

如果是处于免疫被抑制状态,患儿应避免接种活疫苗。满足下列条件之一的患儿应考虑为"免疫被抑制状态"*:①糖皮质激素治疗:强的松每日超过 20 毫克,或每日每千克体重 2 毫克持续超过2 周,或停药 3 个月以内。②正在使用硫嘌呤类药物(6-硫嘌呤或硫唑嘌呤)、甲氨蝶呤、环孢素、他克莫司、抗肿瘤坏死因子药物、其他生物制剂,或停药 3 个月内。③严重的营养不良。

灭活疫苗对于炎症性肠病患儿与健康儿童具有同等的安全性,但免疫反应强度和持久性可能会降低,故可以按照免疫接种程序进行接种,包括破伤风、乙型肝炎、甲型肝炎、肺炎球菌、流行性感冒、人乳头状瘤病毒和脑膜炎球菌疫苗。在免疫抑制剂治疗期间,建议进行以下免疫接种。

(1)流感疫苗:建议所有炎症性肠病患儿每年接种一次灭活的流感疫苗。如果确诊或怀疑有流感病毒感染,无论患儿当前的疾病状况如何,均建议停止所有免疫抑制剂的治疗直至感染消退,并使用抗病毒药物如奥司他韦进行治疗(如果临床上有指征)。

(2)肺炎球菌疫苗:所有 2 岁、正在接受免疫抑制治疗且以前未曾接受过肺炎球菌疫苗或 23 价肺炎球菌多糖疫苗的炎症性肠病患者应接种一次肺炎球菌疫苗,8 周后再接种一次 23 价肺炎球菌多糖疫苗,5 年后再接种第二次;以前已接种过 23 价肺炎球菌多糖疫苗的患者应在其上次接种 1 年后再接种一次肺炎球菌疫苗。

(3)人乳头瘤病毒疫苗(青少年):人乳头瘤病毒疫苗会导致大约 75%的宫颈癌和 90%的生殖器疣,故建议在 11~12 岁之间进行接种。

---

* 单纯使用氨基水杨酸药物治疗的患儿不是免疫被抑制状态。

（4）乙型肝炎疫苗：所有炎症性肠病患者均应查乙型肝炎五项，抗体阴性的患者均应接种乙型肝炎疫苗。标准方法为剂量 20 微克，每 0、1、6 月时接种。接种完 1 个月后复查乙型肝炎五项，如果抗体仍然为阴性，应使用双倍剂量再接种 2 次（40 微克，间隔 3～4 周）。

10.7.5　炎症性肠病患者接种疫苗的时机是什么？

目前研究表明，治疗炎症性肠病的主要药物（如免疫抑制类药物）的使用可能会降低机体产生免疫抗体的滴度及疫苗的疗效，故在使用这些药物之前最好进行免疫接种。对于灭活疫苗，至少在用药之前 2 周接种；对于减毒活疫苗，至少在用药之前 4 周接种；接受免疫抑制剂尤其是生物制剂治疗的儿童，最好在接受治疗前完成常规的计划免疫接种；停用免疫抑制剂 3 个月，必要时可以注射部分活疫苗；活疫苗接种后间隔超过 3 个月再开始生物制剂治疗，但患者也不应该因为活疫苗接种而延迟炎症性肠病的治疗。

10.7.6　炎症性肠病孕产妇接种疫苗有哪些注意事项？

在妊娠后期（孕 6 个月后）使用生物制剂的患者，其婴儿在出生6 个月内接种活疫苗易出现严重的感染，故婴儿出生 6 个月内不能接种活疫苗；妊娠期疫苗最好选择灭活疫苗，活疫苗安全性未知；妊娠期间可注射灭活的流感疫苗，其产生的免疫球蛋白可通过胎盘过继免疫给胎儿并保持 6 个月；哺乳期女性可注射除水痘疫苗以外的其他疫苗。

10.7.7　炎症性肠病患者应在何时接种新型冠状病毒灭活疫苗？

炎症性肠病患者和一般人群有同等的感染风险，炎症性肠病患者应该接种新型冠状病毒灭活疫苗，即使对正在使用免疫抑制或正在接受生物制剂的患者也是安全的。炎症性肠病患者接种新型冠状病毒灭活疫苗的最佳时间是尽早接种，疾病活动的情况不应影响疫苗接种时机。疫苗不会诱发炎症性肠病复发，无论患者是处于生物制剂诱导治疗或维持治疗,都可以安全接种疫苗。

10.7.8　炎症性肠病女性患者妊娠期和哺乳期可以接受新型冠状病毒灭活疫苗接种吗?

根据《新冠病毒疫苗接种技术指南》(第一版),备孕中的炎症性肠病女性患者建议孕前接种疫苗,不必仅因接种新型冠状病毒疫苗而延迟怀孕计划。如果已经处于妊娠期的炎症性肠病女性患者,建议暂缓接种新型冠状病毒灭活疫苗;如果处于哺乳期,一般是不推荐接种的,但考虑到母乳喂养对婴幼儿营养和健康的重要性,被新型冠状病毒感染高风险的哺乳期女性(如医务人员等)接种新型冠状病毒疫苗后,建议继续母乳喂养。

10.7.9　什么是减毒活疫苗?

活疫苗含有弱化或减毒的病毒或细菌,在接种后会发生有限的复制,可以诱导人体免疫反应而不会引起疾病。接种减毒活疫苗(病毒或细菌)后发生的免疫反应与自然感染相似,因此只需要小剂量疫苗接种即可,免疫保护时间长,通常 1 剂疫苗即可有效。但是麻疹-流行性腮腺炎-风疹活疫苗和水痘活疫苗需要注射第 2 剂,因为需要提供额外的机会来诱导保护性免疫反应,从而保持持续的免疫力。

10.7.10　炎症性肠病患者接种减毒活疫苗后多久可以开始免疫抑制剂治疗?

美国免疫实践咨询委员会并未正式规定接种减毒活疫苗后多久可以开始免疫抑制治疗,建议减毒活疫苗接种与免疫抑制治疗的间隔不少于 4 周。

10.7.11　炎症性肠病患者接种减毒活疫苗后多久可以开始生物制剂治疗?

美国疾病控制与预防中心的专家建议,减毒活疫苗接种后间隔超过 3 个月,再开始生物制剂治疗。但患者不应为减毒活疫苗接种而延迟治疗。

10.7.12 什么是灭活疫苗?

灭活疫苗是先培养病原体,再通过加热或化学灭活来生产的疫苗。多糖(如肺炎球菌多糖疫苗)、重组疫苗(乙型肝炎、人乳头瘤病毒和带状疱疹亚基)和类毒素(如白喉、破伤风)疫苗,都属于灭活疫苗。灭活疫苗包括类毒素或生物体的抗原成分,并且可能含有佐剂以刺激宿主的免疫反应,从而提供抗体来保证机体对疾病的防护。灭活疫苗通常需要连续多次注射,才能提供足够的免疫保护。第1剂通常不会诱导保护性免疫,而只会"引发"免疫系统,需要在第2剂或第3剂后才产生保护性免疫应答。由于灭活抗原的免疫保护作用会逐渐减弱,所以需要定期注射或加强剂量来维持免疫保护作用。

10.7.13 炎症性肠病该如何看待流感疫苗接种?

炎症性肠病患者对流感疫苗的免疫反应取决于炎症性肠病治疗药物。目前证据显示,接受抗肿瘤坏死因子单药治疗或联合治疗的患者,对流感疫苗的免疫反应可能较低。对于英夫利昔单抗治疗的患者,流感疫苗无论是输注同时接种,还是用药间隔接种,作用都较差。另一项小型研究显示,与健康对照相比,维得利珠单抗单药或联合免疫抑制剂治疗,不会影响炎症性肠病患者对流感疫苗的免疫反应。目前还没有乌司奴单抗和托法替布对炎症性肠病患者流感疫苗反应的数据。国外指南推荐所有炎症性肠病患者,原则上每年都应接种一次流感疫苗。接受全身性免疫抑制药物治疗的患者,应避免接种减毒活疫苗。建议所有≥65岁的患者(不论使用哪种免疫抑制药物),均应接种高剂量流感疫苗,因为这种疫苗对老年患者的保护力较高。此外,只要是接受抗肿瘤坏死因子药物治疗的患者,无论什么年龄都应接种高剂量流感疫苗。其他炎症性肠病患者应接种标准剂量的流感疫苗。

10.7.14 炎症性肠病患者该如何看待肺炎球菌疫苗接种?

炎症性肠病患者罹患侵袭性肺炎球菌疾病的风险增加。各种肺炎也是 65 岁以上炎症性肠病患者最常见的感染类型。抗肿瘤坏死因子药物、糖皮质激素,都与肺炎风险增加存在独立相关性,尤其是糖皮质激素风险最大。另外,肺炎也是炎症性肠病患者死亡风险最高的感染类型。13 价肺炎球菌结合疫苗,建议常规用于婴儿、幼儿和 6 岁及以上的人群。还有 23 价肺炎球菌多糖疫苗,用于预防 65 岁及以上的所有成年人,以及 19～64 岁的高危成年人的侵袭性肺炎球菌疾病。如果在 23 价肺炎球菌多糖疫苗之前接种过 13 价肺炎球菌结合疫苗,针对两种疫苗共有的血清型肺炎球菌可获得更高免疫保护。

美国免疫实践咨询委员会在 2021 年《炎症性肠病患者免疫策略的选择》指南中建议,年龄在 19 岁及 19 岁以上且免疫功能低下的成年人,或从未接种过肺炎球菌疫苗的人,接种 13 价肺炎球菌结合疫苗后,间隔至少 8 周后再去接种 23 价肺炎球菌多糖疫苗。但对于 65 岁以上具有免疫能力的成年人,肺炎球菌疫苗的接种计划不同,建议在两次疫苗之间间隔 1 年。尽管并未建议所有≥65 岁老年人常规接种 13 价肺炎球菌结合疫苗,但如果老年炎症性肠病患者以前未曾接种过 13 价肺炎球菌结合疫苗,仍应继续接种 13 价肺炎球菌结合疫苗。因为老年炎症性肠病患者的免疫功能可能低下,肺炎的风险更高。接种最初的 13 价肺炎球菌结合疫苗和 23 价肺炎球菌多糖疫苗后,应在 5 年后接种第二次 23 价肺炎球菌多糖疫苗。多项研究已证实,接受全身性免疫抑制药物治疗的炎症性肠病患者,对 13 价肺炎球菌结合疫苗和 23 价肺炎球菌多糖疫苗的免疫反应均受影响。但巯嘌呤单药治疗似乎不影响疫苗免疫应答。

与其他灭活疫苗类似,抗肿瘤坏死因子治疗(尤其是抗肿瘤坏死因子联合免疫抑制剂治疗)可能会使疫苗的免疫反应减弱。目前还没有证据显示新型治疗药物(如维得利珠单抗、托法替布、乌司奴单抗)是否会影响炎症性肠病患者对肺炎球菌疫苗的免疫反应。如果可能的话,炎症性肠病患者应在开始免疫抑制治疗之前或同时,接种肺炎球菌疫苗。

10.7.15   炎症性肠病患者该如何看待乙型肝炎病毒疫苗接种?

乙型肝炎病毒的重新激活,是乙型肝炎病毒感染的严重后果,表现为血清氨基转移酶水平变化、暴发性肝衰竭和死亡。接受免疫抑制治疗的患者,发生乙型肝炎病毒再激活的风险增加。由于担忧潜在的乙型肝炎病毒再激活风险,建议所有炎症性肠病患者都进行乙型肝炎病毒筛查,以确定乙型肝炎病毒的感染情况。乙型肝炎病毒的筛查应该在确诊炎症性肠病的同时完成,而不要等到开始免疫抑制药物治疗后再进行。

成年炎症性肠病患者应接种乙型肝炎病毒疫苗,因为炎症性肠病患者感染乙型肝炎病毒会产生严重后果。接受全身性免疫抑制药物治疗的炎症性肠病患者,对乙型肝炎病毒疫苗的免疫反应率低于健康人群,也低于未接受免疫抑制治疗的炎症性肠病患者。接受免疫抑制剂或抗肿瘤坏死因子药物治疗的患者,接种乙型肝炎病毒疫苗的免疫应答率更低。年轻患者或疾病缓解期患者接种乙型肝炎病毒疫苗的应答可能更好。在完成乙型肝炎病毒疫苗接种后 1 个月,炎症性肠病患者应检查乙型肝炎表面抗原抗体,≥10 毫单位/毫升被认为是达到了疫苗的保护性应答。乙型肝炎表面抗原抗体会随着时间的推移而逐渐减弱,但仍然有保护作用。对于没有获得保护性免疫应答的患者,应检查乙型肝炎表面抗原抗体。如果<10 毫单位/毫升,则应在 1 个月内接种挑战剂量乙型肝炎病毒疫苗,然后6 个月内再注射一次疫苗。如果之后仍<10 毫单位/毫升,则确定患者没有获得乙型肝炎病毒的免疫力。

10.7.16   炎症性肠病患者该如何看待疱疹病毒疫苗接种?

带状疱疹完全是一种疫苗可预防的严重感染,约占炎症性肠病患者严重感染的 1/3;而炎症性肠病患者发生带状疱疹风险会比普通人增加 2 倍。美国免疫实践咨询委员会认为接受免疫抑制治疗的40 岁炎症性肠病患者,比 50 岁的健康人群的带状疱疹风险更高风险。与 5-氨基水杨酸相比,使用抗肿瘤坏死因子药物联合巯嘌呤治疗的炎症性肠病患者,患带状疱疹的风险显著增加;反复使用皮质激素也会增加了带状疱疹的风险。

带状疱疹减毒活疫苗是一种单剂量的减毒活疫苗,用于 50 岁以上有免疫功能正常的成年人,尤其推荐在 60 岁以上人群中应用。与重组带状疱疹疫苗相比,减毒活疫苗的效力更高、保护力更持久,在接种后数年一直存在。对于使用抗肿瘤坏死因子药物治疗的患者来说,带状疱疹减毒活疫苗是相对禁忌。但是,使用低剂量甲氨蝶呤(每周每千克体重<0.4 毫克)、硫唑嘌呤(每日每千克体重<3 毫克)或 6-巯基嘌呤(每日每千克体重<1.5 毫克)治疗的炎症性肠病患者,可以接种带状疱疹减毒活疫苗。重组带状疱疹减毒活疫苗,可增强宿主的免疫反应。对于 50 岁以上免疫功能正常的人群,建议在 2~6 个月内接受两剂重组带状疱疹减毒活疫苗肌内注射。

10.7.17　炎症性肠病患者该如何看待人乳头瘤病毒疫苗接种?

人乳头瘤病毒疫苗在减少人乳头瘤病毒感染和相关癌症方面是非常有效和安全的。但疫苗不能阻止人乳头瘤病毒感染发展为相关疾病,无法降低清除人乳头瘤病毒感染的时间,对于人乳头瘤病毒相关疾病也没有治疗效果。人乳头瘤病毒感染通常发生在成年后,具有新的性伴侣的老年人也有新感染的风险。由于炎症性肠病患者的宫颈异型增生和口腔癌的发生率增加,存在肛周病变的患者发生人乳头瘤病毒相关肛门癌的风险增加。因此,炎症性肠病患者可以从接种人乳头瘤病毒疫苗中受益,以减少相关癌症的风险。美国免疫实践咨询委员会建议所有 26 岁以下的炎症性肠病患者接种人乳头瘤病毒疫苗。对于 27~45 岁可能有新的性伴侣的炎症性肠病患者,也建议接种人乳头瘤病毒疫苗,因为这些患者面临较高的人乳头瘤病毒感染风险。

10.7.18　炎症性肠病患者该如何看待破伤风疫苗、白喉疫苗、百日咳疫苗接种?

美国免疫实践咨询委员会建议所有≥18 岁成年人都接种破伤风疫苗、白喉疫苗、百日咳疫苗。妊娠期女性(最好在妊娠 27~36 周之间)也可以接种该疫苗,以保护婴儿。所有成年人在初次接种疫苗后,建议每10年接种一次加强针。与普通人群相比,炎症性肠病患者的破伤风、白喉或百日咳感染风险没有增加。无论何种免疫抑制治疗方案,成年炎症性肠病患者都能够通过破伤风疫苗、白喉疫苗、百日咳疫苗获得免疫反应。但接受抗肿瘤坏死因子药物与巯嘌呤联合治疗的患者的免疫反应偏低。

10.7.19　炎症性肠病患者使用免疫抑制剂或生物试剂可以接种狂犬病疫苗和破伤风疫苗吗?

狂犬病和破伤风这两个疾病,一旦发病,死亡率是极高的,而且目前还没有可以有效治疗的药物。狂犬病疫苗属于灭活疫苗,正在使用免疫抑制剂或生物制剂的患者可安全注射。在注射狂犬病疫苗时,最好同时注射一次狂犬病免疫球蛋白,以增强对疾病预防能力;必要时可在接种后2～4周检测狂犬病毒中和抗体,根据抗体反应来评估是否需要追加注射疫苗。破伤风疫苗属于类毒素疫苗,在免疫低下人群中也相对安全。

10.8　炎症性肠病与新型冠状病毒感染

10.8.1　炎症性肠病患者会更容易感染新型冠状病毒感染吗?

2020年中华医学会消化病学分会炎症性肠病学组发布的《炎症性肠病患者在新型冠状病毒肺炎流行期间的管理》指南认为,正在应用糖皮质激素、免疫抑制剂或生物制剂等免疫抑制药物的炎症性肠病患者处于免疫力低下状态,甚至可以归属于免疫受损个体。因此,炎症性肠病患者对病毒感染的易感性与健康人不同。应用免疫抑制药物的炎症性肠病患者可能是易感人群,而活动期炎症性肠病患者因常合并营养不良可能是易感的高危因素之一,高龄和住院的炎症性肠病患者也需受到高度重视。另外,炎症性肠病患者频繁就医也会增加接触感染的风险。对于口服免疫抑制药物维持治疗的缓解期炎症性肠病患者也需要慎重防护。

10.8.2　炎症性肠病患者需要调整治疗方案预防新型冠状病毒感染吗?

炎症性肠病患者需要正确认识新型冠状病毒感染,做好疾病流行期间的自我管理,不需要调整治疗方案来预防新型冠状病毒感染。

10.8.3　炎症性肠病患者感染新型冠状病毒后该如何调整治疗方案?

《炎症性肠病患者在新型冠状病毒肺炎流行期间的管理》指出,疑似和确诊的病例应在具备有效隔离条件和防护条件的定点医院进行隔离治疗。其治疗包括一般对症治疗、基础疾病治疗、继发感染预防、及时器官功能支持等。炎症性肠病活动期患者合并新型冠状病毒感染的治疗,首先应按照国家指导意见进行新型冠状病毒感染的治疗;对于炎症性肠病的原发病,建议暂停免疫抑制剂和生物制剂,根据病情选用氨基水杨酸制剂、沙利度胺或酌情应用糖皮质激素等。炎症性肠病缓解期患者合并新型冠状病毒感染的治疗,可考虑暂停免疫抑制剂和生物制剂,其他则按照新型冠状病毒感染的指导意见处理。

【参考文献】

靳琦文,王晓娣,2021.维得利珠单抗治疗炎症性肠病的研究进展[J].世界华人消化杂志,29(5):248-255.

李莎,林征,2017.炎症性肠病运动干预研究进展[J].护理研究,31(12):1409-1413.

李玥,钱家鸣,2019.重视炎症性肠病患者的妊娠问题[J].中华炎性肠病杂志,(4):277-279.

刘祥宇,黄晖明,李建设,等,2021.太极拳对老年人身心健康影响的研究进展[J].浙江体育科学,43(3):67-74.

汪海潮,叶晨,2020.难治性中重度溃疡性结肠炎的生物制剂治疗研究进展[J].同济大学学报(医学版),41(1):136-140.

杨红,金梦,钱家鸣,2020.选择不同生物制剂治疗炎症性肠病:如何平衡风险和获益[J].中华炎性肠病杂志(1):25-29.

赵媛媛,2019.居家运动训练对炎症性肠病患者疲乏的干预效果研究[D].苏州:苏州大学.

赵媛媛,奚沁华,钮美娥,2018.运动对炎症性肠病抗炎作用的研究进展[J].胃肠病学,23(2):120-123.

郑贞,罗杨,鄢显明,等,2020.不同训练时间太极拳运动康复方案对肠道菌群功能的影响[J].中国病原生物学杂志,15(9):1071-1074.

朱玉霞,吴小翎,2015.妊娠合并炎症性肠病的治疗进展[J].现代医药卫生,(9):1334-1337.

Caldera F, Ley D, Hayney MS, et al, 2021. Optimizing immunization strategies in patients with IBD[J]. Inflamm Bowel Dis, 27(1): 123-133.

Julsgaard M, Kjeldsen J, Baumgart DC, 2017. Vedolizumab safety in pregnancy and newborn outcomes[J]. Gut, 66(10): 1866-1867.

Kane SV, Acquah LA, 2009. Placental transport of immuoglobulins: a clinical review for gastroenterologists who prescribe therapeutic monoclonal antibodies to women during conception and pregnancy[J]. Am J Gastroenterol, 104: 228-233.

Mahadevan U, Vermeire S, Lasch K, et al, 2017. Vedolizumab exposure in pregnancy: outcomes from clinical studies in inflammatory bowel disease[J]. Aliment Pharmacol Ther, 45(7): 941-950.

Mahadevan U, Wolf DC, Dubinsky M, et al, 2013. Placental transfer of anti-tumor necrosis factor agents in pregnant patients with inflammatory bowel disease[J]. Clin Gastroenteral Hepatol, 11(3): 286-292, e24.

Puchner A, Gröchenig HP, Sautner J, et al, 2019. Immunosuppressives and biologics during pregnancy and lactation: a consensus report issued by the Austrian Societies of Gastroenterology and Hepatology and Rheumatology and Rehabilitation[J]. Wien Klin Wochenschr, 131(1-2): 29-44.

Ramonda R, Foresta C, Ortolan A, et al, 2014. Influence of tumor necrosis factor alpha inhibitors on testicular function and semen in spondyloarthritis patients[J]. Fertil Steril, 101(2): 359-365.

Sun W, Fennimore B, Beaulieu DB, et al, 2021. Vedolizumab concentrations in breast milk: results from a prospective, postmarketing, milk-only lactation study in nursing mothers with inflammatory bowel disease[J]. Clinical Pharmacokinetics, 60(6): 811-818.

第 11 部分

炎症性肠病与老年人

11.1 老年性炎症性肠病的流行病学与临床表现

11.1.1 老年性炎症性肠病的流行病学有什么特点？

老年性炎症性肠病患者年龄划分不尽相同，多数以 60 岁作为划分界限。25%～35% 的炎症性肠病患者年龄＞60 岁，老年患者占所有住院炎症性肠病患者的占比更是高达 25%。其中溃疡性结肠炎比克罗恩病更常见，占比分别为 11.6%、4.2%。男性发病率高于女性，可能与免疫状况、生活方式不同等有关。此外，老年炎症性肠病的发病率还存在地区差异，如在美国 60 岁以上老年人克罗恩病和溃疡性结肠炎的发病率分别是 4/100 000、(6～8)/100 000，而欧洲 60 岁以上的老年人克罗恩病和溃疡性结肠炎的发病率均为 8/100 000～10/100 000。

11.1.2 老年性炎症性肠病的危险因素有哪些？

环境、遗传、肠道菌群、内脏敏感性及精神因素等的相互作用是导致炎症性肠病发生的关键因素。中青年患者发病与遗传因素更具相关性，而老年人发病与环境因素更具相关性。包括西式的饮食习惯、不良的生活习惯等导致的肠道菌群失衡，以及焦虑、抑郁等负面情绪均可能导致并加重病情。

11.1.3 老年性炎症性肠病的临床表现有哪些特点？

老年性炎症性肠病患者的临床表现复杂多样，与年轻患者相比差异较大。老年克罗恩病患者中女性更易患肛瘘,但较少有炎症性肠病家族史或肠外表现;与年轻患者相比,老年患者在非狭窄非穿透型克罗恩病方面的占比稍高;老年克罗恩病患者中常因为低血容量、贫血、营养不良或大量便血而住院治疗,较少发生腹痛、腹泻及体重减轻,这与年轻患者的情况不同。老年溃疡性结肠炎患者以男性居多,患者较少有炎症性肠病家族史或肠外表现,炎症累及的肠段相对局限,疾病进展相对缓慢;而且老年溃疡性结肠炎患者可能会有更多的非典型表现,如便秘。老年性炎症性肠病除了骨质疏松外,与年轻患者的肠外表现类似,但其并发症发生率明显高于年轻患者,尤其是恶性肿瘤、静脉血栓栓塞等的发生。

11.2　老年性炎症性肠病的治疗

11.2.1　老年性炎症性肠病如何治疗?

5-氨基水杨酸类药物较安全,是老年炎症性肠病患者的常用药,特别是老年初发患者药物选择中的关键药物,结合其好发于直肠及乙状结肠的发病特点,常采用局部用药,剂量根据情况适当调整。糖皮质激素能有效控制急性症状,有调查显示,老年炎症性肠病患者较年轻炎症性肠病患者使用激素的频率更高,且占比还在不断增加,同时剂量也更大;对口服激素无效的患者推荐使用静脉注射。当患者对激素治疗无效或对激素依赖时可以使用免疫抑制剂,免疫抑制剂的功效、代谢和毒性在老年患者和年轻患者中没有显著差异。如患者症状较重,相关并发症风险高,可考虑用生物制剂治疗。老年炎症性肠病患者外科手术治疗的指征与年轻患者无差别,即当药物治疗没有达到预期效果或者出现中毒性巨结肠、肠梗阻、瘘管形成或大出血等情况时应该考虑手术。另外,合理的营养支持可避免营养缺乏的发生,提高患者生活质量,延长患者生命。

11.2.2　老年性炎症性肠病的治疗上需要注意什么？

炎症性肠病老年患者同其他老年人的常见病一样面临着诊治上的诸多挑战。有研究表明老年人有更高的药物无应答率，以及用药持续时间短、停药率高等现状。因此，传统的药物治疗剂量和方案对于老年患者可能要适当调整，老年患者初发炎症性肠病时疾病进程较缓和，同时近一半的老年患者合并有多重用药史，此两者在治疗方案制定中需作为重要考量因素。

11.2.3　老年性炎症性肠病的药物治疗安全性如何？

氨基水杨酸类药物不宜长期服用，其存在一定的肾毒性，对合并存在肾功能损害疾病（如糖尿病、高血压）的患者用药前需做好肾功能评估，之后定期复查。有研究发现 5-氨基水杨酸可能会与抗结核药物异烟肼和二线抗结核药物乙硫异烟胺发生相互作用，故接受抗结核治疗患者慎用。炎症性肠病老年患者长期、过量使用激素出现副作用的占 40%，发生骨质疏松的占 16%。除了可能会导致骨质疏松症和骨折，其他副作用还包括心理精神状态改变、液体潴留、高血压、低血钾、充血性心力衰竭、糖尿病和肾病，老年患者还可能由于使用激素而加重眼部疾病的症状（如青光眼等）。另外，长期使用激素会降低激素功效且增加感染风险。免疫抑制剂的主要副作用包括特异性反应（发热、皮疹、胰腺炎和肝炎）和骨髓抑制，故定期检查血白细胞计数和肝功能是有必要的；硫嘌呤类药物与血管紧张素转换酶抑制剂、别嘌呤醇合用会增加骨髓毒性的风险。另外，5-氨基水杨酸也会增加硫嘌呤类的代谢，且两者合用会增加白细胞减少症的风险，故在开始使用硫嘌呤类药物前需充分考虑药物相互间的作用。硫嘌呤类药物会增加淋巴瘤风险，虽然在炎症性肠病老年患者中不属于绝对禁忌，但对于有癌症病史的炎症性肠病患者不推荐使用硫嘌呤类药物治疗；同时接受生物制剂治疗的患者发生副作用的风险也随着年龄的增长而增加，但维得利珠单抗和乌司奴单抗的免疫抑制作用可能相对较弱，在老年患者中使用可能更安全。

11.3 老年性炎症性肠病的预后

11.3.1 步入老年后已有的炎症性肠病能自愈吗？

炎症性肠病的病因及发病机制尚未完全明确，但普遍认为是携带遗传易感基因的宿主在环境因素诱导及肠道菌群的参与下，自身免疫功能紊乱所导致的一种非特异性炎症性疾病。相比于成人炎症性肠病，遗传易感性对儿童影响更大，其遗传方面的因素已决定着患者即使步入老年，已有的炎症性肠病也不能自愈。研究表明，围产期及产后因素、家庭卫生经济情况、被动性吸烟、饮食、阑尾切除等均与儿童炎症性肠病发病密切相关，这些因素亦不会随着年龄增长而改变。

11.3.2 老年性炎症性肠病的预后如何？

炎症性肠病老年患者是一个高风险群体，因为随着年龄的增加，老年患者在严重感染、静脉血栓形成、住院治疗、术后并发症、病死率等方面的风险均增加。高龄作为一个独立的影响因素使老年炎症性肠病患者严重感染和机会性感染的风险增加，由于年龄相关的肠道菌群改变和免疫老化可能会出现更多的肠道感染，患恶性肿瘤风险也会增加，因此有必要加强对老年患者的内镜监测。同时，老年患者营养风险增加，从而使该类患者生活质量下降，寿命缩短。有调查显示，病情的严重程度是影响患者生活质量的关键因素，而长期有效的药物治疗对改善患者生活质量有益。除疾病本身外，多数老年患者还面临着情感、社会、经济问题，持续焦虑和抑郁状态加重肠道病情。因此，心理辅导也关系着疾病的预后。

【参考文献】

Ananthakrishnan AN，Mcginley EL，Binion DG，2009．Inflammatory bowel disease in the elderly is associated with worse outcomes：a national study of hospitalizations[J]．Inflamm Bowel Dis，15(2)：182-189.

Aujnarain A, Mack DR, Benchimol EI, 2013. The role of the environment in the development of pediatric inflammatory bowel disease[J]. Curr Gastroenterol Rep, 15(6): 326.

Bermejo F, Gisbert JP, 2010. Usefulness of salicylate and thiopurine coprescription in steroid-dependent ulcerative colitis and withdrawal strategies [J]. Ther Adv Chronic Dis, 1(1): 107-114.

Brassard P, Bitton A, Suissa A, et al, 2014. Oral corticosteroids and the risk of serious infections in patients with elderly-onset inflammatory bowel diseases[J]. Am J Gastroenterol, 109(11): 191-192.

Chaparro M, Ordas I, Cabre E, et al, 2013. Safety of thiopurine therapyin inflammatory bowel disease: long-term follow-up study of 3931 patients[J]. Inflamm Bowel Dis, 19(7): 1404-1410.

Charpentier C, Salleron J, Savoye G, et al, 2014. Natural history of elderly-onset inflammatory bowel disease: a population-based cohort study[J]. Gut, 63(3): 423-432.

Duricova D, Burisch J, Jess T, et al, 2014. Age-related differences in presentation and course of inflammatory bowel disease: an update on the population-based literature[J]. J Crohn's Colitis, 8(11): 1351-1361.

Everhov AH, Halfvarson J, Myrelid P, et al, 2018. Incidence and Treatment of Patients Diagnosed With Inflammatory Bowel Diseases at 60 Years or Older in Sweden[J]. Gastroenterology, 154(3): 518-528.

Joaquin Hinojosa del Val, 2011. Old-age inflammatory bowel disease onset: A different problem?[J]. World J Gastroenterol, 17(22): 2734-2739.

Juneja M, Baidoo L, Schwartz MB, et al, 2012. Geriatric Inflammatory Bowel Disease: Phenotypic Presentation, Treatment Patterns, Nutritional Status, Outcomes, and Comorbidity[J]. Dig Dis Sci, 57(9): 2408-2415.

Lakatos PL, David G, Pandur T, et al, 2011. Inflammatory Bowel Disease in the elderly population: results from a population-based study in Western Hungary, 1997—2008[J]. J Crohn's Colitis, 5(1): 5-13.

Nimmons D, Limdi J K, 2016. Elderly patients and inflammatory bowel disease [J]. World J Gastrointest Pharmacol Ther, 7(1): 51-65.

Parian A, Ha CY, 2015. Older age and steroid use are associated with increasing polypharmacy and potential medication interactions among patients with inflammatory bowel disease[J]. Inflamm Bowel Dis, 21(6): 1392-1400.

Quan XJ, Luo HS, Liang CB, 2013. The diagnosis of colorectal ulcer in non-inflammatory bowel disease[J]. Chin J Gastroenterol Hepatol, 22(6): 512-516.

Stallmach A, Hagel S, Gharbi A, et al, 2011. Medical and surgical therapy of inflammatory bowel disease in the elderly-prospects and complications[J]. J Crohns Colitis, 5(3): 177-188.

Stepaniuk P, Bernstein CN, Targowinik LE, et al, 2015. Characterization of inflammatory bowel disease in elderly patients: A review of epide-miology, current practices and outcomes of current management strategies[J]. Can J Gastroenterol Hepatol, 29(6): 327-333.

Yang XO, Qian JM, Yang H, et al, 2011. Fecal aclprotectin: an inflammatory marker for distinguishing inflammatory bowel disease from frritable bowel syndrome[J]. Clinical Journal of Clinical Gastroenterology, 23(5): 259-262.

第 12 部分

炎症性肠病与儿童

12.1　儿童炎症性肠病的定义与流行病学

12.1.1　什么是儿童炎症性肠病?

儿童炎症性肠病是指原因不明的一组非特异性慢性胃肠道炎症性疾病,包括克罗恩病、溃疡性结肠炎和未分类型炎症性肠病。蒙特利尔分型中将诊断年龄定义为＜17岁。近年随着对儿童炎症性肠病研究的深入,发现年龄＜6岁的炎症性肠病儿童有其独特的表型,这类炎症性肠病被定义为极早发型炎症性肠病。因极早发型炎症性肠病缺乏临床特异性表现、病例数相对少、缺乏诊断金标准而导致诊断困难。当遇到发病年龄早、病情重、影响生长发育、伴严重肛周疾病、常规治疗难控制、一级亲属有类似疾病史时,应高度怀疑极早发型炎症性肠病。

12.1.2　儿童炎症性肠病的临床表现有哪些?

儿童克罗恩病临床表现多样,包括慢性起病、反复发作的右下腹或脐周腹痛,伴明显体重下降、生长发育迟缓,可有腹泻、腹部肿块、肠瘘、肛周病变、发热、贫血等全身性表现。要注意的是,经典的"三联征"(腹痛、腹泻和体重下降)只在25％的克罗恩病患儿中出现,少部分克罗恩病患儿以肛周脓肿和肛周瘘管起病。

儿童溃疡性结肠炎常表现为持续性黏液脓血便伴腹泻,伴不同程度的全身症状,包括关节、皮肤、眼、口及肝胆等肠外表现。肠外表现在 6 岁以上患儿多见。

12.1.3　儿童炎症性肠病的流行病学有什么特点?

炎症性肠病主要累及青少年和年轻人,儿童炎症性肠病占整个患病人群的 25% 左右。近年来,儿童炎症性肠病发病率呈上升趋势。在北美及欧洲国家,儿童溃疡性结肠炎的发病率为(0.10~5.98)/100 000,儿童克罗恩病的发病率为(0.15~12.00)/100 000。美国威斯康星州一项基于人群的研究发现儿童炎症性肠病发病率在不同种族中是相似的,人口稀少与人口密集的地区相比也是一样。在富裕地区,儿童发生克罗恩病的相对风险较高,但溃疡性结肠炎却不是这样。英国的儿童克罗恩病和芬兰的儿童溃疡性结肠炎发病率随着纬度的升高而上升。在我国,儿童炎症性肠病发病率在近年显著升高,从 2001 年的 0.5/1 000 000 上升至 2010 年的 6.0/1 000 000。

12.1.4　儿童炎症性肠病的危险因素有哪些?

儿童炎症性肠病的危险因素主要有遗传(19%~41%的患病儿童有家族史,而成人仅为 5%~10%)、免疫功能失调、易感基因、微生物、环境因素、阑尾切除术等。

12.2　儿童炎症性肠病的治疗

12.2.1　儿童和青少年轻至中度溃疡性结肠炎如何处理?

儿童及青少年轻至中度溃疡性结肠炎的治疗与成人相似,主要以药物治疗为主。

(1)氨基水杨酸类药物:5-氨基水杨酸是临床治疗溃疡性结肠炎并预防其复发的常用药物,具有抑制局部炎症、清除自由基、抑制免疫反应等作用。柳氮磺砒啶是其前体药物,由于其不良反应,现很少用于儿童和青少年。目前临床上使用的主要是氨基水杨酸的控释制剂,其可控制药物在肠道的释放速度,保持药物在回肠和结肠的有效浓度,可用于溃疡性结肠炎的诱导缓解。对于轻度活动性溃疡性结肠炎远端型病变(病变距肛<25厘米),局部用5-氨基水杨酸为首选治疗方案;病变距肛>25厘米病变至脾曲者,宜采用5-氨基水杨酸口服与局部联合应用。对于中度活动性溃疡性结肠炎,病变超过脾曲直至盲肠者,5-氨基水杨酸口服与局部联合应用为最佳方案。如果对治疗无反应,应换用口服糖皮质激素。

(2)糖皮质激素:可以抑制炎症反应,缓解临床症状,其能有效控制急性活动性炎症。中度溃疡性结肠炎患儿早期接受糖皮质激素治疗,可获得较高的治疗应答率。儿童泼尼松口服从剂量每日每千克体重1~2毫克开始。其他糖皮质激素的用量根据泼尼松的用量来换算。

(3)免疫抑制剂:儿童和青少年溃疡性结肠炎不宜长期使用激素治疗,建议加用硫唑嘌呤每日每千克体重2~3毫克或6-巯嘌呤每日每千克体重1~1.5毫克,以逐渐减少或停止激素的使用。

(4)生物制剂:目前生物制剂分为四类。①抗肿瘤坏死因子-α单克隆抗体,包括英夫利昔单抗、阿达木单抗、赛妥珠单抗、戈利木单抗等。②抗黏附分子,包括那他珠单抗、维得利珠单抗等。③白介素-12/23抑制药,包括乌司奴单抗、瑞莎珠单抗等。④Janus激酶抑制药,包括托法替布、非洛替尼等。儿童及青少年可根据病情选用。

12.2.2　儿童及青少年克罗恩病的治疗方法有哪些?

儿童及青少年克罗恩病的治疗方法与成人相似,但又有所不同。包括营养治疗、药物治疗和手术治疗,现分别叙述如下。

(1)营养治疗:是儿童及青少年克罗恩病的一线治疗方法,包括完全肠外营养、部分肠内营养及完全肠内营养。研究证实:肠内营养有利于降低克罗恩病的炎症反应,有助于其症状的缓解,减少相关药物的使用,故建议能完全肠内营养者尽量予以肠内营养。

(2)药物治疗:氨基水杨酸制剂一般用于2周岁以上的克罗恩病患者。糖皮质激素是治疗克罗恩病的主要药物,可以诱导缓解,但不能减少复发,且长期使用可出现药物依赖和抵抗,也可能出现儿童生长发育不良、骨质疏松等不良反应,一般建议短期使用。免疫抑制剂用于治疗激素依赖或抵抗的克罗恩病,还可用于中重度克罗恩病的维持缓解治疗,但应注意监测骨髓抑制、白细胞减少、肝功能损害等不良反应。研究发现,相较于硫唑嘌呤和巯嘌呤,甲氨蝶呤可获得长期临床受益,有良好的耐受性及安全性。生物制剂主要用于治疗中重度克罗恩病,研究发现其有效率在80%以上,它可能会激活体内结核菌,故一般在排除结核感染后才可使用。另外,生物制剂具有加重感染、提高肿瘤风险、造成肝功能损害等不良反应。抗生素一般在合并感染或有瘘管形成时短期使用。沙利度胺具有外周神经炎症、嗜睡、过敏等不良反应,但也被大量研究证明治疗克罗恩病有效。益生菌在克罗恩病的治疗中也会被使用,但还没有证据表明对克罗恩病的治疗有任何好处。

(3)手术治疗:主要用于完全性肠梗阻、急性穿孔、不能控制的大出血、瘘管和脓肿等克罗恩病并发症的治疗。

12.2.3 儿童克罗恩病可以用免疫抑制剂吗?

儿童克罗恩病可以使用免疫抑制剂。国外一项儿童随机多中心安慰剂对照研究显示,硫唑嘌呤或6-巯嘌呤可以减少激素的应用并阻止疾病复发,18个月的维持缓解率为90%。Riello等在一项回顾性研究中发现,硫唑嘌呤对儿童克罗恩病维持缓解有效,治疗最初4周可出现胰腺炎、恶心呕吐、皮肤反应及虚弱等副作用,大部分对硫唑嘌呤的耐受良好。亚洲儿童对硫唑嘌呤或6-巯嘌呤的耐受性个体差异大,可能与体内硫嘌呤甲基转移酶的活力低下导致硫唑嘌呤堆积出现骨髓抑制有关。硫唑嘌呤维持治疗时间的长短尚无定论,一般认为在青春发育期应坚持用药。硫唑嘌呤维持缓解失败时,应考虑尽早使用甲氨蝶呤。

12.2.4 儿童炎症性肠病患者可以使用生物制剂吗?

可以。6~17岁的儿童和青少年与成人的适应证相同。但对于

6 岁以下发病的极早发型克罗恩病患儿,建议需排除遗传缺陷和免疫缺陷病导致的克罗恩病样表现,传统药物和肠内营养治疗失败后,方可在有条件的医疗机构谨慎使用生物制剂。使用前需签署知情同意书并进行伦理备案。

12.2.5　儿童炎症性肠病患者使用生物制剂的注意事项有哪些?

(1) 感染时禁止使用生物制剂治疗,包括活动性感染、慢性感染、近期的严重感染或机会感染。

(2) 近 3 个月接受过活疫苗接种的儿童禁止使用生物制剂。

(3) 充血性心力衰竭或恶性肿瘤病史的儿童禁止使用生物制剂。

(4) 患儿治疗前必须进行结核感染检测,包括胸部 X 线检查、结核菌素试验皮试或 γ 干扰素释放试验。

(5) 应在第 2 或 3 次剂量使用后评估治疗疗效,如无明显疗效则停用。

12.2.6　未接种常规疫苗的炎症性肠病患儿可以使用生物制剂吗?

未接种常规疫苗的患儿不建议使用生物制剂,推荐患儿在按照疫苗接种指导原则完成所有疫苗接种后 3 个月再开始生物制剂治疗。同时近 3 个月内接受过活疫苗接种者禁用生物制剂,使用生物制剂期间禁忌接种活疫苗。

12.2.7　儿童炎症性肠病在治疗上需要注意什么?

儿童炎症性肠病的治疗目标是诱导并维持临床缓解及黏膜愈合,促进生长发育,改善患儿的生存质量,将药物不良反应维持在最低水平。其治疗方案基于疾病活动度的评估及病变的累及范围,包括诱导缓解和维持缓解两方面。对于初诊或复发的患儿,首先应进行诱导缓解,成功诱导缓解后,再进行维持缓解治疗。根据病情变化及时调整治疗方案,包括药物剂量及药物种类。

12.2.8 儿童炎症性肠病的药物治疗安全性如何?

儿童炎症性肠病常用治疗药物有氨基水杨酸类、糖皮质激素、免疫抑制剂、生物制剂等。虽然药物可能会存在相关的不良反应,但目前的治疗药物总体还是安全可靠的,只要在专业医生的指导下使用,注意密切监测随访,可以最大程度发挥药物的临床疗效,降低药物毒副反应发生的概率,以达到满意的治疗效果。

12.3 儿童炎症性肠病的预后如何?

对于轻中度溃疡性结肠炎患儿及部分重度患儿,经治疗后可达到临床缓解及黏膜愈合。而部分患儿临床症状持续反复,从而导致营养不良、生长发育迟缓、贫血等,部分出现严重性并发症如肠梗阻、肠穿孔、消化道大出血、中毒性巨结肠等需手术治疗。另有研究证实,如果在 15 岁以前确诊炎症性肠病,那么在 35 年内发生结直肠癌的绝对风险更高。

【参考文献】

张艳玲,2016.儿童炎症性肠病的疾病评估[J].中华实用儿科临床杂志,31(19):1444-1448.

Friedman AB, Sparrow MP, 2011. Response to Clarke K, Regueiro M. Stopping immunomodulators and biologics in inflammatory bowel disease patients in remission[J]. Inflamm Bowel Dis, 17(12): e161-e162.

Kim KY, Lee EJ, Kim JW, et al, 2018. Higher morbidity of monogenic inflammatory bowel disease compared to the adolescent onset inflammatory bowel disease[J]. Pedialr Gastroenterol Hepatol Nutr, 2l(1): 34-42.

Markowitz J, Grancher K, Kohn N, et al, 2000. A multicenter trial of 6-mercaptoputineand prednisone in children with newly diagnosed Crohn's disease [J]. Gastroenterology, 119: 895-902.

Riello L, Talbotec C, Gamier LH, et al, 2011. Tolerance and efficacy of azathioprine in pediatric Crohn's disease[J]. Inflamm Bowel Dis, 17: 2138-2143.

Sawczenko A，sandhu BK，2003. Presenting features of inflammatory bowel disease in Great Britain and Ireland[J]. Arch Dis Child，88(11)：995-1000.

Yamazaki K，Onouchi Y，Takazoe M，et al，2007. Association analysis of genetic variants in IL23R，ATGl6L1 and 5p13. 1 loci with Crohn's disease in Japanese patients[J]. J Hum Genet，52(7)：575-583.

第 13 部分

炎症性肠病与营养

13.1 什么是营养支持？

营养支持是指在患者饮食不能或摄入不足的情况下，通过肠内或肠外途径补充或提供维持人体必需的营养素。临床上营养支持可分为肠内营养、肠外营养。肠内营养是指经胃肠道提供代谢需要的营养物质及其他各种营养素的营养方式。肠外营养是指经静脉输注氨基酸、脂肪和糖等三大类营养素，以及维生素、矿物质，又称全肠外营养。营养支持治疗在炎症性肠病治疗中占有重要地位。

13.2 营养不良会对炎症性肠病患者造成什么影响？

营养不良会增加炎症性肠病患者的住院率，延长住院时间，降低患者抗感染能力，妨碍手术切口和肠吻合口愈合，增加手术并发症的发生率和病死率，影响机体对药物治疗的反应，降低患者生活质量。营养不良给炎症性肠病患者造成的影响包括：①造成部分儿童和青少年患者生长发育迟缓或停滞；②增加住院率和病死率，延长住院时间，阻碍手术切口和肠吻合口愈合，以及增加手术并发症；③影响药物吸收，降低机体对药物的治疗反应。纠正营养不良有利于改善患者营养状况，提高治疗效果。

13.3 炎症性肠病患者如何进行营养风险筛查？

营养风险是指现存或潜在的与营养因素相关的导致患者出现不

利临床结局的风险。目前营养风险筛查工具有多种,2020 年由中华医学会消化学分会炎症性肠病学组牵头发布的《炎症性肠病营养支持治疗专家共识》(第二版)推荐使用营养风险筛查工具 2002。如果评分≥3 分则提示有营养风险,需要进行营养支持治疗。如果疾病严重程度加剧,具有营养风险的炎症性肠病患者比例将会显著增加。

13.4　炎症性肠病患者营养不良的原因有哪些?

炎症性肠病患者营养不良的原因主要有以下几个方面。

(1) 肠道病变的部位及范围对营养摄入有不同程度的影响:小肠吸收营养的作用大于结直肠,回肠的作用大于空肠。肠外瘘、肠内瘘及反复小肠(尤其是回肠)切除会导致肠管吸收面积减少,肠内瘘形成的盲袢使得细菌过度繁殖,不利于营养物质的吸收。

(2) 肠管炎症、溃疡和腹泻的影响:使营养物质丢失增加。

(3) 能量消耗增加:活动期或合并感染的炎症性肠病患者存在高分解代谢状态,导致能量消耗增加。

(4) 营养摄入减少:进食可能诱发腹痛、腹泻、梗阻和出血等胃肠道症状,造成患者进食恐惧,导致营养摄入减少。

(5) 药物影响:糖皮质激素、柳氮磺吡啶等药物对营养和代谢均能产生不良影响。

13.5　克罗恩病患者为什么更容易出现营养不良?

炎症性肠病患者的营养不良严重程度主要取决于疾病活动程度、病程及病变累及的部位。由于克罗恩病可累及全消化道,尤其是回肠,而营养素的吸收主要在小肠,故克罗恩病营养不良的发生率要高于主要累及结直肠的溃疡性结肠炎。

13.6　炎症性肠病进行肠内营养的适应证是什么?

由于炎症性肠病是消耗性疾病,有研究显示大部分患者均存在轻中度营养不良,并推荐积极进行肠内营养。研究发现营养支持能够改善患者营养状况,提高生活质量,减少手术并发症,还能够促进和维持克罗恩病缓解,促进黏膜愈合,改善自然病程。炎症性肠病进行肠内营养有以下适应证。

(1)营养不良或有营养风险的患者:重度营养不良;中度营养不良预计营养摄入不足>5 天;营养状况正常但有营养风险者,推荐给予营养支持治疗。

(2)围手术期患者:有手术指征的炎症性肠病患者合并营养不良或有营养风险时,推荐先纠正营养不良,以降低手术风险。围手术期营养支持治疗诱导克罗恩病缓解后再手术有助于降低术后复发率。

(3)营养支持治疗诱导和维持缓解的患者:儿童和青少年活动期克罗恩病诱导缓解推荐首选肠内营养治疗。药物治疗无效或禁忌(如激素无效、不耐受或骨质疏松)的成人活动期克罗恩病可考虑使用肠内营养作为诱导缓解的替代治疗。

(4)合并肠功能障碍的患者:视情况予短期或长期营养支持治疗。

13.7 炎症性肠病患者如何进行营养评估?

营养状况评定包括主观和客观两个部分。主观评定工具推荐使用患者整体营养状况评估表。根据评估表可将炎症性肠病患者的营养状况分为重度营养不良(≥9 分)、中度营养不良(4~8 分)及营养正常(0~3 分)。静态营养评定包括人体测量指标,如身高、体重、体质指数、三头肌皮褶厚度、上臂围、上臂肌围、总蛋白、白蛋白及其他用于评估慢性营养不良的指标。

13.8 炎症性肠病患者能量供给如何测算?

根据《炎症性肠病营养支持治疗专家共识》(第二版)推荐,对缓解期和轻中度活动期炎症性肠病患者,可以按正常人的能量供给计算。但极度营养不良、重症溃疡性结肠炎或克罗恩病患者的静息能量消耗有别于正常人:体温每升高 1℃,克罗恩病患者的静息能量消耗增加 10%～15%,合并脓毒症时约增加 20%,活动期克罗恩病的能量消耗高出缓解期 8%～10%,故对重症患者应采用间接能量测定的方法,个体化确定患者的能量需求,而动态评估静息能量消耗能够为炎症性肠病患者的精准营养支持治疗提供依据。

儿童和青少年炎症性肠病患者处于生长发育期,摄入的营养除满足正常代谢需要外,还要增加追赶同龄人身高和体质量的营养需求,故每日提供的能量应为正常儿童推荐量的 110%～120%,以避免能量供给不足造成蛋白质分解供能。炎症性肠病患者蛋白质代谢受摄入量、肠道消化和吸收能力、肠道炎症反应、全身炎症反应和使用糖皮质激素等因素影响。缓解期炎症性肠病患者蛋白质需要量与普通人相似(每日每千克体重 1 克),活动期蛋白供给应达到每日每千克体重 1.2～1.5 克。

13.9　炎症性肠病患者还需要另外补充其他微量营养素吗?

营养支持治疗能够为炎症性肠病患者提供一部分微量营养素,但可能不足,故应定期评估患者微量营养素水平,对不足者予以针对性补充。每日口服复合维生素制剂能够纠正大部分炎症性肠病患者的维生素缺乏,但对于维生素 D、锌、铁缺乏可能需要有针对性地纠正。

13.10　炎症性肠病患者在补充微量营养素时有哪些注意事项?

(1) 维生素 D:维生素 D 不仅参与骨代谢,还与炎症性肠病肠黏膜炎症反应程度和并发症发生有关。研究证实,纠正维生素 D 缺乏能改善炎症性肠病病程,抑制克罗恩病炎症反应,甚至减少手术率,降低复发率,提高药物治疗效果。富含维生素 D 和锌的膳食甚至可能预防克罗恩病发生。活动期及使用糖皮质激素的炎症性肠病患者更应定期监测并纠正 25-OH 维生素 D 和血钙异常,以保持正常的血清 25-OH 维生素 D 水平。

(2) 维生素 B_{12} 和叶酸:克罗恩病患者应每年 1 次或必要时(如未使用硫唑嘌呤者出现巨红细胞增多症时)检测血清维生素 B_{12} 和叶酸水平。末端回肠切除(或合并回盲部切除)>20 厘米时,应每月预防性补充 1 毫克维生素 B_{12};如果该类患者已有维生素 B_{12} 缺乏,应每日或隔日肌内注射维生素 B_{12} 1 毫克,7 天后改为每周肌内注射 1 毫克,持续 4~8 周,然后每月注射 1 毫克或每日口服 1~2 毫克,终生补充。服用柳氮磺吡啶或甲氨蝶呤的炎症性肠病患者建议补充叶酸。对使用甲氨蝶呤的儿童,服药后 24~72 小时应口服叶酸 5 毫克,或每周连续 5 天服用叶酸 1 毫克。

(3) 铁剂:缺铁性贫血的炎症性肠病患者都应补充铁剂,补充目标为血红蛋白水平和铁贮备恢复正常。轻度贫血(女性血红蛋白 100~119 克/升、男性血红蛋白 110~129 克/升)、疾病缓解期、既往无口服铁剂不耐受的患者首选口服补铁;血红蛋白<100 克/升、疾病活动期、既往对口服铁剂不耐受或正在使用促红细胞生成素的患者建议静脉补铁;静脉补铁能够快速纠正铁缺乏及贫血状态,并避免口服铁剂对肠道的刺激及潜在加重或诱发疾病活动的不良反应。对于慢性病贫血,在静脉补铁的同时可以使用促红细胞生成素。血红蛋白<70 克/升时可以考虑输注红细胞,并静脉补铁。每日补铁量不宜超过 100 毫克。

13.11　炎症性肠病患者什么时候需要使用肠内营养?

肠内营养不仅能够提供身体所需的营养物质,而且消化吸收途径符合生理状态,能增加门静脉血流量、维护消化道生理功能和肠黏膜屏障。通过肠内营养提供的能量只要达到总能量需求的 20%,即可发挥上述作用。因此,营养支持治疗首选肠内营养。

肠内营养分为全肠内营养和部分肠内营养。全肠内营养指患者所需的营养素完全由肠内营养提供，没有其他营养来源。全肠内营养可有效诱导活动期克罗恩病缓解。部分肠内营养指在进食的同时补充肠内营养，以达到增加能量和营养素摄入的目的。如果通过肠道供能达不到总能量需求的 60%，应给予补充性肠外营养。

13. 12　炎症性肠病患者什么时候需要使用肠外营养？

营养支持治疗首选肠内营养，如肠内营养禁忌或无法达到有效剂量，应给予肠外营养。考虑到全肠外营养相关的并发症风险，营养风险高或重度营养不良的炎症性肠病患者，如肠内营养禁忌或无法实施，应在 24～48 小时内给予全肠外营养；如肠内营养能够实施，但在 48～72 小时后仍无法达到 60% 以上能量及蛋白质需求时，供给不足部分由补充性肠外营养补充，当肠内营养提供的能量超过所需目标量的 60% 时可以停用肠外营养。营养风险低或轻中度营养不良的炎症性肠病患者只有在预计营养摄入受限超过 7 天时才会给予全肠外营养。

炎症性肠病患者给予全肠外营养的常见临床情况如下。

（1）克罗恩病继发短肠综合征早期有严重腹泻。

（2）高流量小肠瘘（每日流量＞500 毫升）肠内营养无法维持水电解质及营养平衡。

（3）因肠梗阻无法实施肠内营养。

（4）高位肠内瘘（如胃或十二指肠-结肠内瘘）且无法实施肠内营养。

（5）肠瘘继发腹腔感染未得到控制。

（6）不耐受肠内营养的其他情形，如重症溃疡性结肠炎或其他原因造成的严重腹胀或腹泻，严重的肠动力障碍。

（7）无法建立肠内营养通路。

13.13 肠内营养诱导克罗恩病缓解的推荐疗程是多久?

全肠内营养用于儿童和青少年克罗恩病,不但能够有效地纠正营养不良,而且可以促进骨密度增加和身高增长。全肠内营养的疗效与治疗时间有关,诱导儿童和青少年克罗恩病缓解的推荐疗程为6~8周,促进黏膜愈合至少为12周,治疗生长发育迟缓需时更长。

对于依从性良好的成人克罗恩病,全肠内营养的诱导疾病缓解率与糖皮质激素相似,并可促进肠黏膜愈合。全肠内营养治疗过程中应及时评估克罗恩病疾病活动情况,适时添加维持缓解药物,从而转换到药物维持缓解。通常在克罗恩病诱导缓解过程中开始服用维持缓解药物,药物起效后2~3周内逐渐撤减肠内营养并过渡至普通饮食。

13.14 肠内营养诱导克罗恩病缓解的具体方案是什么?

营养支持治疗可能有助于维持克罗恩病缓解,但长期肠内营养受到患者依从性的影响,用于维持克罗恩病缓解的肠内营养使用量、疗程及联合用药方案等也缺乏一致意见。在肠内营养用于维持克罗恩病缓解的研究报道中以部分肠内营养居多。部分肠内营养方法如下。

(1) 在正常进食基础上口服肠内营养液补充。

(2) 白天进食低脂饮食,夜间鼻饲。

(3) 每4个月中进行连续1个月的全肠内营养。

(4) 肠内营养联合英夫利昔单抗维持克罗恩病缓解。

13.15 克罗恩病合并短肠综合征时该如何选择营养支持?

克罗恩病是导致短肠综合征的常见病因。禁食联合全肠外营养虽然能够满足患者对营养的需求,减轻短肠综合征患者腹泻,但不利于肠功能代偿。对于合并短肠综合征的克罗恩病患者来说,需要根据保留小肠长度、功能和患者的耐受情况适量管饲肠内营养,不但有利于维持患者营养状况,促进肠功能代偿,而且有助于诱导和维持克罗恩病的缓解,推迟疾病复发。对于无法耐受全肠内营养的短肠综合征患者,可以采用部分肠内营养联合补充性肠外营养的方案满足患者对营养的需求,当肠道完全无法使用时才给予全肠外营养。

13.16 克罗恩病合并肠狭窄时该如何选择营养支持?

肠狭窄是克罗恩病最常见并发症,合并肠狭窄的克罗恩病患者多存在营养不良,需要进行营养支持治疗。肠狭窄分为炎性狭窄和纤维性狭窄。经营养支持治疗诱导缓解后,大多数炎性狭窄患者的症状可以改善,但纤维性狭窄仍需要外科处理。我们需要了解肠狭窄性质(炎性或纤维性)、程度(有无肠梗阻及梗阻程度)、部位及有无闭袢或肠绞窄等,再决定采用何种营养支持。营养支持治疗过程中应动态观察病情变化,及时调整治疗方案。

13.17 克罗恩病合并腹腔、腹膜后脓肿及肠外瘘时该如何选择营养支持?

腹腔/腹膜后脓肿大多是肠壁穿透性病变即肠瘘导致。肠外瘘不是肠内营养的绝对禁忌证,其改善营养状况的疗效优于肠外营养,在充分引流的前提下应首选肠内营养。如果瘘口较小,可以直接进行肠内营养,但应注意观察瘘口的变化,以免肠液增多而加重腹腔感染。如果进行肠内营养后感染加重,应调整脓腔引流管的位置、管径,或更改为负压吸引,做到充分引流脓肿,再开始肠内营养,并逐渐过渡至全肠内营养。某些单纯性小肠瘘经肠内营养或肠外营养治疗后有可能自愈,可以避免手术。

13.18 克罗恩病合并肠内瘘时该如何选择营养支持?

克罗恩病合并肠内瘘的营养支持治疗方案取决于瘘口解剖部位、大小及放置肠管长度。克罗恩病合并肠内瘘患者实施肠内营养的关键在于克服肠道结构异常,通过影像学检查找到能够用于肠内营养的肠段,再通过内镜等技术,采用适宜的管饲途径,多能够成功实施肠内营养。

13.19　不同剂型的肠内营养制剂有什么区别吗?

肠内营养制剂包括要素饮食(氨基酸单体配方)、短肽(低聚配方)及整蛋白(多聚配方)肠内营养制剂,其诱导及维持克罗恩病缓解的效果并无明显差别。整蛋白肠内营养制剂价格低廉、口感好,但由于氮源来自于整蛋白,适用于消化吸收功能相对健全的患者。要素饮食或短肽肠内营养制剂的氮源来自于蛋白质分解,适用于消化吸收功能不全(如肠道吸收面积减少或各种原因引起的消化吸收功能减退)的患者,但由于其相对分子质量较小,对肠内营养制剂的渗透压影响较大。

13.20　肠内营养的途径有哪些?

肠内营养途径包括口服和管饲。口服最常用的方式是口服营养补充,适用于添加营养改善营养状况或采用肠内营养长期维持缓解患者。当肠内营养摄入量每日<900毫升时,多数患者可以耐受口服营养补充;超过这一限度,患者往往出现胃肠道不耐受现象,需要管饲。

管饲包括间歇推注、间断滴注和持续输注3种方式。炎症性肠病患者由于合并肠狭窄等原因,通常采取持续输注的方式,即在20～24小时内将每日所需的全量营养液持续输入胃肠道。管饲尤其适用于全肠内营养(营养液输注量大)、肠腔狭窄或吸收面积不足的患者,如不全性肠梗阻、肠外瘘或短肠综合征患者。管饲方法包括鼻胃管、鼻肠管、内镜下胃/空肠造口,以及手术胃/空肠造口等,其中鼻胃管途径最常用。鼻饲管持续放置时间不宜超过4周,时间过长容易压迫鼻黏膜出现溃疡、压迫鼻旁窦开口造成堵塞及鼻窦炎等并发症。如果持续管饲时间>4周可选择内镜下胃/空肠造口,这项操作并不增加胃瘘风险。一般不推荐克罗恩病患者做空肠插管造口。

13.21 炎症性肠病患者使用肠内营养会出现哪些并发症？

肠内营养并发症包括胃肠道并发症（腹泻、腹胀、恶心、呕吐等）、代谢并发症（水电解质平衡异常、血糖波动等）、感染并发症（吸入性肺炎、营养液污染等）及导管相关并发症（鼻窦炎、鼻咽部黏膜损伤、造口旁瘘、营养管堵塞或易位、营养管错误连接等）。炎症性肠病患者因肠道炎症反应、肠狭窄及肠瘘等原因，出现肠内营养并发症的风险高于普通患者。

13.22 炎症性肠病患者使用肠内营养时如何预防并发症？

肠内营养并发症重在预防，实施过程中必须遵循相关规范。管饲是常见的营养途径，盲法放置的鼻饲管应通过 X 线等影像学手段证实位置合适后才可使用。有胃排空障碍或误吸风险（如幽门、十二指肠或高位空肠狭窄）时，推荐将导管越过狭窄区进行管饲，从较低速度（每小时 10～15 毫升）开始输注，再根据患者耐受程度逐渐增加至目标量。为避免反流，卧床重症患者应采取头高位；高危患者应定时监测胃排空情况，以免发生误吸。输注过程中缓慢增加输注量、保持营养液合适的温度、防止营养液污染等措施能够减少胃肠道并发症，提高患者耐受性。

13.23 炎症性肠病患者使用肠外营养会出现哪些并发症？

肠外营养并发症包括导管相关并发症（穿刺损伤、导管异位、导管堵塞或折断、空气栓塞、血栓形成等）、感染并发症（导管相关感染、营养液污染等）、代谢并发症（血糖波动、水电解质紊乱、微量元素和维生素缺乏、脂代谢异常及高氨血症等）、脏器功能损害（如肠外营养相关性肝损害）等。肠外营养多数是安全的，同时部分并发症可以通过严格遵循相关规范加以预防。

第 14 部分

中医药与炎症性肠病

14.1 炎症性肠病的中医概念

14.1.1 炎症性肠病属于中医哪些疾病的范畴?

炎症性肠病是一种病因尚不明确的慢性肠道炎症性疾病,包括溃疡性结肠炎和克罗恩病。现代中医学根据疾病不同阶段不同表现分别按照"痢疾""腹痛""泄泻""积聚""肠痈""肠结""肛痈""肛瘘""血证""虚劳""久痢""休息痢""口疮""便血""痔漏""肠癖"等疾病进行诊治。目前已经形成完整、丰富、有效的方案,对于溃疡性结肠炎,中医已经形成权威诊疗共识。

14.1.2 溃疡性结肠炎属于中医哪些疾病的范畴?

溃疡性结肠炎根据症状、证候、病程长短、病情缓急等的不同,可归属于不同中医疾病范畴。

根据主要症状命名:以黏液脓血便、腹痛、里急后重为主要表现者,属"痢疾";以大便稀溏、便次增多为主要表现者,属"泄泻";以血便为主者,属"便血";以腹痛为主要表现者,属"腹痛";以脓血便为主者,属"肠癖";便下滞涩不爽、肛门坠胀不舒,或伴有消化不良症状者,属"滞下"。

根据证候特点命名:以痢下赤色,或如鱼脑、稠黏臭秽、排便次数频多、里急后重、肛门灼热、小便热赤、舌苔黄腻、脉滑数有力等,属"湿热痢";大便前出血如注,血色鲜红,肛门无肿痛,舌红、脉数,属"肠风";便后下血,污浊色暗,兼见胃纳不振,身疲乏力,舌苔黄腻,脉濡数等,属"脏毒";泻下物如白胶或如蛋白状,泄泻时泻时止、时轻时重,常兼有头晕恶心,胸闷食减,肠鸣,苔微腻,脉弦滑,属"痰泻"。

根据病程长短、病情缓急命名:大便次数剧增,泻下急迫者,属"暴泻";病情反复发作、缓解交替出现为特点,属"休息痢";以黏液脓血便、里急后重为主者,病程较长者,属"久痢"。

14.1.3　克罗恩病属于中医哪些疾病的范畴?

克罗恩病是一种慢性肉芽肿炎症性延及终生的疾病,表现为反复发作的肠道炎症、溃疡和全身症状。中医古籍中尚无与克罗恩病对应的病名,但从证候及分析角度,可将其分属于"腹痛""泄泻""积聚""肠痈""肠结""肛痈""肛瘘""血证""虚劳"等范畴。随着病情的发展、表现的复杂性,单从一个方面认识显得不足,需要根据不同阶段不同特点进行诊断,但其基本病机认识相似,湿热内蕴,气血壅滞为基本病机,而其主要发病基础为脾肾亏虚。

疾病活动早期阶段可归属于"肛痈""肠痈"等,从中医外科疮疡角度来认识,按肠痈论治,又称"肠内痈";腹痛反复发作伴有排黏液便,属"久痢"范畴;病情进展出现腹部包块或肠道梗阻,属"积聚""肠结"范畴;病变后期各脏器功能均受损,属"虚劳"范畴。故克罗恩病多表现为脾虚湿热为病,肾阳虚为本,气滞血瘀为标。

14.1.4　炎症性肠病相关心理障碍的中医理论基础是什么?

生物-心理-社会医学模式作为一种新兴的社会医学模式,已受到越来越多的关注。诸多流行病学研究证实炎症性肠病心理合并症的发生率较高,同时,心理障碍也会加重炎症性肠病的疾病进程,降低健康生活质量。最常见的心理问题是焦虑和抑郁,且疾病活动期更为严重。

《黄帝内经》记载"怒伤肝,思伤脾,恐伤肾,喜伤心,忧伤肺""肺与大肠相表里",诠释了情志致病的内在联系及作用机制。肝郁脾虚证是炎症性肠病尤其是溃疡性结肠炎患者常见的中医临床证型,肝郁乘脾,脾失运化,湿滞肠腑,患者则表现出腹痛、腹胀、腹泻、排黏液便等临床症状;同样,现代中医学认为克罗恩病的病因病机为寒温不适、饮食不调、情志失调、湿热蕴结肠道导致肠道气血壅滞而发病。因此,焦虑、抑郁等情志因素亦是克罗恩病的主要病因之一。

14.2　炎症性肠病的病因病机

14.2.1　溃疡性结肠炎的中医病因是什么?

根据溃疡性结肠炎黏液脓血便的临床表现及反复发作、迁延难愈的病情特点,属于中医学"久痢"范畴。病因主要分为外感、内伤两端,其中外感病因主要是指六淫之邪;而内伤病因则包括了饮食不节(洁)、情志失调及素体脏腑虚损,其中素体脾气虚弱是发病基础。①外感六淫:以湿邪为主,湿多成五泻,有湿热、寒湿不同,宜分而治之;②饮食不节(洁):平素嗜食肥甘或误食不洁之物或夏月饮冷,湿热寒湿内蕴,壅阻气机,气血搏结发为本病;③七情内伤:"七情内伤痢之因",忧愁思虑则伤脾,脾阴既伤,气凝血泣,与稽留之水谷相胶固而滞下;④脏腑虚弱:首先责之脾、肾。

总而言之,脾胃虚弱为发病之本。无论是外感寒热湿毒之邪,还是情志不遂肝郁所致,以及久病命门火衰引起的泄利,最终都表现为脾胃受损、脾虚失运、湿浊内生、清浊不分、混杂而下;湿热毒邪内蕴为致病之标。寒邪、毒邪或暑热等与湿邪混杂而成泄利。而湿滞日久多从热化,热化则湿热蕴结壅滞肠间,与气血相搏结,使肠道传导失司,脂络受伤,气滞血凝,腐败成疡,化为脓血而痢下赤白。本病病位在大肠,与脾、肝、肾、肺诸脏的功能失调有关。

14.2.2　溃疡性结肠炎的中医病机是什么?

中医认为溃疡性结肠炎发病是因为患者素体脾气虚弱,感受外邪、饮食不节(洁)、情志失调等是主要的发病诱因。病位在大肠,与脾、肝、肾、肺诸脏的功能失调有关。病机为本虚标实。其主要病因:

湿邪(热)、瘀热、热毒、痰浊、气滞、血瘀等。具体的病因病机:活动期多属实证,主要病机为湿热蕴肠,气血不调,而重度以热毒、瘀热为主,反复难愈者应考虑痰浊血瘀的因素。缓解期多属虚实夹杂,主要病机为脾虚湿恋,运化失健。部分患者可出现肝郁、肾虚、肺虚、血虚、阴虚和阳虚的临床证候特征。临床上应注意区分不同临床表现的病机侧重点,如脓血便的主要病机是湿热蕴肠,脂膜血络受伤。泄泻实证为湿热蕴肠,大肠传导失司;虚证为脾虚湿盛,运化失健。便血实证为湿热蕴肠,损伤肠络,络损血溢;虚证为湿热伤阴,虚火内炽,灼伤肠络或脾气亏虚,不能统血,血溢脉外。腹痛实证为湿热蕴肠,气血不调,肠络阻滞,不通则痛;虚证为土虚木旺,肝脾失调,虚风内扰,肠络失和。难治性溃疡性结肠炎的病机关键主要为脾肾两虚,湿浊稽留,气血同病,寒热错杂,虚实并见。

随着病情演变,可出现虚实、寒热、气血的病机转化。如脾气虚弱,运化不健,易为饮食所伤,酿生湿热之邪,由虚转实;而湿邪内蕴,情志不畅,或过用攻伐之品,损伤脾胃,常由实转虚,虚中夹实。素体脾胃虚弱,湿盛阳微,或过用苦寒之品,日久伤阳,可致病情由热转寒;脾虚生湿,久蕴化热,或过用温燥之品,可由寒转热,或寒热错杂。大便白多赤少,病在气分;大便赤多白少,病在血分,在病程中可出现气血转化和气血同病。

14.2.3　克罗恩病的中医病因是什么?

根据克罗恩病的临床表现,中医学对其类似症状有丰富的记载与论述,可分属于中医学"腹痛""泄泻""肠痈""肠结""肛痈""肛瘘""便血"等范畴。本病多由感受外邪、饮食不节、情志失调、脏腑亏虚等引起。病程较久,多为虚实夹杂,且挟有兼证或合证。①感受外邪:六淫外邪,或直犯中焦,或自皮毛、口鼻而入传于胃肠,脾胃纳化失司,小肠失于泌别清浊,大肠传导失司,邪毒壅滞,均可诱发本病。②饮食所伤:平素饮食不节,嗜食肥甘厚味,过食生冷,喜辛辣、烈酒之品,损伤脾胃,久则脾胃失于运化,痰湿内生,郁久化热,湿热内蕴,蒸灼损伤人体,变生本病。③情志失调:正常的情志是指喜、怒、忧、思、悲、恐、惊七种人类情感活动,是人体的生理和心理活动对外界环境刺激的不同反应。但若情志变化过激或持续过久,会引起气机郁结或紊乱,导致脏腑气血的异常而致病。④正气不足:正气的强弱是决定人体是否发病的重要内在因素。若先天禀赋不足,或后天调护失宜,致正气虚弱;或久病不愈,延及脾胃,或用药不当,损伤脾胃,气血生化乏源,均可导致本病的发生。

14.2.4　克罗恩病的中医病机是什么?

对于克罗恩病的病机,多数现代医家认为,该病属本虚标实、虚实夹杂之证,本虚是指先天禀赋不足或久病体虚,主要为脾肾两脏的虚损;标实是湿热、气滞、痰湿、瘀血、寒热错杂。该病的病机包括湿热蕴结、瘀血阻滞、痰瘀互结、脾肾亏虚等,除对该病本虚的认识外,更应强调"湿""热""痰""瘀"在疾病发生发展过程中的作用。

14.2.5　脾在炎症性肠病中的作用是什么?

脾位于人体中焦,有运化和升清功能,为"人体气机之枢纽"。炎症性肠病病位在肠,与脾、胃关系密切。《景岳全书》说"泄泻之本,无不由于脾胃",脾胃和健则运化调,可化生精血滋养全身。若饮食起居失常,致使脾胃虚弱,纳化及升降失常,水湿内停,阻滞气机,久则郁而化热,湿热蕴肠,邪气交加,气血壅滞,内溃成疡,肠络受损,发为赤白脓血,久痢不止。因而脾胃虚弱是炎症性肠病发病基础,治疗上需健脾益气,化湿和中,参苓白术散是中医方剂中的一个代表方。

知识点

运化:是指脾具有把饮食化为精微物质,并将精微物质转输至全身的生理功能;同时脾对水液有吸收、转输和布散的作用。

升清:是指脾能将水谷精微等营养物质上输于心肺、头目,通过心肺的作用化生气血以营养全身。

14.2.6　肝在炎症性肠病中的作用是什么?

肝主疏泄,有调畅气机,通利气血,促进脾胃运化和调达情志的作用。炎症性肠病的发病与肝功能失调相关。《景岳全书》说"凡遇怒气便作泄泻者……盖以肝木克土,脾气受伤而然",炎症性肠病缠绵难愈,反复发作,易致思虑过度,情志不畅,肝气疏泄失常,易犯脾土,脾虚加剧,腹泻亦甚。而肝气不舒,气机郁滞,易诱发腹痛;且肝主藏血,气郁化火,损伤血络,可出现便血。现代医学也已认识到炎症性肠病患者无论是活动期还是缓解期均有可能合并焦虑抑郁,导致肠道或加重肠道功能紊乱而出现多种不适,治宜疏肝健脾,理气止痛。

14.2.7　肺在炎症性肠病中的作用是什么?

肺主气,有调节宣发肃降和通调水道的作用。炎症性肠病的发病与肺功能失调相关。《医门法律》说"肺移热于大肠,久为肠澼",肺与大肠相表里,大肠的传导功能有赖于肺气肃降正常得以实现,肺失宣降,大肠传导排泄功能异常,加之外邪侵袭,脾胃失司,易发泄泻,痰湿日久易酿热成毒,损伤血络,可见下痢腹痛、便血等症,治宜清热解毒,补肺健脾,中医有一方剂,名四味芍药散(白术、芍药、桔梗、白芷),就是用于肺脾失调而致的泄泻。

14.2.8　肾在炎症性肠病中的作用是什么?

肾为先天之本,主水液、纳气,在炎症性肠病的发病中具有重要作用。肾与脾为先后天之本,两者相互资助,肾阳为全身阳气之本,可助脾阳腐熟水谷,维护脾胃运化功能。《景岳全书》说"肾中阳气不足,则命门火衰……令人洞泄不止",炎症性肠病反复发作,日久易累及于肾,肾阳虚衰,火不暖土,则表现为下利清谷、五更泄泻等。治宜补肾健脾,温阳化湿,中医方剂中的四神丸、固本益肠丸就是用于脾肾阳虚所致的泄泻下痢。

知识点

　　下利清谷:是指腹泻时粪便如清水,伴有未消化的食物残渣,无粪臭味。

14.3 炎症性肠病的中医治疗及辨证分型

14.3.1　炎症性肠病中医文献中称为什么病?

炎症性肠病包括溃疡性结肠炎、克罗恩病两种。

溃疡性结肠炎以腹痛、腹泻、黏液脓血便、里急后重为主要临床表现。2009 年中华中医药学会脾胃病分会制定的《溃疡性结肠炎中医诊疗共识意见》将该病归属于中医学"痢疾""久痢""肠澼"等范畴。该病患者因其所处缓解期或发作期而具有不同的临床表现,且该病具有病程长、易复发的特点,所以"久痢"更能准确地描述该病。

克罗恩病是现代医学病名,在古代中医文献中没有专门记载,其中医病名,目前尚未完全统一,主要根据其临床表现命名:如出现腹痛、血便、腹泻等消化道症状,可称"腹痛""便血""痢疾""泄泻";如出现腹部包块,可称"积聚";如出现瘘管、肛周病变,可称"肠痈""痔漏";如出现发热、营养障碍等全身表现,可称"内伤发热""虚劳"等。

14.3.2　在炎症性肠病的诊治中如何判断疾病属于虚,还是属于实?

炎症性肠病病机本质为本虚标实之证,本虚是指脾虚或脾肾两虚;标实是指湿、热、痰、瘀、毒等损害机体的病理产物,活动期多属实证,以湿热蕴结,气血不调多见,日久或疾病严重可兼见痰、瘀、毒,临床可见腹部疼痛或胀痛,泻下黏液脓血,里急后重,肛门灼热,口干口苦,发热口渴,舌红,苔黄燥或黄腻,脉浮数或滑数等症状,日久可出现肠道息肉或黏膜增生等痰结表现,严重者可出现高热、虚衰、严重腹泻、肠道深大溃疡等湿毒或热毒表现;缓解期以虚证为主,可见神疲纳差,面色萎黄,畏寒喜暖,四肢不温,舌淡苔白,脉细弱等表现。临床诊治中,针对患者具体虚实辨证需结合其疾病分期及临床症状等综合分析,基本原则是活动期治标为先,祛邪为主,缓解期培本为要,健脾补肾。

14.3.3　炎症性肠病的中医辨证要点有哪些?

炎症性肠病属于中医学"久痢"的范畴。痢疾者,最当察虚实,辨寒热。久痢的临床辨证要点主要有两点:①辨实痢、虚痢:一般初痢及年轻体壮者属实痢,久痢及年高体弱者属虚痢。腹痛胀满,痛而拒按,痛时窘迫欲便,便后里急后重暂时减轻者为实,腹痛绵绵,痛而喜按,便后里急后重不减,坠胀甚者为虚。②识寒痢、热痢:大便排出脓血,血色鲜红,浓厚黏稠腥臭,腹痛,里急后重感明显,口渴喜冷饮,或口臭小便黄或短赤,舌红苔黄腻,脉滑数者属热;大便排出赤白,色晦暗,清淡无臭,腹痛喜按,里急后重不明显者,面白肢冷形寒,舌淡苔白,脉沉细者属寒。

14.3.4　为什么说健脾益气法在炎症性肠病的治疗中非常重要?

炎症性肠病属于中医学"腹痛""泄泻""肠痈"等范畴,其发病机制的核心是本虚标实,其中本虚中最重要的是脾气亏虚,湿浊内生,气滞血瘀,酿生多种变端,以致本虚标实、虚实夹杂。虽然其临床表现多样,证型复杂,但不外乎扶正祛邪的治则,以补气健脾为本,辅以化湿解毒、清热散寒、行气活血、化痰散结等。所谓正气存内,邪不可干;邪气所凑,其气必虚。因此,无论哪种证型,在治疗时应顾护脾胃正气,以达到祛邪不伤正,扶正不留邪的目的。

14.3.5　炎症性肠病患者出现腹泻中医如何加减用药?

李中梓在《医宗必读·泄泻》中提出淡渗、升提、清凉、疏利、甘缓、酸收、燥脾、温肾、固涩的治泄九法,为临床中腹泻的中医治疗提供重要借鉴。急性腹泻者以湿盛为主,重在运脾化湿,佐以分利,运脾者,燥湿之意,可用芳香化湿类药物,如苍术、藿香、佩兰、白豆蔻、草豆蔻、砂仁等。此时以驱邪为主,不可骤用补涩,以免关门留寇。同时,根据寒热不同分清化湿热或温化寒湿治法,兼表邪者宜疏解,如桂枝、芍药、陈皮、葛根、桔梗等;兼伤食者可消导化积,如神曲、山楂、莱菔子等;肝气乘脾而致痛泻时宜抑肝扶脾,选用痛泻要方;泄泻如水,宜利小便以实大便,方如五苓散。慢性腹泻以脾虚为主,治疗以健脾为主,气虚下陷之久泻,宜健脾益气、提升中阳,方选补中益气汤;滑泄不禁者,宜温涩固脱,方选赤石脂禹余粮汤,或加诃子、石榴皮、乌梅等;肾阳虚衰时,宜温肾健脾,方选四神丸;寒热错杂,久治不愈的慢性泄泻,宜寒温并用,温清消补,方选乌梅丸。

14.3.6　什么是中医序贯治疗?

针对炎症性肠病在活动期和缓解期呈现出不同的证候特点,以病情分期为基础,结合中医辨证制定的治疗方案,中医学认为活动期多为标实,即湿、热、寒、痰、瘀、毒作祟;缓解期多为本虚,即脾虚或脾肾两虚。因此,中医序贯治疗的具体原则为活动期祛邪为主,如清热燥湿、化瘀解毒等以控制病情活动;缓解期以扶正为主,如健脾或健脾补肾为主以维持病情缓解。再如,针对大肠湿热型溃疡性结肠炎的治疗方案分两期论述。①活动期:口服药可以黄连、黄芩、白头翁清热燥湿;木香、当归、白芍、肉桂调气和血。灌肠方可以黄柏、苦参清肠祛湿;地榆、白及、三七粉、锡类散敛疮生肌。内外合治,以快速控制病情。②缓解期:可用黄芪、白术、薏苡仁等健脾扶正,佐以黄连、木香清化余邪,从而巩固疗效,减少复发。

14.3.7　炎症性肠病如何根据病变部位来选择中医治疗措施?

溃疡性结肠炎根据病变累及结肠部位的不同,采用对应的给药方法。如直肠型或左半结肠型可采用中药灌肠或栓剂的局部治疗,广泛结肠型采用中药口服加灌肠或栓剂联合给药;克罗恩病可累及食管、胃、十二指肠、空肠、回肠、结肠,但很少累及直肠。因此,中药口服治疗是主要的治疗手段,如并发肛瘘脓肿,可结合挂线治疗。

14.3.8　常用的治疗炎症性肠病的中成药有哪些?

治疗炎症性肠病的中成药应根据患者的临床表现辨证施治,主要包括以下几种。

(1) 固本益肠片:由党参、炒白术、补骨脂、麸炒山药、黄芪、炮姜、酒当归、炒白芍、醋延胡索、煨木香、地榆炭、煨赤石脂、儿茶、炙甘草组成。健脾温肾、涩肠止泻。用于脾肾阳虚炎症性肠病,症见腹痛绵绵、大便清稀或有黏液及黏液血便、食少腹胀、腰酸乏力、形寒肢冷、舌淡苔白、脉虚等。湿热下痢者不宜。

(2) 补脾益肠丸:外层由黄芪、党参、砂仁、白芍、当归、白术、肉桂组成;内层由醋延胡索、荔枝核、炮姜、炙甘草、防风、木香、盐补骨脂、煅赤石脂组成。补中益气,健脾和胃,涩肠止泻。用于脾虚泄泻,临床表现为腹泻腹痛、腹胀、肠鸣。

(3) 固肠止泻丸:由乌梅、黄连、干姜、木香、罂粟壳、延胡索组成。调和肝脾,涩肠止痛。用于肝脾不和,泻痢腹痛,慢性非特异性溃疡性结肠炎见上述证候者。

(4) 肠胃宁片:由党参、白术、黄芪、赤石脂、姜炭、木香、砂仁、补骨脂、葛根、防风、白芍、延胡索、当归、儿茶、罂粟壳、炙甘草组成。健脾益肾,温中止痛,涩肠止泻。用于脾肾阳虚所致的溃疡性结肠炎见上述证候者。

(5) 肠炎宁片:由地锦草、金毛耳草、樟树根、香薷、枫香树叶组成。清热利湿,行气。用于大肠湿热所致的炎症性肠病见上述证候者。

(6) 参苓白术丸:由人参、茯苓、白术、山药、白扁豆、莲子、薏苡仁、砂仁、桔梗、甘草组成。健脾益气,化湿止泻。其以补脾气为主,药性平和。用于脾胃虚弱、体倦乏力,食少便溏等脾虚湿盛证者。对于泄泻兼有大便不通畅,肛门有下坠感者忌服。

(7) 四神片:由肉豆蔻(制)、吴茱萸、补骨脂、五味子、干姜、大枣(去核)组成。助肾散寒,止泻消胀。用于肾虚受寒、肠鸣肚胀、五更溏泻、食物不化、久泻不止、面黄体弱者。

(8) 小建中颗粒:由白芍、大枣、桂枝、炙甘草、生姜组成。温中补虚,缓急止痛。用于脾胃虚寒、脘腹疼痛、喜温喜按、嘈杂吞酸、食少、心悸、腹泻与便秘交替症状的炎症性肠病。注意脾胃湿热者不宜。

(9) 复方仙鹤草肠炎胶囊:由仙鹤草、黄连、木香、蝉蜕、石菖蒲、桔梗组成。清热燥湿,健脾止泻。用于脾虚湿热内蕴所致炎症性肠病见上述证候者。

(10) 虎地肠溶胶囊:由朱砂七、虎杖、白花蛇舌草、北败酱、二色补血草、地榆、白及、甘草组成。清热,利湿,凉血。用于腹痛、下痢脓血、里急后重等湿热蕴肠的患者。

(11) 龙血竭片:主要成分为龙血竭。活血散瘀,定痛止血,敛疮生肌。用于慢性结肠炎所致的腹痛、腹泻等症。

(12) 五味苦参肠溶胶囊:由苦参、地榆、青黛、白及、甘草组成。清热燥湿,解毒敛疮,凉血止血。用于轻、中度溃疡性结肠炎(活动期),中医辨证属于湿热内蕴者。

(13) 清肠栓:主要成分为三七、青黛、五倍子、马齿苋、冰片等。清热化湿、解毒排脓,止痢。用于溃疡性结肠炎局部治疗。

(14) 结肠宁(灌肠剂):主要成分为蒲黄、丁香蓼。活血化瘀,清肠止泻。用于慢性结肠炎性腹泻。

(15) 锡类散:由青黛、壁钱炭、滑石粉制、珍珠、冰片、人工牛黄等组成。解毒化腐。用于溃疡性结肠炎的灌肠治疗。

(16) 康复新液:为美洲大蠊干燥虫体提取物。通利血脉,养阴生肌。用于溃疡性结肠炎的灌肠治疗。

14.3.9　治疗炎症性肠病调和气血药有哪些?

(1) 健脾补气类:黄芪、白术。两药均有补气健脾作用,黄芪甘温,亦能升阳及托毒生肌;白术有燥湿利水和止血之效。

(2) 升举清阳类:升麻、柴胡。两药均能升清阳而举陷,柴胡又善疏肝解郁,可用于肝郁脾虚之证。

(3) 养血生血类:当归、熟地黄、白芍。三药均有补血养血之效,当归亦能活血,熟地黄可补精益髓,白芍则能柔肝止痛,可据症选择。

(4) 活血化瘀类:桃仁、丹参。两药可活血化瘀,丹参还具有凉血功效。

(5) 活血止血类:三七、茜草、蒲黄。三药同时具有化瘀作用。

(6) 凉血止血类:地榆、槐花、侧柏叶、玄参、赤芍、牡丹皮、生地黄。上药除凉血止血功效外,地榆还可消肿敛疮,槐花可清肝泻火,侧柏叶能化痰止咳,玄参可滋阴降火、解毒散结,赤芍可散瘀止痛,牡丹皮亦能活血化瘀,生地黄可养阴生津。临床中可以根据患者症状进行加减。

14.3.10　治疗炎症性肠病调和脏腑药有哪些?

炎症性肠病病位主要在肠,与脾相关,常涉及肝、肾、肺三脏。治疗炎症性肠病的调和脏腑药主要分为:①调和理肠类:白芍、当归、黄芩、黄连、肉桂、木香、槟榔等;②健脾化湿类:党参、白术、茯苓、薏苡仁、白扁豆、山药等;③疏肝健脾类:陈皮、白术、防风、白芍、柴胡、枳壳等;④宣肺补肺类:白芷、紫菀、百合、桔梗等;⑤健脾补肾类:附子、干姜、补骨脂、肉豆蔻、吴茱萸等。

14.3.11　治疗炎症性肠病常用中药清热燥湿药有哪些?

治疗溃疡性结肠炎常用中药清热燥湿药有黄连、黄芩、黄柏、白头翁、败酱草、秦皮、白蔹、苦参、马齿苋、金银花、青黛、雷公藤等。

14.3.12　治疗炎症性肠病常用中药生肌收敛药有哪些?

治疗溃疡性结肠炎常用中药生肌收敛药灌肠。常用中药有珍珠、儿茶、白及、赤石脂、枯矾、五倍子、诃子等。中成药如锡类散、云南白药。外用溃疡散等。

14.3.13　治疗炎症性肠病腹泻中医常用的升清止泻药有哪些?

李东垣在《脾胃论》中提出"升清降浊"理论,认为脾胃升降失常是疾病形成的主要原因,主张健运脾胃,升清降浊。其重视脾阳,提出一系列柴胡、升麻、防风、荆芥、荷叶、羌活等升提药物配伍人参、黄芪共奏益气升阳作用,以治疗久泄,包括补中益气汤、升阳益胃汤、升阳除湿汤、升阳补气汤、补脾胃泻阴火升阳汤等,可据症辨证选择。

14.3.14　炎症性肠病患者用乌梅丸有效吗?

乌梅丸出自《伤寒论》,是治疗炎症性肠病的常用方,对于中医辨证属寒热错杂型者,临床证实是有效的。其能够有效改善炎症性肠病患者临床症状、促进肠黏膜愈合、降低复发率、减轻不良反应、降低粪便钙卫蛋白及血清炎性因子水平等。目前乌梅丸口服治疗溃疡性结肠炎及克罗恩病各类临床研究均报告有效;同时,乌梅丸汤剂灌肠治疗溃疡性结肠炎也有较好的临床疗效。此外,乌梅丸口服联合汤剂灌肠、乌梅丸联合西药口服、乌梅丸联合针灸等治疗可获得更好的疗效,且不良反应发生率低。在治疗机制方面,研究发现乌梅丸能够通过调控免疫平衡、抑制肠黏膜炎症反应、调节肠道菌群失调、抑制结肠上皮细胞凋亡等发挥治疗作用。

14.3.15　可用于炎症性肠病治疗的白头翁汤的出处与组成如何?

白头翁汤出自《伤寒论》,主要由白头翁、黄柏、黄连、秦皮组成。方中以白头翁为君,清热解毒,凉血止痢。臣以黄连、黄柏,二药苦寒,清热解毒,燥湿止泻。秦皮性涩,有收涩止痢之效,四药并用,使热毒祛,泄利止,可用于治疗炎症性肠病热毒痢者。

14.3.16　可用于炎症性肠病治疗的芍药汤的出处与组成如何?

芍药汤出自《素问病机气宜保命集》,主要由芍药、当归、黄连、槟榔、木香、大黄、黄芩、官桂、炙甘草等组成。方中两味苦寒药黄芩、黄连共为君药,清热解毒燥湿;芍药、当归养血活血,缓急止痛,木香、槟榔行气导滞,共为臣药;大黄苦寒泻下通腑,肉桂辛热以反佐;炙甘草和中调药,兼以缓急止痛。诸药合用,湿热除,气血和,下痢可愈。适用于炎症性肠病大肠湿热者。

14.3.17　可用于炎症性肠病治疗的葛根芩连汤的出处与组成如何?

葛根芩连汤出自《伤寒论》,主要由葛根、黄芩、黄连、炙甘草组成。方中葛根为君药,既能解表祛邪,又有升阳止泻之效;黄连、黄芩清热燥湿共为臣药;甘草缓中调和,表里兼治,可用于炎症性肠病表证未解,兼有里热,协热下利者的治疗。

14.3.18　可用于炎症性肠病治疗的半夏泻心汤的出处与组成如何?

半夏泻心汤出自《伤寒论》,主要由半夏、黄芩、干姜、人参、黄连、大枣、炙甘草等中药组成。方中半夏为君药,散结消痞,和胃降逆;干姜温中散寒,黄芩、黄连苦寒清泻里热,三药共为臣药;佐以人参、大枣益气健脾;甘草调和诸药为使药。七药合用发挥平调寒热、散结消痞作用,适用于炎症性肠病中寒热错杂、胀满下利者。

14.3.19　可用于炎症性肠病治疗的乌梅丸的出处与组成如何?

乌梅丸出自《伤寒论》,主要由乌梅、细辛、干姜、黄连、当归、附子、蜀椒、桂枝、人参、黄柏等组成。方中乌梅味酸,配干姜、细辛、桂枝、附子、川椒辛热之品以温脏,又有黄连、黄柏苦寒之品清热,同时加人参、当归补气养血以顾护正气,寒热并治,兼顾扶正祛邪,适炎症性肠病寒热错杂者。

14.3.20　炎症性肠病在何种状态下可选择联合应用痛泻要方?

炎症性肠病患者焦虑抑郁或情志波动出现肠鸣腹痛,大便泄泻,泻必腹痛,泻后痛缓等脾虚肝郁症状者,可联合应用痛泻要方。该方由陈皮、炒白术、白芍、防风组成。方中白术燥湿健脾,白芍养血柔肝止痛,陈皮理气健脾,防风燥湿止泻。四药相配,共同发挥调和肝脾、柔肝健脾、祛湿止泻之效。

14.3.21 炎症性肠病在何种状态下可选择联合应用四神丸?

当炎症性肠病患者出现久泻不愈,五更泄泻,不思饮食,食不消化,腹痛喜温,腰酸肢冷,神疲乏力等脾肾阳虚症状者可联合应用四神丸。该方由补骨脂、吴茱萸、肉豆蔻、五味子组成,加生姜、大枣共同煎煮,方中以补骨脂为君药温肾暖脾;吴茱萸温中散寒,肉豆蔻温脾涩肠止泻,两药共为臣药;五味子酸敛固涩,生姜温中散寒,大枣补脾气。诸药合用,脾肾兼治,发挥温阳涩肠作用。

14.3.22 中药灌肠的药物一般由哪些药组成?

中药灌肠治疗属于局部治疗的一种方法,针对溃疡性结肠炎,中医的局部治疗是以消退炎症,愈合溃疡为目标。药物一般由清热燥湿、收敛生肌、化瘀止血这三大类组成。清热燥湿药多选择黄连、黄柏、黄芩、败酱草、苦参、马齿苋、青黛、白头翁、秦皮等;收敛生肌药多选择白及、白芷、赤石脂、五倍子、枯矾、珍珠、儿茶、石榴皮、诃子等;化瘀止血药多选择丹参、地榆、参三七、水蛭等。

14.3.23 治疗炎症性肠病的中药新药研究现状如何?

目前中药新药研究主要包括中药单药成分研究和中药复方制剂研究,涉及内容有中药单体成分的功效、作用机制及提取,中药复方制剂作用及加工制作等。例如,目前发现了雷公藤多苷、青黛靛蓝、白芍总苷等具有调节免疫和炎症作用的中药成分,可用于炎症性肠病的治疗,并研发出口服制剂如雷公藤多苷片、虎地肠溶胶囊、五味苦参肠溶胶囊、枫蓼肠胃康颗粒、固本益肠片、肠胃宁片、痛泻宁胶囊、龙血竭片;局部用药制剂如结肠宁、青黛栓、清肠栓等。其中虎地肠溶胶囊能清热、利湿、凉血;五味苦参肠溶胶囊能清热燥湿、凉血止血;枫蓼肠胃康颗粒具有清热化湿之效;固本益肠片与肠胃宁片可健脾温肾止泻;痛泻宁胶囊有疏肝健脾之功;龙血竭片可活血散瘀、敛疮生肌等,在炎症性肠病的临床治疗中应用广泛,具有良好的疗效。在治疗机制方面,现代研究表明,雷公藤多苷片具有良好的免疫调节作用,能够通过调控 TLR4 介导的炎症信号通路抑制炎症因子释放,在临床应用能抑制炎症,促进愈合;虎地肠溶胶囊能够抑制炎症反应,修复肠黏膜屏障;灌肠制剂如清肠栓能够调节肠道菌群紊乱,维持肠道免疫稳态等。

14.3.24　对于激素依赖或者激素抵抗的患者,中医是否有好的办法?

中医治疗激素依赖或抵抗的炎症性肠病患者,首先需根据患者症状表现进行辨证,分清缓急、标本、虚实及寒热,选择清热化湿、调气和血、健脾益气、补肾固本等相应治疗法则,随症加减。炎症性肠病发病与免疫异常相关,现代研究发现黄芩、大黄、青蒿、雷公藤等一些中药具有调节免疫抗炎作用,如雷公藤主要成分雷公藤多苷,具有抗炎及免疫调节双重功效,可抑制巨噬细胞转录因子 NF-κB的活性从而降低炎性级联反应,保护肠道黏膜,在治疗激素依赖或激素抵抗炎症性肠病上有独特的效果。同时,对于激素依赖的患者使用雷公藤多苷进行治疗,还能有效帮助患者激素顺利减撤。因此,对于激素依赖或激素抵抗患者,中药治疗不失为一种可选择的有效治疗手段。

14.3.25　中药青黛在治疗炎症性肠病上有什么作用?

青黛,是一种爵床酮科植物马蓝、蓼科植物蓼蓝、十字花科植物菘蓝的叶或茎叶经加工制得的干燥粉末、团块或颗粒。其味咸性寒,具有清热解毒,凉血消斑,泻火定惊等功效。其主要用于温病热盛,斑疹、吐血、咯血,咽痛口疮,小儿惊痫,疮肿,丹毒,蛇虫咬伤等。在溃疡性结肠炎患者中,很多中医师经常使用青黛这味药,包括口服、灌肠。现代研究证明:青黛能降低毛细血管通透性,对平滑肌有抑制作用,可调节机体免疫功能,并具有类皮质激素样作用,这一点正好可以用于溃疡性结肠炎的治疗。

14.3.26　雷公藤在炎症性肠病的治疗中有哪些注意事项?

①需在临床医师指导下用药;②雷公藤治疗过程中需定期监测

血常规、肝肾功能、性激素等指标;③可导致女性月经紊乱及闭经,男性可出现精子活力下降等改变,故在雷公藤应用过程中,如有生育需求须告知医生,停药后再备孕。对于育龄期妇女,尤其是年轻女性,停药后月经及生育功能一般可复苏。

14.3.27　雷公藤多苷对炎症性肠病有效吗?

雷公藤多苷是从我国传统中药雷公藤中提取精制而成的一种水-氯仿提取物,具有免疫调节作用。临床上雷公藤多苷被广泛应用于多种自身免疫性疾病的治疗,其作用强、维持时间久,与糖皮质激素比较,雷公藤多苷无严重副作用和依赖性,停药后亦无反跳和戒断症状,对复发病情仍然有效。炎症性肠病作为消化系统的自身免疫性疾病,在临床中使用雷公藤多苷进行治疗可明显缓解炎症性肠病临床表现,抑制炎症活动,促进黏膜愈合,并能维持缓解。同时,雷公藤多苷与硫唑嘌呤不同,其与氨基水杨酸类药合用不增加或加重骨髓抑制的发生。此外,对于激素依赖患者使用雷公藤多苷进行治疗,能够使激素顺利减量。

14.3.28　雷公藤多苷与5-氨基水杨酸联合使用会增加白细胞减少的发生吗?

目前已经开展的临床研究显示,在治疗剂量范围(每日 60 毫克)的雷公藤多苷较少引起白细胞减少,如果在治疗过程中发生有白细胞减少,减少雷公藤多苷药量后常常可恢复。此外,与雷公藤多苷及 5-氨基水杨酸类药物单独使用比较,两者合用并不易引起白细胞减少。

14.3.29　雷公藤多苷对生殖系统有影响吗?

雷公藤多苷对生殖系统具有一定的毒性,具体表现为男性精子活力下降或少精、无精,造成生育能力下降或不育,长久用药还会造成性欲减退、睾丸发育不全、精子畸形率增加;女性可出现月经紊乱、经量减少或闭经。但雷公藤对生殖系统的副作用较多是可逆的,一般情况下,停药 6 个月左右可恢复正常,但对于接近绝经期的妇女,可能会引起永久性卵巢衰竭。

14.3.30　炎症性肠病患者服中药的疗程一般是多久?

炎症性肠病病程漫长,病情常反复难愈,用药时间相对较长。其分为活动期和缓解期,活动期以祛邪为主诱导疾病缓解,缓解期则培本为主维持疗效治疗,中药治疗需根据后续对患者的病情判定何时停用药物,一般建议长期维持治疗才会有利于疾病的稳定。

14.3.31　炎症性肠病的中医治疗过程中有哪些注意事项?

炎症性肠病的治疗需要医师与患者相互配合,共同促进疾病向愈。治疗用药上,医者需要正确辨证论治,根据患者证型选择相应治疗处方,并关注患者症状变化随症调整药物。同时,患者日常生活中需要自我防护,重视气温、饮食、情志的调节,如注意寒热气候变化,起居有常;饮食宜清淡,多进食新鲜蔬菜及富含优质蛋白食物,避免过食辛辣、刺激、生冷或难以消化食物;调节情志,放松心情,避免劳累过度,同时适当锻炼身体。

14.3.32　炎症性肠病患者服用膏方有哪些注意事项?

膏方是通过将中药饮片以水煎煮后,取其浓缩液,加入蜜或糖制作而成的半流体制剂,具有未病先防、既病防变、病后防复的功效。炎症性肠病病程较长,症状反复,可服用膏方进行调治。但在应用中需注意以下事项:①炎症性肠病患者如有湿热蕴结等邪实之象,此时不宜直接服用膏方,需先口服数剂"开路方"调理脾胃、清热化湿;②膏方药味较多,药量大,组方复杂,在组方中需慎用毒性药物及过于苦寒或辛热之品,需以用药轻灵、平和为原则,达到阴平阳秘之效。

14.3.33　炎症性肠病患者的膏方组方特点有哪些?

膏方又称膏滋、煎膏,具有滋补养生、调理慢性疾病的作用,是中医"治未病"思想的体现。炎症性肠病包括溃疡性结肠炎和克罗恩病。溃疡性结肠炎分活动期和缓解期,活动期多为大肠湿热型;缓解期则以脾虚或脾肾两虚型为主。膏方相对更适用于缓解期患者的调摄。克罗恩病也分活动期和缓解期,活动期以邪实为主,常有湿热或寒热错杂;缓解期多为脾虚或脾肾两虚,膏方同样也适宜于缓解期的调治。膏方调理炎症性肠病时,以培本为先,补脾益肾为主,根据患者体质及临床表现,辅以清热利湿、温补散寒、益气活血、化瘀通络或疏肝调肺,进行综合调理。

14.3.34　针对炎症性肠病的活动期与缓解期,中医的治疗原则有什么变化?

炎症性肠病活动期多以标实为主,多为湿热蕴结,气机阻滞,肠络损伤,气滞血瘀,治宜重祛邪,以清热燥湿、调气和络、活血化瘀等为主;缓解期多为脾肾亏虚,湿热留恋,治宜扶助正气,需补益脾肾、固涩止泻,兼以清热化湿。

14.3.35　溃疡性结肠炎和克罗恩病在中医辨证分型上有什么区别?

两者中医辨证分型均有湿热蕴结证、大肠湿热证、肝郁脾虚证、脾肾阳虚证、阴血亏虚证、寒热错杂证。溃疡性结肠炎尚可见热毒炽盛证,而克罗恩病常兼气滞血瘀证及痰瘀交结证,体现病程及预后结果尚有差别。

14.3.36　溃疡性结肠炎与克罗恩病的中医治疗有无区别?

两者有一定的区别。溃疡性结肠炎与克罗恩病皆为炎症性肠病,与免疫异常相关。有研究对溃疡性结肠炎与克罗恩病的药类、核心药物、药对进行统计分析对比发现,中医治疗两病的遣药组方思路基本一致,即配补气健脾、清热燥湿、利水渗湿、温里祛寒药以消除病因,配理气导滞、活血化瘀、祛风升阳药以兼顾主要继发病变,配涩肠止泻及止血药以缓解主要症状。但由于两者病机仍有差异,溃疡性结肠炎以湿热为主,克罗恩病以湿毒痰瘀为主,故两者临床症状有所侧重,如腹痛、腹泻,两者虽无明显差别,但克罗恩病腹痛程度较溃疡性结肠炎严重,而溃疡性结肠炎腹泻程度较重,血便比克罗恩病明显多见。基于两者临床表现轻重差异,故上述药物使用的构成比及核心药物有区别,且治疗重点亦不同。克罗恩病腹痛程度较重,治当加强行气活血、化痰祛瘀以止痛。溃疡性结肠炎腹泻程度较重,且血便较多见,治宜重视涩肠止泻与收敛止血。

14.3.37　中医治疗溃疡性结肠炎的原则是什么?

中医基础理论认为,溃疡性结肠炎以脾胃虚弱,湿热内蕴为主要病机特点。脾胃虚弱,运化失健为主的脏腑功能失调是疾病根本。临床以正虚邪恋,虚实夹杂证多见,治疗总体以扶正祛邪,标本兼治为原则,同时应注意分清缓急、标本、虚实、寒热。活动期主要以清热化湿、调气和血、敛疮生肌为法;缓解期主要以健脾益气,兼以补肾固本,佐以清热化湿。一般病程初期或急性发作期,病以标实为主,多为湿热蕴结,气机阻滞,肠络损伤,治宜祛邪,以清热燥湿、调气和络止血为主;病程较长或缓解期,多为脾肾亏虚或肝脾不和、湿热留恋,治宜补益脾肾、固肠止泻,或抑肝扶脾,兼以清肠化湿。

14.3.38　中医治疗溃疡性结肠炎常使用哪些方法?

中医治疗溃疡性结肠炎的方法包括口服汤剂、口服中成药、外用栓剂、灌肠、足浴、针灸、推拿、穴位敷贴、穴位埋线等治法。

口服汤剂根据病因病机进行辨证论治,主要治法有健脾益气、清肠化湿;调气行血、敛疮生肌;凉血化瘀、宁络止血。

针灸疗法:针灸多取胃经经穴。中医学认为本病病位在脾、胃、肠,而胃经属胃络脾。若脾胃失运、升降失司、清浊不分,混杂而下则致该病,故常选胃经经穴治疗。灸法常用取穴:中脘、天枢、关元、脾俞、大肠俞等穴,可采用回旋灸或雀啄灸法。目前研究认为针灸治疗溃疡性结肠炎能改善肠道菌群和炎症因子,促进肠黏膜的愈合。

推拿疗法:常常在背部两侧膀胱经使用推摩法、双手拇指推法治疗,从膈俞高度到大肠俞水平。肾俞、命门等穴使用小鱼际擦法;膈俞、膏肓俞、脾俞、胃俞、大肠俞等穴使用拇指按法。

穴位贴敷疗法：常用穴贴用药有炮附子、细辛、丁香、白芥子、赤芍、生姜等，可根据辨证用药加减。常用穴位有上巨虚、天枢、足三里、命门、关元等。

穴位埋线疗法：常用取穴有中脘、足三里、天枢、大肠俞。脾胃虚弱者配脾俞；脾肾阳虚日久者配肾俞、关元、三阴交；脾胃有湿者配阴陵泉。

14.3.39　溃疡性结肠炎中医辨证可分哪些证型？

溃疡性结肠炎的中医证型分类参照《溃疡性结肠炎中医诊疗专家共识意见（2017）》分为 7 大证型，即大肠湿热证、热毒炽盛证、脾虚湿蕴证、脾肾阳虚证、肝郁脾虚证、寒热错杂证和阴血亏虚证。

14.3.40　溃疡性结肠炎不同时期的中医辨证论治有不同吗？

中医认为，溃疡性结肠炎为本虚标实之证，活动期以气血不调、湿热蕴肠为主；恢复期以本虚为主，但邪气犹存，表现为正虚邪恋，运化失健的特征；缓解期以本虚为主，外邪已除尽，标证主要为内生性的血瘀。根据溃疡性结肠炎不同分期的病机特点，辨证施治。活动期由于外感湿邪，标实邪盛是其主要病机，治以祛邪为主，故采用清热化湿解毒、消积导滞治疗，方用赤芍、当归、三七粉补血活血、凉血；黄连、黄柏、连翘清热解毒；茯苓、木香健脾消食化湿；炒五灵脂、焦山楂、焦神曲、焦麦芽健脾消积；白芍养血、缓急止痛；生蒲黄止血、化瘀。诸药合用既可清除肠道湿热之邪、消除诱发因素，还可防止或减轻内虚所致瘀血，从而缓解病情。恢复期正虚邪恋是其主要病机，治以扶正的同时兼以祛除余邪，标本兼治，故用生黄芪、炙黄芪、党参、炒白术代替活动期方药中大部分清热解毒药物，四药补脾益气，其中黄芪兼敛汗固脱、托疮生肌；炒白术兼燥湿行水。缓解期脾气亏虚、瘀血阻滞是其主要病机，治以健脾益气、活血化瘀为主，由于此期湿热邪、食积已除尽，故恢复期方药减黄连、焦山楂、焦神曲、焦麦芽减，以免伤正。

14.3.41　什么是溃疡性结肠炎的"大肠湿热证"?

溃疡性结肠炎的"大肠湿热证",或称"湿热蕴结(大肠)证",是指因湿热之邪内犯大肠,熏灼肠道,传化失常所表现的下利黏冻脓血便,或黄色水样粪便,便次增多及湿热内蕴的证候。临床上一般具有以下特征:腹痛,下利赤白脓血,里急后重;或暴注下迫,色黄而臭;或腹泻不爽,粪质黏稠腥臭。伴有肛门灼热,小便短赤,身热口渴,舌红苔黄腻,脉滑数或濡数。

14.3.42　什么是溃疡性结肠炎的"热毒炽盛证"?

溃疡性结肠炎的"热毒炽盛证"是指因热毒蕴结于大肠,损伤肠络所表现的腹痛,腹泻,或解黏液脓血、血便,发热等证候。临床上一般有以下特征:腹痛,解黏液脓血便或血便,量多次频,发热;或伴里急后重,腹胀,口渴,烦躁不安等;舌质红,苔黄燥,脉多滑数。

14.3.43　什么是溃疡性结肠炎的"脾虚湿蕴证"?

溃疡性结肠炎的"脾虚湿蕴证"是指因脾虚湿盛,运化失健所表现的腹泻、腹胀、解黏液血便、腹部隐痛不适等证候。临床上一般具有以下特征:黏液脓血便,白多赤少,或为白冻;腹泻便溏,夹有不消化食物;腹胀,腹部隐痛;或伴肢体困倦,食少纳差,神疲懒言等;舌质淡红,边有齿痕,苔薄白腻,脉细弱或细滑。

14.3.44　什么是溃疡性结肠炎的"寒热错杂证"?

溃疡性结肠炎的"寒热错杂证"是指因脾胃虚弱,加之病邪内侵所表现的虚实夹杂,寒热错杂证候。临床上一般具有以下特征:下痢稀薄,夹有黏冻,反复发作;肛门灼热,腹痛绵绵;或伴畏寒怕冷,口渴不欲饮,饥不欲食等。

14.3.45　什么是溃疡性结肠炎的"肝郁脾虚证"?

溃疡性结肠炎的"肝郁脾虚证"是指因土虚木旺,肝脾失调,致肠络失和所表现的伴有情绪异常的腹痛、腹泻、便血等证候。临床上一般具有以下特征:情绪抑郁或焦虑不安,常因情志因素诱发大便次数增多;大便稀烂或黏液便,腹痛即泻,泻后痛减;或伴排便不爽,饮食减少,腹胀,肠鸣等。

知识点

　　土虚木旺:肝属木,脾属土,木克土是五行正常关系。若脾胃虚弱,则肝木过分克脾土,出现脾虚和肝旺的症状。

14.3.46　什么是溃疡性结肠炎的"脾肾阳虚证"?

溃疡性结肠炎的"脾肾阳虚证"是指疾病迁延难愈,日久脾肾阳气不足,所表现的久泄、畏寒等证候。临床上一般具有以下特征:久泻不止,大便稀薄;夹有白冻,或伴有未消化实物,甚则滑脱不禁;腹痛喜温喜按;或伴腹胀,食少纳差,形寒肢冷,腰酸膝软等。

14.3.47　溃疡性结肠炎的"大肠湿热证"用什么方药治疗?

溃疡性结肠炎的"大肠湿热证"的中药治疗常用芍药汤加减。该方具有益气健脾、化湿和中的功效。具体药物有白芍、黄连、黄芩、木香、炒当归、肉桂、槟榔、生甘草、大黄等。方中两味苦寒药黄芩、黄连共为君药,清热解毒燥湿。芍药、当归养血活血,缓急止痛;木香、槟榔行气导滞,共为臣药。大黄苦寒泻下通腑,肉桂辛热以反佐。炙甘草和中调药,兼以缓急止痛。诸药合用,湿热除,气血和,下痢可愈。

14.3.48　溃疡性结肠炎的"脾虚湿蕴证"用什么方药治疗?

溃疡性结肠炎的"脾虚湿蕴证"的中药治疗常用参苓白术散加减。该方具有益气健脾、化湿和中的功效。具体药物有人参、白术、茯苓、甘草、桔梗、莲子肉、白扁豆、砂仁、山药、薏苡仁、陈皮等。方中人参、白术、茯苓为君药,益气健脾燥湿。山药、莲子肉健脾止泻;陈皮、薏苡仁、白扁豆健脾渗湿,共为臣药。佐以砂仁化湿和胃;桔梗宣肺利气,有培土生金之意。炒甘草调和诸药。全方以四君子汤为基础,补气健脾,渗湿止泻。

知识点

培土生金:借五行相生的理论,用补脾益气方药补益肺气的方法。

14.3.49　溃疡性结肠炎的"热毒炽甚证"用什么方药治疗?

溃疡性结肠炎的"热毒炽甚证"的中药治疗常用白头翁汤加减。该方具有清热祛湿、凉血解毒的功效。具体药物有白头翁、黄连、黄柏、秦皮等。方中以白头翁为君药,清热解毒,凉血止痢。黄连、黄柏苦寒,清热解毒,燥湿止泻,共为臣药。秦皮性涩,有收涩止痢之效,四药并用,使热毒祛,泄利止。

14.3.50　溃疡性结肠炎的"寒热错杂证"用什么方药治疗?

溃疡性结肠炎的"寒热错杂证"的中药治疗常用乌梅丸加减。该方具有温中补虚、清热化湿的功效。具体药物有乌梅、黄连、黄柏、肉桂、细辛、干姜、人参、当归、附子、蜀椒等。方中乌梅味酸,配干姜、细辛、桂枝、附子、川椒辛热之品以温脏,又有黄连、黄柏苦寒之品来清热,同时加人参、当归补气养血以顾护正气,寒热并治,兼顾扶正祛邪,适合寒热错杂之证。临床上也可根据辨证酌情选择半夏泻心汤。

14.3.51　溃疡性结肠炎的"肝郁脾虚证"用什么方药治疗?

溃疡性结肠炎的"肝郁脾虚证"的中药治疗常用痛泻要方合四逆散加减。该方具有疏肝理气、健脾化湿的功效。具体药物有陈皮、白术、白芍、防风、炒柴胡、炒枳实、炙甘草等。陈皮、白术理气健脾燥湿;柴胡可疏肝解郁,透邪外出;枳实理气解郁,一升一降可调畅气机;白芍柔肝缓急止痛;防风燥湿止泻;甘草可调和诸药补中气,共奏疏肝解郁、健脾止泻之效。

14.3.52　溃疡性结肠炎的"脾肾阳虚证"用什么方药治疗?

溃疡性结肠炎的"脾肾阳虚证"的中药治疗常用附子理中丸加减。该方具有健脾补肾、温阳化湿的功效。具体药物有制附子、人参、干姜、炒白术、甘草等。方中以附子温阳祛寒止痛,干姜温运脾阳,人参益气健脾,白术健脾燥湿,炙甘草补中益气,调和诸药。五药配伍,有温脾散寒止痛之效。

14.3.53　溃疡性结肠炎患者解血便时中医如何加减用药?

溃疡性结肠炎以腹痛、腹泻、黏液脓血便为主要表现,溃疡性结肠炎患者常常会有便血的表现,大蓟、小蓟、地榆、槐花、侧柏叶等都对改善便血有较好的作用。若患者便血量多,以便血为主要表现者,可以参照中医血证中关于"便血"的辨证分型论治:①肠道湿热证,治宜清热化湿,凉血止血,方用地榆散合槐角丸加减。②气虚不摄证,治宜益气摄血,方用归脾汤加减。③脾胃虚寒证,治宜健脾温中,养血止血,方用黄土汤加减。④便血日久,湿热未尽而营阴已亏,治宜虚实兼顾,扶正祛邪,方用清脏汤或脏连丸加减。

知识点

> 气虚不摄证:是指因气虚不能对血液起到正常的固摄作用,从而导致各种出血症状的病证;或由于慢性失血,气随血耗,转而气虚不能摄血所致。

14.3.54　溃疡性结肠炎患者出现里急后重时中医如何加减用药?

《素问·至真要大论》说:"诸呕吐酸,暴注下迫,皆属于热"。《景岳全书》言"凡里急后重者,病在广肠最下之处,而其病本,则不在广肠,而在脾肾。凡热痢、寒痢、虚痢皆有之,不得尽以为热也。盖中焦有热,则热邪下迫中焦;有寒,则寒邪下迫脾肾;气虚则气陷下迫。欲治此者,但当察其所因,以治脾肾之本,则无有不愈。"刘完素曾提出"调气则后重自除"。综上所述,溃疡性结肠炎患者出现里急后重时需要辨别病机,标本兼顾,同时调气为要,其热者可清热利湿,佐以调气,选用芍药汤加减;寒湿者则健脾温中、行气利湿,以胃苓汤加减;

气虚者补气益气,以补中益气汤加减;气滞者理气化滞,可选用槟榔、木香、炒枳壳等药理气破气。

14.3.55　溃疡性结肠炎患者解血便时用锡类散治疗有效吗?

溃疡性结肠炎解血便时用锡类散治疗有效。锡类散由人工牛黄、冰片、青黛、滑石粉、珍珠等组成,具有清火解毒,去腐生肌功效。方中牛黄清热解毒;冰片清解热毒,缓急止痛;青黛有清热解毒凉血之效;滑石清热祛湿敛疮;珍珠可滋阴清热,收敛生肌。全方共奏泻热解毒、消肿止痛、收敛生肌之功,兼护标本。临床中锡类散灌肠治疗溃疡性结肠炎效果显著,可明显改善患者解血便症状,促进肠黏膜修复。

14.3.56　中药灌肠能快速缓解溃疡性结肠炎吗?

对于溃疡性结肠炎活动期患者,中药灌肠能诱导炎症的快速缓解,这种作用不仅能缓解腹痛、腹泻、解黏液脓血便等症状,而且也能较快地改善肠道黏膜炎症,表现为肠镜下及显微镜下黏膜炎症的改善或缓解,相应的炎症指标(如粪便钙卫蛋白)也会随之改善。

14.3.57　对于广泛性溃疡性结肠炎,中药能全结肠灌肠给药吗?

对于炎症累及范围较广的溃疡性结肠炎,如广泛性溃疡性结肠炎,传统的直肠灌肠在作用范围上有局限性。而通过全结肠置管后开展中药灌肠能很好地解决这个问题,并能获得较好的临床疗效。

14.3.58　克罗恩病中医辨证有哪些证型?

克罗恩病在我国发病率低,临床研究较少,中医证型分类参照《中华脾胃病学》分为湿热内蕴证、脾胃虚弱证、寒热错杂证、肝郁脾虚证、脾肾阳虚证、气滞血瘀证、阴血亏虚证 7 种证型。

14.3.59　中医治疗克罗恩病的原则是什么?

克罗恩病治疗总体以扶正祛邪、标本兼顾为原则。早期病邪初起,正气尚强,以祛邪为主:湿热壅滞者,予以清热化湿;肝气郁结者,予以疏肝理气解郁;气滞血瘀者予以行气活血。后期正气已虚,则以扶助正气为主：脾胃虚弱者，予以补益脾胃；脾虚肝郁者补脾抑肝；肾元亏虚者予以补肾固元；正虚邪结者，应予以补正祛瘀。

另外，克罗恩病的治疗应当内外并重，内治注重调气通滞，活血化瘀；中药灌肠局部治疗，强调生肌敛疡，使药物直达病所。治疗过程中应时时注意顾护正气，以防伤正。

14.3.60　中医治疗克罗恩病有哪些方法？

中医治疗克罗恩病的方法包括口服汤剂、口服中成药、外用灌肠、针灸、推拿、耳穴贴压等治法。口服汤剂根据病因病机进行辨证论治，主要治法有清热化湿；健脾益气，化湿助运；温中补虚，清热化湿；疏肝理气，健脾和中；温肾健脾，涩肠止泻；理气活血，化瘀导滞；滋阴清肠，养血宁络。

（1）针灸疗法：多取大肠俞、天枢、足三里等穴，针刺时加艾灸，留针 15 分钟，1 周为 1 个疗程。泄泻取脾俞、中脘、章门、天枢、足三里；腹痛取脾俞、胃俞、足三里、气海、关元；便血取足三里、三阴交、气海、关元、阴陵泉。平补平泻，留针 10～20 分钟，每日 1 次，7～10 次为 1 个疗程。上海中医药大学吴焕淦教授团队研究证实针灸对药物不响应的轻中度活动性克罗恩病患者安全有效。

（2）耳穴贴压法：泄泻取大肠、小肠、胃、脾、交感、神门；腹痛取交感、神门、皮质下、胃、脾、小肠；便血取皮质下、心、肾上腺、肝、脾、胃、十二指肠、神门。每次选 3～4 穴，用王不留行借助胶布固定在所选穴位上进行按压，以患者有轻度刺激感为宜。每日 3～4 次，每次10 分钟，14 天为 1 个疗程。

（3）按摩疗法：双掌相叠，置于神阙穴（肚脐眼），先逆时针从内到外摩脘腹 72 圈，然后再顺时针从外到内摩动 72 圈，每日可数次。功能健脾和胃，消导助运。

14.3.61　什么是克罗恩病的“湿热内蕴证”？

克罗恩病的“湿热内蕴证”是指因湿热之邪蕴结于大肠所表现的腹痛、腹泻等证候。临床上一般具有以下特征：腹部疼痛不适，大便次数增多;伴肛门灼热,身体发热,小便短赤,口苦口干,口臭等;舌质红,苔黄腻,脉滑数。

14.3.62　什么是克罗恩病的"阴血亏虚证"?

克罗恩病的"阴血亏虚证"是指因疾病病程日久,耗伤阴血所表现的证候。临床上一般具有以下特征:排便困难,大便中夹杂少量黏液,腹中隐隐灼痛,午后低热,盗汗,口燥咽干,头晕目眩,心烦不宁;舌红少津,少苔或无苔,脉细数。

14.3.63　什么是克罗恩病的"脾胃虚弱证"?

克罗恩病的"脾胃虚弱证"是指因先天禀赋不足或后天致病因素所致脾胃受损,运化失司所表现的腹部隐痛、腹泻、腹胀等证候。临床上一般具有以下特征:大便溏薄,或夹有黏液,腹痛隐隐,脘腹胀满,食少纳差,肢体倦怠,神疲懒言,面色萎黄;舌质淡红,边有齿痕,苔白,脉细缓或濡缓。

14.3.64　什么是克罗恩病的"寒热错杂证"?

克罗恩病的"寒热错杂证"是指因病久迁延不愈,耗伤正气,加之病邪内侵所致寒热错杂的证候。临床上一般具有以下特征:大便稀薄,反复发作,腹痛绵绵,四肢不温,腹部有灼热感,烦渴;舌质红,或舌淡红,苔薄黄,脉弦或细弦。

14.3.65　什么是克罗恩病的"肝郁脾虚证"?

克罗恩病的"肝郁脾虚证"是指因脾土亏虚,加之肝木旺盛所致肝脾失调,继而肠络失和所表现的伴有情绪异常的腹痛、腹泻等证候。临床上一般具有以下特征:少腹或脐周胀痛,痛则欲便,便后痛减,常因情志或饮食因素诱发大便次数增多,大便稀溏,或黏液便,情绪抑郁或焦虑不安,嗳气不爽,食少腹胀;舌质淡红,苔薄白,脉弦或弦细。

14.3.66　什么是克罗恩病的"脾肾阳虚证"?

克罗恩病的"脾肾阳虚证"是指因疾病迁延难愈,日久脾肾阳气不足所表现的久泄、畏寒等证候。临床上一般具有以下特征:病久迁延,反复泄泻,甚则完谷不化,滑脱不禁,形寒肢冷,腹痛喜温喜按,腹胀,食少纳差,腰酸膝软;舌质淡胖,或有齿痕,苔薄白润,脉沉细。

14.3.67　克罗恩病的"大肠湿热证"用什么方药治疗?

克罗恩病的"大肠湿热证"中药治疗常用白头翁汤加减。该方具有清化湿热、调气行血的功效。具体药物:白头翁、黄连、秦皮、黄柏、马齿苋、当归、槟榔、木香、陈皮、焦山楂、甘草等。方中以白头翁为君药,清热解毒,凉血止痢;黄连、黄柏苦寒,清热解毒,燥湿止泻为臣药;秦皮性涩,有收涩止痢之效。四药并用,使湿热祛,泄利止。

14.3.68　克罗恩病的"阴血亏虚证"用什么方药治疗?

克罗恩病的"阴血亏虚证"中药治疗常用驻车丸合四物汤加减。该方具有滋阴清肠、益气养血的功效。具体药物:黄连、阿胶、干姜、当归、地黄、白芍、川芎等。方中黄连清热燥湿;干姜温中散寒;当归补血和血;熟地黄、阿胶滋阴补血;白芍药养血柔肝;川芎活血行气。上药合用具有滋阴养血,益气止痢之效。

14.3.69　克罗恩病的"脾虚湿蕴证"用什么方药治疗?

克罗恩病的"脾虚湿蕴证"中药治疗常用参苓白术散加减。该方具有益气健脾、化湿助运的功效。具体药物:党参、白术、茯苓、甘草、桔梗、莲子肉、白扁豆、砂仁、山药、薏苡仁、陈皮等。方中人参、白术、茯苓为君药以益气健脾渗湿。山药、莲子肉健脾益气止泻;白扁豆、薏苡仁助健脾渗湿,共为臣药。佐以砂仁醒脾和胃,行气化滞;桔梗宣肺利气,通调水道。炒甘草健脾和中,调和诸药,为使药。诸药共奏健脾渗湿之效,使湿邪祛,脾健运。

14.3.70　克罗恩病的"寒热错杂证"用什么方药治疗?

克罗恩病的"寒热错杂证"中药治疗常用乌梅丸加减。该方具有温中补虚、清热化湿的功效。具体药物:乌梅、黄连、黄柏、肉桂、细辛、干姜、党参、当归、附子、蜀椒等。方中乌梅味酸,配干姜、细辛、桂枝、附子、川椒辛热之品以温脏,又有黄连、黄柏苦寒之品来清热。同时加人参、当归补气养血以顾护正气,寒热并治,兼顾扶正祛邪,适合寒热错杂之证。

14.3.71　克罗恩病的"肝郁脾虚证"用什么方药治疗?

克罗恩病的"肝郁脾虚证"中药治疗常用痛泻要方加减。该方具有抑肝扶脾的功效。具体药物:陈皮、炒白术、白芍、防风等。方中白术燥湿健脾;白芍养血柔肝止痛;陈皮理气健脾;防风燥湿止泻。四药相配,共同发挥调和肝脾、柔肝健脾、祛湿止泻之效。

14.3.72　克罗恩病的"脾肾阳虚证"用什么方药治疗?

克罗恩病的"脾肾阳虚证"中药治疗常用理中汤合四神丸加减。该方具有温肾健脾、涩肠止泻的功效。具体药物:肉豆蔻、补骨脂、五味子、吴茱萸、附子、党参、白术、干姜、炙甘草等。方中干姜、吴茱萸性热,可温运中焦散寒邪;补骨脂温肾暖脾;肉豆蔻温中涩肠;五味子酸敛固涩;白术健脾燥湿;炙甘草调和诸药,兼补脾和中。诸药合用,脾肾兼治,阳气振,脾健运,冷痛腹泻等症除。

14.4　炎症性肠病的中医外治法

14.4.1　炎症性肠病中药口服与中药灌肠如何选择?

中药口服作为全身性的治疗,适用于炎症性肠病的活动期和缓解期,活动期的中药口服以祛邪为主;缓解期以扶正为主,兼清余邪。而中药灌肠作为局部治疗方法,主要用于炎症性肠病中之溃疡性结肠炎的活动期,其可以快速有效直接地作用于炎症黏膜,使药物直达病所,更好地发挥清热燥湿、收敛生肌的作用。当然视情况而定,临床上中药灌肠也可以用于溃疡性结肠炎缓解期的维持治疗。对于广泛结肠型或左半结肠型溃疡性结肠炎患者还可以通过肠镜在回盲部置管后进行全结肠中药灌肠,这种方法解决了直肠中药灌肠作用范围局限的难题,且临床疗效较为理想。因此,中药口服和中药灌肠是根据炎症性肠病患者的疾病状态选择的,不能简单评价中药口服效果好还是中药灌肠效果好。不过有研究认为,针对溃疡性结肠炎,中药口服联合中药灌肠比单纯的中药口服或灌肠会更有优势。

14.4.2　中药灌肠时要注意什么事项?

中药灌肠时要注意使用37~38℃灌肠液保留灌肠,因温热刺激,可使肠黏膜血管扩张,改善局部组织营养,促进药物吸收。在抑菌、消肿、收敛、减轻组织渗血、促进溃疡愈合、减少复发等方面有着明显的疗效,是一种安全高效的治疗方法。

14.4.3　中医捏脊疗法对炎症性肠病是否有帮助?

理论上可行,但目前尚无相关文献报道。捏脊疗法是一种古老的外治手法,它起源于推拿手法中的捏、拿等手法。捏脊疗法是在中医理论的指导下,通过拿、捏、推、提、揉、擦、按等手法直接刺激背部皮肤以达到防治疾病的一种中医外治法。最早记载于晋代《肘后救卒方》,治疗成人"卒腹痛",后经历代医家不断完善,从而形成一套具有独特理论的推拿方法,称之为"捏脊疗法"。它的操作部位是脊背部,所涉及的经络主要有督脉和足太阳膀胱经。捏脊疗法通过对督脉及五脏背俞穴的刺激,可以达到调整阴阳,调和气血,通经络,培元气,恢复脏腑功能的作用。有研究认为,该法可益气健脾、疏导气机,从而起到强身健体、助长发育、增强免疫功能、提高抗病能力的作用。现代医学认为捏脊疗法通过刺激背部皮肤可能会影响到自主神经的功能状态,从而影响内脏的活动。目前对捏脊治疗胃肠疾病的作用机制报道较多,主要包括胃肠运动、胃肠激素分泌两个方面,缺乏更深入系统的研究。

14.4.4　针灸治疗炎症性肠病的取穴有哪些?

炎症性肠病在中医没有完全对应的病名,从其主要症状来说可归属为中医学"腹痛""泄泻""痢疾"之类,病位主要在脾胃及肠腑,可主要归经于足阳明胃经、足太阴脾经。《灵枢·本输》云:"大肠、小肠皆属于胃",故运用足阳明胃经经穴为多;任脉循行胸腹,与多条经脉相通,且与腹腔内部脏腑关系密切,在治疗炎症性肠病中作用重大;足太阳膀胱经,作为背俞穴的主脉,常取背俞穴治疗相关脏腑疾病。故炎症性肠病的治疗通常从以上几条经脉取穴为多。

主穴:天枢、关元、上巨虚、下巨虚、足三里、三阴交、中脘、合谷。

知识点

(1) 天枢:胃经穴、大肠之募穴。调理肠腑,升降气机,可主治腹痛、腹胀、肠鸣腹泻、便秘、肠痈等病症。

(2) 关元:任脉穴、小肠之募穴,也为保健要穴。培补元气,导赤通淋,可主治泄泻腹痛,虚劳羸瘦等病症。根据俞募配穴法及"从阴引阳,从阳引阴"的理论,天枢、关元常配伍背俞穴(脾俞、胃俞、大肠俞、肾俞等)来治疗炎症性肠病。

(3) 上巨虚、下巨虚:上巨虚为胃经穴、大肠之下合穴;下巨虚为胃经穴、小肠之下合穴。理气通腑,调理肠胃,主治腹痛、腹胀、便秘、痢疾、肠痈等病症。

(4) 足三里:胃经穴、胃之下合穴。和胃健脾,通腑化痰,升降气机,可主治腹胀、肠鸣泄泻、痢疾、便秘等胃肠病症。选穴符合"合治内腑、上病下取"原则的应用。

(5) 三阴交:脾经穴、肝脾肾三经的交会穴。健脾化湿,肃降肺气,主治肠鸣泄泻、腹胀、食不化等病症。

(6) 中脘:胃经穴、胃之募穴、八会穴中的腑会穴,且为手太阳小肠经、手少阳三焦经、足阳明胃经及任脉之交会穴。具有调理肠胃、理气降逆、消食化滞之功效。

(7) 合谷:大肠经穴、大肠之原穴。"五脏有疾也,应出十二原",可主治腹痛、痢疾、便秘等肠腑病证。

随证加减:脾胃虚弱型加脾俞、胃俞;脾肾阳虚加脾俞、肾俞、命门等；肝郁脾虚加太冲、行间、肝俞、脾俞；湿热内蕴加曲池、阴陵泉等。

14.4.5　耳穴对炎症性肠病的治疗是否有帮助？

耳穴对炎症性肠病的治疗是有帮助的。耳穴疗法是中医学特色疗法，是祖国传统医学的瑰宝。通过对耳穴的良性刺激产生刺激信号传递到相应脏腑或部位，使通往病灶的气血通畅，以推动、驱散病灶中瘀滞之气血，扶正祛邪，使人体阴阳恢复平衡。具体操作方法：耳郭常规消毒，将粘有王不留行的0.5厘米×0.5厘米胶布贴在选定的耳穴上，操作者以拇指和示指置于耳郭的正面和背面进行对压，手法由轻到重，至患者出现酸麻胀疼或循经络放射传导为得气，每次每穴按压约30秒，每日3次，双耳同时进行，每日更换王不留行。常用穴位：大肠、皮质下、内分泌、三焦、交感、心、肺、脾、肾、神门等。耳穴压豆法不仅能改善炎症性肠病的病情，而且对患者情绪的改善也有一定的帮助。临床上，耳穴压豆法多与其他治疗方法配合使用。

14.4.6　中医有对粪菌移植的认识吗？

中医对于粪菌移植的记载最早可追溯到公元300年至公元400年间。早在东晋时期，葛洪撰写的《肘后备急方》中就有记载："饮粪汁一升，即活"，这也是世界上最早记录应用粪菌移植的方法进行治疗的文献。随着我国传统中医学的发展，粪菌移植在明朝几乎达到极致。在李时珍所著《本草纲目》中，利用人粪治疗疾病的方法多达20种。在明清时期及近代，由于温病学派的兴起，作为粪便加工品的金汁在临床中的运用日益广泛，常常取得意想不到的治疗效果。古代金汁的制作方法：于冬月，取人粪便（11～12岁健康男孩粪便最佳），加入上好的井水或山泉水搅拌后，经过竹筛和纱布过滤后的粪汁装入新坛子，盖碗后用土密封，深埋在地下贮藏1年到30年不等，取出清澈如水。现代粪菌移植理论与金汁入药有不谋而合之妙。

14.4.7 溃疡性结肠炎中医外治的方法有哪些?

溃疡性结肠炎的中医外治包括灌肠、中药足浴、针灸、推拿、穴位敷贴、穴位埋线等治法。灌肠剂根据病因病机进行辨证论治,主要治法有健脾益气,清肠化湿;调气行血,敛疮生肌;凉血化瘀,宁络止血。灌肠疗法能使药物直达病所,药物的有效成分能被肠道直接吸收,减少消化液对药物作用的影响和破坏,利于肠黏膜局部炎症的消退。灌肠疗法是炎症性肠病,特别是溃疡性结肠炎患者常用的重要治疗手段。足浴则侧重调气行血,凉血止血,对热毒盛者加用清热解毒药。针灸治疗方法多用针法、灸法和针灸药结合,针刺讲究补泻手法,手法上泻法与补法相结合。

(1) 针刺疗法:常取脾俞、天枢、足三里、大肠俞、气海、关元、太冲、肺俞、神阙、上巨虚、阴陵泉、中脘、丰隆等穴。

(2) 灸法:常取中脘、天枢、关元、脾俞、大肠俞等穴,可采用回旋灸或雀啄灸法。

(3) 推拿疗法:背部两侧膀胱经使用推摩法、双手拇指推法治疗,从膈俞高度到大肠俞水平。肾俞、命门等穴使用小鱼际擦法;膈俞、膏肓俞、脾俞、胃俞、大肠俞等穴使用拇指按法。

(4) 穴位贴敷疗法:常用炮附子、细辛、丁香、白芥子、赤芍、生姜等穴位贴敷,可根据辨证用药加减,常用上巨虚、天枢、足三里、命门、关元等穴。

(5) 穴位埋线疗法:常用中脘、足三里、天枢、大肠俞等穴。脾胃虚弱者配脾俞,脾肾阳虚日久者配肾俞、关元、三阴交;脾胃有湿者配阴陵泉。

14.4.8 针灸如何治疗溃疡性结肠炎?

针灸主要适宜于轻型、慢性型溃疡性结肠炎的治疗。

(1) 体针疗法

取穴:中脘、天枢、气海、关元、肾俞、命门、脾俞、胃俞、大肠俞、足三里、上巨虚、三阴交、太冲。

配穴:大便血样者加隐白、内庭;痛甚者加梁门;泻下黏液者加公孙。

方法:针刺穴位局部产生酸麻胀感,并向腹部传导为佳。温针法以 1 厘米长艾条固定于针尾,每次每穴 2 壮。

(2) 艾灸疗法

取穴:中脘、天枢、气海、命门、脾俞、胃俞、大肠俞、小肠俞、足三里、上巨虚。

方法:①隔饼灸法以附子、肉桂(上两味,中医辨证属湿热蕴结者不用)、丹参、黄连、红花、木香、葛根等药研成细末,加入适量黄酒调匀,制成直径 2.5 厘米、厚度 0.5 厘米的圆形药饼,圆锥形艾炷底径 2 厘米,高 2 厘米,每次每穴灸 3 壮。②隔姜灸法以鲜生姜切成直径 1.5 厘米、厚度 0.4 厘米的薄片,中间刺小孔 5~6 个,艾炷如小枣大,每次每穴灸 5 壮。③化脓灸法以 0.5 厘米×0.5 厘米的圆锥形艾炷直接灸,每穴 3~5 壮,灸后以淡膏药贴敷灸疮,使其化脓至结疤为止。

(3) 穴位埋线疗法

取穴:天枢、上脘透中脘、足三里、脾俞透胃俞、大肠俞。

方法:常规穴位埋线法。

(4) 耳压疗法

取穴:大肠、小肠、直肠、肝、脾、胃、幽门、交感、神门。

方法:王不留行按压耳穴。

(5) 穴位注射疗法

取穴:足三里、上巨虚、脾俞、胃俞。

药物:黄芪注射液、复方当归注射液、维生素 B_1 注射液。

方法:每次每穴注入药液 1 毫升。

14.4.9　传统贴敷疗法在溃疡性结肠炎中有何作用?

贴敷法又称外敷法,是针对不同的病症选用相应的药物,并将其研为细末,与各种不同的液体或赋形剂按比例调和,调制成糊状制剂,采用无纺布材料,将中药膏体涂抹于无纺布之上,敷贴于一定的穴位或患部,通过皮肤的吸收作用,以治疗疾病的方法。根据中医"内病外治、子午流注",利用天然药物刺激穴位,促使药物经穴位由表入里,循经络内达脏腑,穴位敷贴一方面疏通经络,调理气血,调整脏腑阴阳,使人体各种功能趋于平衡;另一方面让药物经穴位皮肤直达病所,从而发挥治疗作用。

临床上研究发现贴敷疗法能改善溃疡性结肠炎患者的临床症状及肠道黏膜病变,并能降低促炎因子的含量,提高机体免疫能力。贴敷疗法通过皮肤吸收,经穴位随经脉循行,直达病所,不仅避免了口服药物经肝脏的首过效应,还减少了对胃肠、肝肾的毒副作用,作为辅助治疗,在溃疡性结肠炎的治疗方面有很大的应用前景。

知识点

　首过效应:是指某些口服药物经胃肠道吸收后,在通过肠黏膜及肝脏时,可被代谢灭活而使进入体循环的药量减少,药效降低。

14.4.10　中药湿敷治疗溃疡性结肠炎的理论依据是什么?

湿敷法又称"溻渍法",属于传统中医特色外治疗法,首见于《刘涓子鬼遗方》。湿敷法是溻法和渍法的组合:溻者,湿敷也,指药液浸于药棉或药布后,敷于患处;渍者,浸渍也,指用药液浸渍患部。当然亦可以敷于穴位,通过经络的传导发挥作用,该疗法以中医辨证论治及整体观念为指导,通过辨证论治组成方药。根据中医经络学说,中药湿敷不但能治疗湿敷部位的病变,而且可以通过经络起到有效调节全身机能状态的作用。中药溻渍主要通过中药透皮吸收,药物离子利用药物浓度差从外界经皮肤腠理进入到人体,药物可直达病所,减少炎性的渗出和有害物质的吸收,加快局部病理产物的排出,有效改善患者的腹痛、腹泻等症状。中药湿敷治疗时将药物贴敷在以脐部为中心的腹部,腹部分布有任脉诸穴,主要包括神阙、关元、气海、水分等穴。这些穴位均有治疗腹痛、泄泻、痢疾等病证的作用,故中药湿敷方治疗溃疡性结肠炎有一定的疗效。有文献报道,溻渍的同时结合神灯治疗仪治疗,通过特定的电磁波,具有加热和促进药效的双重作用。通过热能的作用能抑制体内自由基的增多、修复微循环通道、提高人体自身免疫功能和抗病能力,同时通过热能增加药物的活性,促使药物更好地透皮吸收,还能起到局部抗炎、缓解肠痉挛的作用,以达到止泻止痛的效果。

14.4.11　溃疡性结肠炎患者可以单纯中药灌肠治疗吗?

溃疡性结肠炎总是从直肠起病并累及结肠,采用中药灌肠治疗的方式可以很好地确保药物被肠道有效吸收,进一步缓解炎症反应并促进患者的溃疡愈合。此外,传统的口服给药途径药物会受到消化系统中的酸碱环境的影响,其药物有效成分可能受到一定程度的破坏。中药灌肠治疗可以将药液直接输送至患处,发挥更好的疗效。中药灌肠治疗溃疡性结肠炎的效果明确,临床上建议根据不同病情程度、病变范围不同,以及用药反应来决定是单纯中药灌肠还是联合全身治疗,包括口服与静脉用药。帮助患者克服心理障碍,提高治疗的依从性。这种治疗方式可以快速地控制患者的临床症状,同时可以提高溃疡性结肠炎的治疗有效率。

14.4.12　中医灌肠治疗溃疡性结肠炎如何开展?

目前临床采用的灌肠方法主要包括以下三种。

(1)导管直肠灌肠:患者取左侧卧位,双膝屈曲,护士备好灌肠液,液面距肛门40～60厘米,润滑肛管前端,左手显露肛门,右手持肛管,嘱患者深呼吸,轻轻插入肛门7～10厘米,固定肛管,打开开关,使溶液缓缓流入直肠,并密切观察桶内液面下降情况和患者反应,待溶液灌完后拔管。

(2)结肠途径经内镜肠道植管术(transendoscopic enteral tubing,TET)进行全结肠植管灌肠:经结肠镜辅助结肠植入管并将其固定于肠道深部的技术,可方便患者多次从结肠途径接受治疗。首先对溃疡性结肠炎患者进行肠镜评估,然后将肠镜送至肠道深部拟固定结肠植入管的目标位置,沿钳道孔插入结肠植入管至目标位置后完全退镜,将结肠植入管用胶布固定于左侧臀部,距肛门口约5厘米,尾端插入适配转接帽。灌肠时患者取右侧卧位,通过结肠植入管行结肠给药治疗(液体温度应维持在 38~39℃),每次管内灌注后用生理盐水 3~5 毫升冲管。依据 TET 管头端固定位置与结肠病变的范围、治疗目的来决定体位和体位保持时间。结肠植入管固定于脾曲以上肠段或者对广泛结肠型溃疡性结肠炎患者给药,保持右侧卧位不少于 30 分钟后方可取舒适卧位。对于左半结肠型的溃疡性结肠炎患者,在通过植入管结肠给药后,由右侧卧位转为平卧位。固定于降结肠的患者行肠道给药治疗后,应采取左侧卧位。若患者存在明显腹泻和(或)肛门失禁,上述过程可选择臀高头低位。其设计理念是通过肠镜辅助,将导管植入深部结肠,并使用组织夹固定于肠壁,最后通过肛门引出,将尾端固定于臀部。灵活选择结肠植入管在肠道中的固定位置,既可以完成多次结肠治疗,又可以满足病变肠道灌肠给药的需求,避免反复插入灌肠管引起的肠道损伤和出血等并发症。

(3) 结肠透析机灌肠:结肠灌洗透析机将清洁灌肠和保留灌肠结合在一起,电脑自动控制水温、水压,使灌入药物能直接作用到每个溃疡面,药物在体内停留时间比传统保留灌肠方法时间延长。同时,药液温度控制在 37~38℃,减少低温药物对肠道的刺激,并可促进局部血液循环,加快药液吸收。此外,结肠灌洗机的专用肛管细长,可根据病变部位直接把药物送到溃疡面。再加上内管在洗肠时已停留在肠腔内,故黏膜刺激少,减少反复插管对肠黏膜的损伤。每次灌洗后微波物理治疗防治肠管痉挛并促进药物吸收。

14.4.13　中药灌肠治疗溃疡性结肠炎有何作用?

中药灌肠是临床上常用的治疗溃疡性结肠炎的有效方法之一。

一般认为其具有以下临床效果:①药物能直达病所,局部血药浓度高,同时直肠具有很好地吸收药物的能力,故中药灌肠具有较高的疗效;②中药灌肠能较好地增强口服用药的临床疗效;③辨证加减,个体化用药,更有利于针对不同状况的患者发挥临床效价;④避免肝脏首过效应。

14.4.14　传统贴敷疗法在克罗恩病中有何作用?

传统贴敷疗法是指将中草药与各种液体调和而成的糊状制剂,外敷于一定的穴位,既能使药物在特定部位被吸收,又能对腧穴经络产生刺激作用的一种中医外治疗法。该疗法可发挥中药和经络穴位的双重作用而使疗效倍增。近20年来传统贴敷疗法在临床上得到应用与研究。作为外治疗法,其在治疗炎症性肠病上具有一定的作用。有临床研究表明中药穴位贴敷能缓解活动期克罗恩病腹部疼痛情况。

14.4.15　针灸如何治疗克罗恩病?

针灸主要适用于轻症克罗恩病患者。

(1)针刺

取穴:足三里、上巨虚、三阴交、太溪、公孙、太冲。

操作:患者取仰卧位,采用直径0.3毫米、长4厘米或2.5厘米一次性无菌不锈钢针,局部常规消毒后,直刺2～3厘米,然后进行捻转、提插,行平补平泻手法,得气后留针30分钟,在治疗第15分钟时再行针1次,行平补平泻法,以加强得气。

(2)隔药灸

取穴:天枢、气海、中脘。

操作:患者取仰卧位,隔药灸药饼配方以黄连、炮附子、肉桂、当归、丹参、红花、木香等药为主要成分,将上述药物研磨成细粉,过100目筛,保存备用。治疗时将适量的药粉加饴糖用温水调成糊状,用模具按压成直径28毫米、厚5毫米的药饼(每个药饼含生药粉2.8克)。艾条选用精制纯艾条并截成长16毫米、重约1.8克进行隔药灸。每次每穴灸2壮。

14.5　炎症性肠病的中医调摄

14.5.1　炎症性肠病的常见体质类型有哪些?

体质是一种客观存在的生命现象,是个体生命过程中在先天遗传和后天获得共同作用下表现出的个体生理和心理功能等方面综合且相对稳定的生命体征,个体体质的特殊性和差异性往往与疾病易感性密切相关。常见的体质包括平和质、气虚质、阴虚质、阳虚质、痰湿质、湿热质、血瘀质、气郁质、特禀质 9 种。与平和质相比,其他8 种偏颇体质者的溃疡性结肠炎患病率均明显升高,且在这 8 种偏颇体质中,尤以痰湿质、湿热质和阳虚质与溃疡性结肠炎的发病率密切相关,是导致溃疡性结肠炎的主要危险因素。

14.5.2　炎症性肠病患者改善体质除了吃中药还有什么其他措施?

体质的形成受先天、年龄、性别、精神状态、生活及饮食条件、地理环境、疾病、体育锻炼、社会等众多因素的影响。中药针对疾病状态阴阳失调之偏,以偏纠偏,纠正人体阴阳失和,达到阴平阳秘的状态,是纠正体质的重要措施。中医改善体质,可以有药物参与,也可以没有药物参与,改善体质的措施还包含多种调养身体的方法。实际生活中,饮食、情绪、体育锻炼等都对体质都有一定的作用。第一,饮食上要做到营养均衡,三餐规律,荤素搭配,并且做到不挑食、不厌食。食物也有温热寒凉之分,可根据自己的体质特点进行选择。第二,适当运动。有氧运动是最好的增强体质的方法,可以选择慢跑、快走、骑车、打太极拳等,都是不错的增强体质的方法,符合中医"正气存内,邪不可干"的理念。第三,劳逸结合。一个人长期精神压力大,精神紧张,长期工作,这些都不利于增强体质,一定要劳逸结合,张弛有度。第四,情志疗法,即通过各种方式减轻压力、培养兴趣爱好陶冶情志,通过心情影响身体。第五,重视作息规律,均衡营养等,需综合调理,更能达到吃药达不到的理想效果。

14.5.3 传统中医五音疗法在炎症性肠病中的应用如何?

在炎症性肠病的致病因素中,精神心理因素是不可忽视的因素,其中以焦虑、抑郁最为常见。因此,解决焦虑情绪对炎症性肠病患者的治疗有重要意义。音乐作为一种独特的身心并调的艺术疗法,已成为许多疾病尤其是心身疾病的重要康复手段。在两千多年前,中医的经典著作《黄帝内经》就提出了"五音疗疾"的观点。五音疗疾是以五行学说为核心,将宫、商、角、徵、羽五音分别与五行、五脏、五志相对应以调节身心的音乐疗法。五脏可以影响五音,五音亦可反作用于五脏,有"宫动脾、商动肺、角动肝、徵动心、羽动肾"之说。现代科学家们以高科技研究给予"五音通五脏"更加权威的阐释,即五脏均具有一定的振动频率,而这些频率相应于五声音阶的频率。例如,借助纳米技术研究细胞声学、从动物实验研究生病时发音频率的改变、运用电脑经络探测系统仪揭示不同声波对五脏的激活作用等,其结果均与《黄帝内经》中"五脏相音"的理论遥相呼应,不谋而合。

宫音健脾、商音清肺、角音疏肝、徵音养心、羽音补肾。针对肝郁脾虚患者给予疏肝的角音及健脾的宫音,起到健脾理气的作用,促进患者食欲及胃肠道功能的恢复,减轻肝气郁结所引起的腹痛不适。宫调乐曲风格悠扬沉静,犹如"土"般宽厚结实;角调乐曲生机勃勃,亲切爽朗,如暖流温心,具有"木"的特性。故多听宫调音乐可以健脾安神,助胃消化;多听角调音乐可防肝气郁结,养阳保肝。又如大肠湿热证患者以便血为主,多伴有阴血不足、头痛失眠,而徵音乐曲热烈欢快、活泼轻松,具有很强的感染力,给人以"火"一般的感觉,羽调式音乐清幽柔和,飘摇多变,凄切哀婉,犹如行云流水般,多听徵音和羽音可以滋阴补肾,增加阳气,身心放松,促进睡眠。

14.5.4 炎症性肠病的中医临床证型分布及体质具体分布有何规律?

炎症性肠病的中医临床证型主要分为大肠湿热证、热毒炽盛证、脾虚湿蕴证、寒热错杂证、肝郁脾虚证、脾肾阳虚证、阴血亏虚证。辨证过程中需结合病情分期、主症、体质、脏腑功能、病情程度进行分型。不少学者根据临床具体情况,增加了脾胃虚弱证、脾虚湿热证。有文献认为,溃疡性结肠炎证候分布以大肠湿热、脾胃虚弱、肝郁脾虚、脾肾两虚为主,但不同地域、气候差异、生活习惯及体质决定不同的溃疡性结肠炎证候分布特点,如广东地区溃疡性结肠炎患者以大肠湿热和脾虚湿阻为主;岭南地区以大肠湿热、脾虚湿热、脾胃气虚三型多见;徐州地区则以脾肾阳虚及大肠湿热为主。溃疡性结肠炎体质分布以阳虚质、气虚质多见,其次为平和质、气郁质、痰湿质、湿热质、阴虚质,而血瘀质、特禀质较为少见。克罗恩病的中医证型大致可分为湿热内蕴证、寒热错杂证、寒湿困脾证、气滞血瘀证、肝郁脾虚证、脾肾阳虚证6种。其活动期证型以湿热内蕴或寒热错杂多见,缓解期与脾虚证型相关。克罗恩病的体质分布特点主要为湿热质、痰湿质、血瘀质,而特禀质最少。

14.5.5　炎症性肠病治疗中出现的焦虑、抑郁,中医有何认识?

炎症性肠病患者焦虑发生率为 47.06%,抑郁发生率为 65.69%,炎症性肠病患者存在明显的疲乏、焦虑及抑郁心理,并严重影响其生活质量。

《黄帝内经》中记载的"怒伤肝,思伤脾,恐伤肾,喜伤心,忧伤肺"就诠释了情志致病的内在联系及作用机制。肝郁脾虚证是炎症性肠病患者比较常见的中医临床证型,忧郁、思虑太过,肝失疏泄,脾运失健,胃纳失调,肠道传导功能失司,则出现腹胀、腹痛、腹泻、脓血便等临床症状,有中医称之为"脾胃-脑相关"。对伴有情志致病的炎症性肠病患者采用疏肝理气、健脾和胃等中医药治疗将会收到较好的临床疗效。

14.5.6　炎症性肠病患者中医如何改善其营养状况?

近几年,我国溃疡性结肠炎发生率日趋增长,患者临床症状主要以腹泻为主,同时伴有便血、体重降低、腹痛、呕吐及里急后重等,严重影响患者正常生活,降低患者的生活质量。由于溃疡性结肠炎发病因素较为复杂,目前临床尚无特效治疗方式,随着病情不断加重,重度患者可能因水电解质及酸碱失衡等因素造成死亡,直接危及患者生命安全。随着中医水平不断发展与进步,临床发现人参具有补脾益肺、大补元气、生津保肝等功效,可明显改善贫血症状,提高白细胞吞噬能力,从而明显增强患者免疫功能,发挥抗疲劳作用。炎症性肠病的治疗重在健脾,健脾重在平补,治疗时除了运用补脾药物,还应重视益肾固本培元,但同样慎用温燥之品以免伤阴动血加重症状,而应以平补为宜。临床性质较为温和的平补脾肾的药物有生山药、炒山药、炒白术、茯苓、莲子肉、白扁豆,还包括视情况调剂量的黄芪、炙甘草、益智仁、黄精等。注意两点:第一,有热象应小心使用寒凉之品,中病即止,否则易伤阳气,加重本虚之证;第二,慎用温燥,肾以温为补,脾以养为补,但炎症性肠病患者温肾慎用燥烈动阳之品,而贵在平和以养脾气,以应脾"中和之脏"的生理特点。溃疡性结肠炎和克罗恩病均为与免疫相关的慢性非特异性肠道炎症性疾病,病史长,病势缠绵,易复发,易加重,易受饮食、情绪、气候、环境等因素影响,故缓解期的治疗不能迁就,须长期调理,缓图疗效。山药、黄芪、白术、黄精等药物都可长期入丸剂服用,或做成食补方。

14.5.7　炎症性肠病患者如何选用保健品?

炎症性肠病因病情反复和病程较长,极易导致营养不良,而营养不良又会影响疾病的治疗效果或造成疾病恶化。因此,炎症性肠病患者常常选择保健品以补充营养。但是须明确保健品不是药品,它能调整生理功能,但对治疗疾病效果不大,只可用来辅助治疗。炎症性肠病患者可以从增强免疫功能、抗氧化功能、调节肠道菌群功能、促进消化功能等方面选择保健品。正常肠道微生物群对人体有益,能起到促消化、营养吸收、免疫、抗肿瘤等作用。有研究表明炎症性肠病中肠道微生物群的组成和功能的改变,可能与炎症性肠病的发生有关。故保健品选用益生菌以引入缺失的微生物、益生元以促进有益细菌的增殖,对炎症性肠病的治疗有一定作用。

保健品选用应注意以下几方面。

(1) 检查保健品包装上是否有保健品标志及批准文号。

(2) 检查保健品包装上是否注明生产企业名称及生产许可证号。

(3) 使用保健品应按标签说明书的要求食用。

(4) 保健品不含全面的营养素,不能代替其他食品,要坚持正常饮食。

(5) 不能食用超过标示有效期和变质的保健品。

14.5.8　炎症性肠病患者如何养生调摄?

炎症性肠病的特点为病程较长、易复发,并且有癌变可能。炎症性肠病中,溃疡性结肠炎多见便血,归属于中医学"血证"范畴,活动期患者常常出血明显增加,急至门诊求诊。中医的"血证",为血不循经,逸出脉外,起病急者大多因血热引起,因血遇热则行,遇寒则凝,故治疗时多用止血和清热散瘀的药物,该病也不例外,辨证大多兼大肠湿热,还佐以燥湿。但该病属本虚证,为脾虚统血功能异常,虚证当补,以治其本,否则凉药易遏脾,重伤脾胃,反而不利于本虚证的恢复。一方面,"急则治其标",另一方面,"治病必求于本",亟须补脾,用平补为妥。慎用温补药物,以免温热动血,加剧出血。同时,治血不离调肝,因肝藏血,肝火肝风都易动血,故溃疡性结肠炎患者的治疗在健脾的同时还需重视疏肝、养血、柔肝。溃疡性结肠炎患者临床的确多见情绪紧张、思虑过度的表现,亦与病机相符合。克罗恩病的症状变化多样,严重者出现肠梗阻、肠穿孔等急腹症,此为本虚更甚的表现,说明脾虚的同时肾也虚,故治疗时除了运用补脾药物,还应重视益肾固本培元,但同样慎用温燥之品以免伤阴动血加重症状,而应以平补为宜。

根据调查研究发现,炎症性肠病属于一种心身疾病。精神应激等情志因素在炎症性肠病的发生、发展中起到了不可忽视的作用。因此在炎症性肠病患者的养生调摄方面,应重视精神情志的因素对炎症性肠病患者病情复发及加重的影响,尤其是炎症性肠病患者经药物治疗不能显著缓解肠道及全身症状时,有必要进行合理的心理疏导及相应的抗焦虑和抗抑郁治疗。对伴有情志致病的炎症性肠病患者采用疏肝理气、健脾和胃的中医药治疗将会收到较好的疗效。

14.5.9 炎症性肠病的中医药膳有哪些?

俗话说"药补不如食补",药膳是食疗的一种形式,患者用之祛除疾病,健康人则滋补强身、保健延年。而中医药膳是在中医理论的指导下,本着"随证治之"的辨证论治思想,以食物和药物精制而成,用来纠正人体脏腑整体机能的阴阳偏盛偏衰,从而使人体达到"阴平阳秘"的健康状态。炎症性肠病患者也可以采用中医药膳治疗,炎症性肠病的中医药膳有乌梅丸、参苓白术散、七味白术散、白花蛇舌草、茯苓等。另外,推荐两款临床常用的药膳。

(1)山药莲藕汤

原料:山药 600 克、玉米 1 根、莲藕 240 克、排骨 150 克,精盐适量。

制法:山药洗净去皮,切块;玉米洗净,切段;莲藕去皮,切成片状;排骨洗净,焯水。锅中放适量清水,将水煮开后放入排骨、玉米、莲藕,以小火炖约 40 分钟,再放入山药继续煮 10 分钟,熟后撒点盐调味即可食用。

功效:健脾开胃,改善食欲不振。

(2)山药薏仁莲子粥

原料:粳米 350 克,山药、薏苡仁各 50 克,莲子 25 克,红枣 30 克。

制作方法:先将山药、薏苡仁、莲子洗净下入锅内,加清水 1 500 毫升煮熟,再将粳米、红枣入锅,煮至米粥即可。每日早晚餐后 30 分钟食用药膳粥 50 克,连续食用 6 周。食易消化饮食,忌酒及辛辣刺激之品。

功效:健脾养胃祛湿,改善胃肠功能。

14.6　中医的其他问题

14.6.1　从中医角度看,炎症性肠病的转归预后和什么相关?

中医治病讲究的是整体观和辨证论治。从中医的角度来看,炎症性肠病的转归预后和患者体质、生活方式、发病时年龄、治疗方式均有关系。

14.6.2　炎症性肠病的非药物治疗的自我管理包括哪些方面?

(1) 饮食管理:均衡营养是炎症性肠病饮食的原则。饮食上要注意质软、易消化、高营养,宜少食多餐、定时定量。避免食用冷饮、多纤维素的蔬菜水果、辛辣食物、牛奶和乳制品等引起肠胀气的食物,避免鱼、虾、蟹及蚕蛹等容易引起过敏的一类食物。还可以适当服用一些微生态制剂,有利于调节肠道菌群紊乱。急性发作期应给予无渣饮食。严重腹泻患者要限制咖啡因的摄入。

(2) 及时关注自身症状和体征的变化:有无体重下降或回升;腹痛的部位、次数、程度;排便的频率、性状、有无黏液血便及里急后重;有无乏力、发热等。如果是儿童,注意关注儿童生长发育情况;如果有瘘管,关注瘘管的渗液量。

(3) 定期复查:患者应定期去医院复查血生化指标、内镜及影像学检查等。

(4) 生活方式管理:保持良好的生活习惯,戒烟戒酒,睡眠充足,适当锻炼,如散步、瑜伽、太极拳都是不错的选择。

(5) 压力管理:炎症性肠病虽然可能会一直伴随,但不代表他就可以"统治"我们的生活,积极有效的治疗有望帮助我们和炎症性肠病共存。首先保持积极向上的心态,这是最基本的、也是最好的处方;与家人、朋友和医师分享你的疾病,及时排解抑郁、焦虑等不良情绪,你不是一个人在孤军奋战;积极学习相关的疾病知识及应急处理方法,帮助自己对炎症性肠病建立一个科学的观念,树立能和疾病友好共存的信心,还有学习、就业、婚姻、家庭等各种美好的生活元素等待我们共同去体验。

【参考文献】

包春辉,吴璐一,吴焕淦,等,2016.针灸治疗活动期克罗恩病:随机对照研究[J].中国针灸,36(7):683-687.

陈蕊,沈洪,2012.溃疡性结肠炎中医证治规律探讨[J].中国中医急症,21(2):244-245.

陈珊,韩树堂,2012.克罗恩病的辨证论治[J].山东中医杂志,31(5):331-332.

程艳婷,王艳珍,路晓红,2011.针灸治疗炎症性肠病用穴规律探讨[J].陕西中医,32(09):1194-1196.

单海燕,2012.耳穴贴压配合情志护理对溃疡性结肠炎心理问题的疗效观察[J].辽宁中医杂志,39(9):1844-1845.

党中勤,党志博,王宇亮,等,2015.健脾清肠汤内服联合愈疡灌肠方保留灌肠治疗慢性持续型溃疡性结肠炎活动期患者 31 例临床观察[J].中医杂志,56(17):1487-1490.

冯丽君,曹倩,2015.炎症性肠病膳食指导[J].保健与生活,5(12):38.

郭保君,陆鹏,张镭潇,等,2016.针灸健脾补肾法治疗溃疡性结肠炎疗效观察[J].四川中医,34(5):182-185.

郭维军,朱莹,赵希,2013.溃结宁膏穴位贴敷治疗脾肾阳虚型溃疡性结肠炎临床研究[J].中国中医药信息杂志,20(7):10-12.

吉新强,孙凡龙,韩树堂,2016.克罗恩病中医证型分布规律及与体质分类关系的研究[J].世界中医药,11(5):1124-1125.

旌曼莉,王晨宇,2014.12 周有氧运动对缓解期溃疡性结肠炎患者氧化应激、炎症因子和运动能力的影响[J].中国体育科技,50(2):92-97.

鞠静怡,孙晓敏,2020.精神心理因素与炎症性肠病的关系[J].胃肠病学,25(3):183-185.

李宾宾,关玉霞,丰荣,等,2019.音乐疗法对炎症性肠病患者疲乏焦虑及抑郁影响的研究[J].护理学报,26(18):65-67.

李鹏帆,罗月,张玉丽,等,2020.中药复方灌肠治疗溃疡性结肠炎临床疗效Meta 分析[J].天津中医药,37(12):1390-1396.

李倩,周铭心,2014.基于二次文献的溃疡性结肠炎证候分析[J].中华中医药杂志,29(4):1236-1239.

陆晓春,2012.克罗恩病的营养治疗与中医证型演变的相关性研究[D].南京:南京中医药大学,1(23):123-124.

潘燕,欧阳钦,2014.八味锡类散灌肠对溃疡性结肠炎的治疗作用及其机制研究[J].中国中西医结合杂志,34(1):27-30.

彭俊付,王菀,彭继升,等,2019.中药保留灌肠治疗溃疡性结肠炎疗效的Meta分析[J].中国中药杂志,44(19):4263-4271.

钦丹萍,王耀东,倪桂宝,等,2018.雷公藤多苷抑制炎症性肠病炎症活动的临床研究[J].中国中西医结合杂志,38(7):779-785.

邵美娟,严玉玺,祁青,等,2019.中药活性成分在炎症性肠病治疗中的应用研究[J].中国中药杂志,44(3):415-421.

王彩霞,苗凤花,张春艳,2018.中医药膳结合穴位按摩护理溃疡性结肠炎患者的效果及对营养状况的影响[J].内科,13(2):275-277.

王海燕,葛巍,刘端勇,等,2018.《黄帝内经》养生理论对防治溃疡性结肠炎的指导性价值分析[J].中医研究,31(10):1-3.

王利平,高文艳,林一帆,等,2016.溃疡性结肠炎患者肠黏膜内镜像与中医体质相关性研究[J].中国中西医结合消化杂志,24(5):359-361,366.

王珊苹,宾东华,2015.溃疡性结肠炎患者精神情绪障碍状况及影响因素的调查与分析[J].中国现代医学,22(7):152-154,157.

温泉,龙楚彦,崔伯塔,等,2019.结肠途径经内镜肠道植管术治疗溃疡性结肠炎的方法学研究[J].中华炎性肠病杂志,3(3):222-226.

武芸,何瑶,陈芳,等,2016.克罗恩病患者的营养风险筛查[J].中华医学杂志,96(6):442-446.

夏冰,邓长生,吴开春,等,2015.炎症性肠病学[M].3版.北京:人民卫生出版社.

谢冠群,朱飞叶,侯晓丽,等,2015.从粪便移植疗法话中医金汁[J].中华中医药杂志,30(6):1907-1909.

熊玲,王芬,2015.中医情志护理对慢性溃疡性结肠炎患者的心理状态和症状积分的影响[J].辽宁中医杂志,42(7):1337-1339.

闫成秋,包晗,刘屹,等,2019.中药溻渍治疗脾肾阳虚型溃疡性结肠炎36例[J].中国中医药现代远程教育,17(5):54-56.

张高祥,魏本领,2002.全结肠保留灌肠法20例观察[J].中国肛肠病杂志,22(7):29.

张倩,袁正,张苏闽,2014.溃疡性结肠炎中医体质分布规律研究[J].辽宁中医杂志,41(9):1900-1902.

张晓军,李玉锋,2017.基于食物不耐受法的中医药膳对辅助治疗溃疡性结肠炎的效果研究[J].山西医药杂志,46(15):1881-1883.

张鑫,樊启象,曹树琦,2022.溃疡性结肠炎急性期针灸治疗进展[J].中国中医急症[J].31(5):930-933.

张雪莹,单海燕,薄淑萍,2018.隔药灸联合五音疗法治疗溃疡性结肠炎伴焦虑抑郁疗效观察[J].上海针灸杂志,37(7):733-737.

周明,于成功,2012.中药治疗炎症性肠病作用靶点探究[J].辽宁中医药学报,14(9):109-111.

周宇倩,陈忠义,2017.80例溃疡性结肠炎的中医证型特点分析[J].辽宁中医杂志,44(12):2569-2571.

周云仙,陈焰,2013.炎症性肠病患者饮食调查与分析[J].中华护理杂志,48(10):914-916.

Bao C，Wu L，Wang D，et al，2022. Acupuncture improves the symptoms，intestinal microbiota，and inflammation of patients with mild to moderate Crohn's disease：A randomized controlled trial[J]. E Clinical Medicine. 45：101300.

Keightley P，Pavli P，Platten J，et al，2015. Gut feelings 2. mind，mood and gut in inflammatory bowel disease：Approaches to psychiatric care[J]. Australas Psychiatry，23(4)：407-410.

Matsuno Y，Hirano A，Torisu T，et al，2020. Short-term and long-term outcomes of indigo naturalis treatment for inflammatory bowel disease[J]. J Gastroenterol Hepatol，35(3)：412-417.

Yuan K，Li X，Lu Q，et al，2019. Application and mechanisms of triptolide in the treatment of inflammatory diseases-A review [J].Front Pharmacol，10：1469.

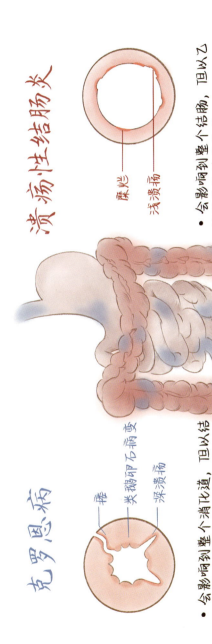

溃疡性结肠炎

糜烂

浅溃疡

- 会影响到整个结肠，但以乙状结肠和直肠为主
- 形成浅表性、连续性、弥漫性炎症，常有糜烂和溃疡

克罗恩病

裂

类鹅卵石病变

深溃疡

- 会影响到整个消化道，但以结肠和末段回肠为主，病灶呈跳跃性，不对称性分布于肠道
- 纵行深溃疡，会损伤整个肠壁，形成裂

炎症性肠病肠道病损表现

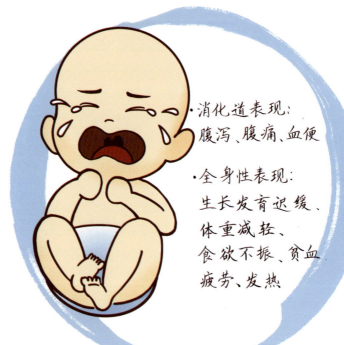

·消化道表现：
腹泻、腹痛、血便

·全身性表现：
生长发育迟缓、
体重减轻、
食欲不振、贫血
疲劳、发热

儿童炎症性肠病常见临床表现

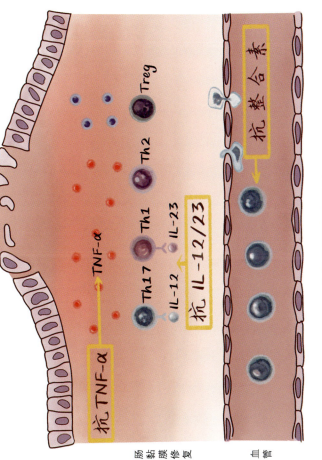

生物制剂作用机制

抗 TNF-α: 阿达木单抗、英夫利昔单抗; 抗 IL-12/23: 乌司奴单抗; 抗整合素: 维得利珠单抗

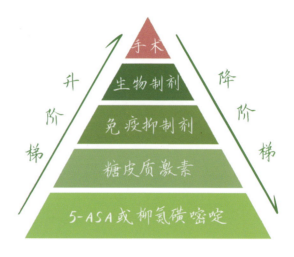

炎症性肠病阶梯性用药

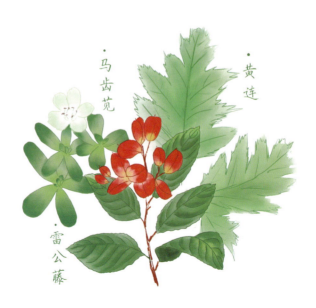

治疗炎症性肠病的中药